高发病方术优选丛书

肝病方术优选

主　编　赖祥林　赖昌生

廣東省出版集團
广东科技出版社
·广　州·

图书在版编目（CIP）数据

肝病方术优选/赖祥林，赖昌生主编. —广州：广东科技出版社，2010. 8

（高发病方术优选丛书）

ISBN 978-7-5359-4350-7

Ⅰ. ①肝… Ⅱ. ①赖…②赖… Ⅲ. ①肝疾病—验方—汇编 Ⅳ. ①R289.5

中国版本图书馆CIP数据核字（2010）第039730号

责任编辑：周　良
封面设计：林少娟
责任校对：C.S.H.
责任技编：LHZH
出版发行：广东科技出版社
（广州市环市东路水荫路11号　邮码：510075）
E-mail：gdkjzbb@21cn.com
http：//www.gdstp.com.cn
经　　销：广东新华发行集团股份有限公司
排　　版：广东科电有限公司
印　　刷：惠州市海天印刷有限公司
（惠州市惠城区河南岸新岸路22号　邮码：516007）
规　　格：850 mm × 1 168mm　1/32　印张12　字数280千
版　　次：2010年8月第1版
2010年8月第1次印刷
印　　数：1 ~ 4 000册
定　　价：28.00元

如发现因印装质量问题影响阅读，请与承印厂联系调换。

编写人员名单

主　编　赖祥林　赖昌生

副主编　李开静　廖展梅

　　　　林华胜

编　者　陆石俊　李　贤

　　　　杨　广　党　英

　　　　王飞龙　冯荣璋

　　　　冯秀清　江小荣

　　　　刘敬旺　余娟红

　　　　刘　茵

内容提要

本书是《高发病方术优选丛书》的分册之一，是一本系统地运用中医药方法技术治疗肝脏疾病的临床实用参考书。全书共6章，包括肝病概述、肝病优选方、肝病防治术优选法、饮食疗法、单味中草药疗法、治疗肝病常用的中成药等。重点介绍乙型肝炎的临床表现，对脂肪肝、肝硬化、原发性肝癌分别作了简要论述；所优选方剂从药物组成、随症加减、功效主治、治疗方法、临床运用、心得体会、方剂来源等方面进行说明。治疗技术包括自然疗法及各种特效的治疗手段和方法，并详细介绍饮食治疗的良方妙法。内容丰富，翔实可靠，易学易懂，使用方便，适合广大医务工作者、中医药爱好者及医药院校广大师生学习参考。

前　言

肝脏疾病乃严重影响人类健康，威胁人类生命的疾病之一，全球约20亿人曾经感染过乙型肝炎病毒，部分人曾感染甲、丙、丁、戊、庚等各型肝炎病毒。目前慢性乙型肝炎病毒携带者约为4亿人，其中30%左右将发展为肝硬化或肝癌。因此做好肝病的预防和治疗，寻找防治肝病的良方妙法，是摆在我们广大医务工作者面前的一项艰巨而重大的任务。笔者在参阅大量国内外10多年来有关肝病预防和治疗的有关文献，尤以乙型病毒性肝炎为重点，结合40多年的临床实践经验，编撰成《肝病方术优选》一书，以供广大医药工作者、医学院校师生，以及广大医学爱好者、肝病患者及其亲属阅读参考。

本书分6章分别介绍。第一章肝病概述，包括肝病种类、临床表现等，对脂肪肝、肝硬化、原发性肝癌等均作了简要论述。第二章重点介绍各种肝病治疗方优选，包括急性肝炎、慢性乙型肝炎、脂肪肝、肝硬化、原发性肝癌等，大部分方剂均详细介绍药物组成、随症加减、功效主治、治疗方法、临床运用、心得体会、方剂来源等。第三章介绍肝病的防治方法与技术优选，包括心理疗法、运动疗法、环境疗法、睡眠疗法、咀嚼唾液疗法、饮水疗法、体内除污疗法、按摩疗法、针刺疗法、拔罐疗法、灸法治疗、脐疗法、敷贴疗法、洗浴疗法、刮痧及药枕疗法。第四章介绍饮食疗法，重点介绍乙型肝炎及肝硬化的药膳。第五章介绍单味中草药疗法，按中药分类分别详细论述。第六章介绍治疗肝病常用的中成药80多种，以方便患者选择应用。附录收载了较常用的保肝护肝西药以供参考。

本书内容翔实，选方广泛，乃为广大医药爱好者的良师益友。并为发扬和继承中国医药学的宝贵遗产，为肝病患者的预防治疗和康复提供一本新颖的科技读物。

本书在编撰过程中，力求做到通俗易懂，言简意赅，条目清楚，方法简单，易于掌握，实用有效。既可作为广大中医药爱好者珍藏的科技书籍，又是广大肝病患者的必读之书；既可作为广大中医、中药、西医、中西医结合的医务人员及医学院校广大师生以及从事医疗、教学、科研工作者的参考书，亦可为广大肝病患者、家属及亲朋好友提供肝病防治和康复的相关信息。

本书的资料来源广泛，在编撰过程中查阅和检索了大量有关肝病的书籍，并参阅了10多年来有关医学杂志，收集肝病治疗中的良方妙法，这些方术经验是医学前辈及医学同道的经验精华。由于参考文献资料较多，大部分已标明来源，在此就不一一列举。由此谨向原作者表示衷心的感谢！

由于编撰者水平有限，在编撰过程中不足之处在所难免，恳请同道及读者指正。

编者

2009年12月

目　录

第一章 肝病概述

肝脏是人体内最大的消化腺，也是体内新陈代谢的中心站，在人体的生命活动中占有举足轻重的地位。肝脏的功能广泛，无数物质在肝内贮存、合成、分解、解毒、分泌和排泄，几乎参与体内所有物质的代谢过程。在蛋白质、糖、脂肪的代谢和胆汁的生成与排泄，以及解毒、凝血、免疫、热能的产生及水、电解质调节等方面，起着非常重要的作用。

第一节 病毒性肝炎的种类

肝炎就是指肝脏发炎。导致肝脏发炎的原因有很多，许多病原微生物，如病毒、细菌、真菌、立克次体、螺旋体及某些原虫和寄生虫的感染都可能引起肝脏发炎。各种毒物（如砒霜）、毒素（细菌的内外毒素）和某些药物（如异烟肼、吲哚美辛、氯丙嗪等），也都可引起中毒性肝炎。由药物中毒引起的肝炎称为药物性肝炎，由细菌引起的肝炎称为细菌性肝炎，由病毒引起的肝炎称为病毒性肝炎，由于长期饮酒造成的肝炎称为乙醇性肝炎，由于自身免疫功能异常引发的肝炎称为自身免疫性肝炎。

日常生活中最常见到的肝炎有病毒性肝炎、乙醇性肝炎、药物性肝炎和自身免疫性肝炎，只有病毒性肝炎具有传染性。通常人们所说的肝炎，主要是指由甲型、乙型、丙型、丁型、戊型等肝炎病毒所引起的病毒性肝炎。病毒性肝炎是一组由嗜肝性肝炎病毒引起的常见传染病。肝炎病毒通过不同的途径进入人体，在肝脏生长繁殖，破坏肝组织的正常结构，影响肝脏的生理功能，并出现 系列的临床症状。

病毒性肝炎具有传染性较强、传播途径复杂、流行面广、发病率高等特点。部分急性病毒性肝炎患者可演变成慢性，并可发展为肝硬化和原发性肝细胞癌等。

一、病毒性肝炎的病原学分类

引起病毒性肝炎的病毒种类很多，目前公认的有甲型肝炎病毒（HAV）、乙型肝炎病毒（HBV）、丙型肝炎病毒（HCV）、丁型肝炎病毒（HDV）、戊型肝炎病毒（HEV）。它们分别引起甲型病毒性肝炎、乙型病毒性肝炎、丙型病毒性肝炎、丁型病毒性肝炎、戊型病毒性肝炎。甲型病毒性肝炎、戊型病毒性肝炎主要经粪-口途径感染，有季节性，可引起暴发流行，通常3个月内恢复健康，一般不转化为慢性肝炎，属可自愈的疾病，预后相对良好。乙型病毒性肝炎、丙型病毒性肝炎及丁型病毒性肝炎传播途径较为复杂，以血液传播为主，无季节性，常为散发，感染后有相当一部分可演变为慢性肝炎。一旦慢性化，很难彻底治愈，病情有可能向肝硬化甚至肝癌演变。

二、病毒性肝炎的临床类型

甲型病毒性肝炎、乙型病毒性肝炎、丙型病毒性肝炎、丁型病毒性肝炎、戊型病毒性肝炎，在病原学、血清学及临床经过、肝外器官损害等方面均有不同，但各种病毒性肝炎的临床表现却有诸多相似之处，因此从临床表现上对某一病例很难区别是哪种病毒性肝炎。

根据病毒性肝炎病程、病情的不同，通常把病毒性肝炎分为急性肝炎、慢性肝炎、重型肝炎、瘀胆型肝炎和肝炎肝硬化几大类。其中急性肝炎分为急性无黄疸型肝炎、急性黄疸型肝炎2种；慢性肝炎分为轻度慢性肝炎（相当于原来的慢性迁延性肝炎和轻型慢性活动性肝炎）、中度慢性肝炎（相当于原来的中型慢性活动性肝炎）、重度慢性肝炎3种；重型肝炎则分为急性重型肝炎、亚急性重型肝炎、慢性

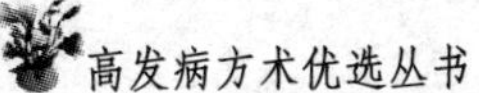

重型肝炎3种；在瘀胆型肝炎中，也有急性瘀胆型肝炎、慢性瘀胆型肝炎之分；肝炎肝硬化则有活动性肝硬化和静止性肝硬化2种类型。另外，在乙型病毒性肝炎中，还有众多的乙型肝炎病毒表面抗原携带者。

第二节 乙型肝炎的临床表现

乙型肝炎的一般症状主要有身困乏力、食欲缺乏、恶心呕吐、厌油腻、腹胀、肝区疼痛不适、大便不调、小便色黄甚至如浓茶等，且休息后上述症状仍持续不见好转。对于出现上述症状，而且近期曾有与乙型肝炎患者密切接触史，或输注过血液、血液制品，或有过不洁的性接触，或用过消毒不严格的注射器，或接受过针灸、文身、拔牙和手术等，都意味着有了乙型肝炎的传播途径，有被感染的可能，应及时到医院检查，以明确诊断。

乙型肝炎的潜伏期一般为6周至6个月，发病后临床表现复杂多样，病情的轻重主要取决于肝脏的损害程度和肝功能的代偿情况。根据病程、病情的不同，乙型肝炎可分为急性乙型肝炎、慢性乙型肝炎、重型乙型肝炎、瘀胆型乙型肝炎等类型，其临床表现各不一样。

一、急性乙型肝炎

据北京、上海等地的统计，乙型肝炎病毒引起的急性乙型肝炎约占急性病毒性肝炎的40%，成年人较儿童为多见。在临床上，急性乙型肝炎可分为急性黄疸型乙型肝炎和急性无黄疸型乙型肝炎2种类型。

1. 急性黄疸型乙型肝炎

急性黄疸型乙型肝炎按病程经过，一般可分为黄疸前期、黄疸期及恢复期3个阶段。

（1）黄疸前期：为数日至2周。多数症状缓慢出现，先有全身不适及乏力，小儿常伴有低热。约1/3的患者起病急，有轻、中度发热，亦有高热伴寒战者，呈弛张热。常见症状是食欲缺乏，恶心呕吐，厌油腻，腹上区不适及腹胀，少数有肝区疼痛、腹泻或便秘等。根据患者起病时的突出症状，以消化道症状为主的为消化不良型；以发热、头痛、上呼吸道症状开始的为流感型；以腹上区剧痛伴寒战、高热、黄疸、白细胞增多起病的为胆管疾患型；以肌肉关节酸痛兼发热为主的为风湿型；以恶寒、弛张热、迅速出现黄疸的为败血症型；还有起病类似疟疾或脑炎者；4%～5%的患者可见荨麻疹、丘疹及红斑样皮疹。一部分患者黄疸前期症状很不明显，而直接以黄疸起病。

（2）黄疸期：为2～6周。主要表现为黄疸的出现和加深。先有尿色变深黄，继而见巩膜及皮肤黄染，黄疸加深在1～2周内达到高峰。此时多数不再发热，但消化道症状和乏力明显加重，大便色泽变浅，肝大并有叩痛、皮肤瘙痒、心动过缓等症状。某些患者可有短期梗阻性黄疸的表现，大便呈陶土色，肝功能多有明显损害。在黄疸达顶峰并开始消退前消化道症状改善。如出现瘀胆型肝炎，此期可见酶胆分离现象。

（3）恢复期：2周至4个月，平均1个月。表现为黄疸逐渐消退，临床症状改善，食欲明显好转，肝脾逐渐恢复正常，肝功能检查渐趋正常。其中儿童病程较短，恢复快，成人恢复多较慢，同时有5%左右的成人患者可长时间留有肝区疼痛、不适感、食欲缺乏、乏力、厌油腻等症状。

在急性黄疸型乙型肝炎中，尚有一部分患者由于病原及机体免疫等方面的原因，可演变成慢性肝炎，病程在半年以上。

2. 急性无黄疸型乙型肝炎

急性乙型肝炎中以无黄疸型最为常见，占90%以上。其中以儿童及青少年发病率较高，老年人较少见。急性无黄疸型肝炎起病缓慢，部分患者难以确定患病日期，甚至有些患者无明显的临床症状，仅在体检及验血时才发现肝功能异常。有的患者与乙型肝炎患者或乙型肝

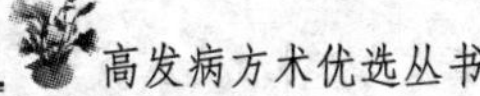

炎病毒污染物有接触史，或半年内有输血、免疫接种、注射、针刺治疗史。

急性无黄疸型肝炎主要表现为近期内出现乏力及消化道症状，食欲缺乏，恶心厌油腻，腹胀，便溏，肝区胀痛，肝脏肿大或叩痛。在未检查血清丙氨酸氨基转移酶和检测乙型肝炎表面抗原，以及乙型肝炎病毒核心抗体免疫球蛋白M等乙型肝炎病毒标志物前，有少数患者因乏力、头晕、失眠、健忘而被误诊为神经衰弱；有的因腹胀、腹泻、消瘦被误诊为消化不良；有的因低热、乏力在门诊以发热待查而疑为结核、风湿；有的女性患者以月经不调、水肿而一直在妇科就诊；有的男性患者被误诊为性功能减退，直到检查血清丙氨酸氨基转移酶升高及乙型肝炎病毒核心抗体免疫球蛋白M等乙型肝炎病毒标志物阳性，进行一定时间的动态观察后，才明确诊断为急性无黄疸型乙型肝炎。急性无黄疸型乙型肝炎皮肤巩膜无黄染，血清胆红素正常，血清丙氨酸氨基转移酶升高，乙型肝炎病毒核心抗体免疫球蛋白M阳性。多数患者在3个月内逐渐康复，若恢复不顺利，可演变成慢性乙型肝炎，5%～10%的急性无黄疸型乙型肝炎患者转变为慢性肝炎。

二、慢性乙型肝炎

慢性乙型肝炎是指乙型肝炎病情迁延不愈，病程超过半年以上的。根据慢性乙型肝炎的临床表现，以前一般把慢性乙型肝炎分为慢性迁延性肝炎及慢性活动性肝炎2种类型，同时还有众多的慢性乙型肝炎病毒表面抗原携带者。

1. 慢性迁延性肝炎

慢性迁延性肝炎多半无明确的急性乙型肝炎病史，起病隐匿，病程超过半年以上，病情较轻。主要表现为轻度乏力、食欲缺乏、腹胀、便溏、嗳气、右季肋区不适或隐痛等，也可无明显的自觉症状。部分患者有肝脏轻度增大，在右肋缘下可触及肝脏边缘，质地较软，脾脏不一定大。检查血清丙氨酸氨基转移酶呈轻度或中度升高，且常有波动，时而正常，时而增高。有一些患者仅表现为单项血清丙氨酸氨基转移酶升高，也有部分患者血清γ-谷氨酰转肽酶升高。白蛋白与球蛋白比值正常，血清胆红素正常或偶有一过性轻度升高，乙型肝炎病毒标志物检测为阳性。

总的来看，慢性迁延性肝炎虽然病程较长，但预后相对较好。有时慢性迁延性肝炎与慢性活动性肝炎很难区别，且二者可以互相转化，即慢性活动性肝炎病情缓解，演变为慢性迁延性肝炎，或慢性迁延性肝炎转变为慢性活动性肝炎。

2. 慢性活动性肝炎

与慢性迁延性肝炎相比，慢性活动性肝炎的临床症状一般较明显，表现比较复杂，病程往往超过1年，体征及肝功能的改变也较慢性迁延性肝炎明显。据估计，有5%~10%的急性乙型肝炎患者可转变为慢性活动性肝炎。

慢性活动性肝炎患者一般健康水平下降，自觉乏力，劳动能力逐渐减退，偶有低热，伴有食欲缺乏、恶心、厌油腻、腹胀不适、右季肋区疼痛、失眠、多梦、精神不振或易怒等。病情活动时，可反复出现或持续存在黄疸，面色晦暗，常见血管痣，并有肝掌。有牙龈出血、鼻出血、瘀斑等出血倾向。有的患者可有月经失调或性功能减退，部分患者兼有关节炎、肾炎、糖尿病、干燥综合征等肝外损害的表现。肝脏大，质地中等或较硬，有叩击痛，脾脏常呈进行性增大。肝功能检查血清丙氨酸氨基转移酶持续或反复升高，血总蛋白和白蛋白减少，白蛋白与球蛋白比值异常或倒置，血清胆红素升高，凝血酶原时间延长，可有贫血，白细胞和血小板减少，乙型肝炎病毒标志物检测阳性。

3. 慢性乙型肝炎病毒表面抗原携带者

慢性乙型肝炎病毒表面抗原携带者，是指乙型肝炎病毒表面抗原检测阳性，但无肝炎的症状和体征，各项肝功能检查正常，经半年观察无变化者，也称之为乙型肝炎病毒表面抗原携带者。慢性乙型肝炎病毒表面抗原携带者在我国人群中发病率很高，由于没有不适，没有

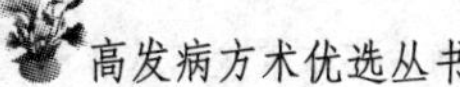

肝炎的症状和体征，所以不易被发现，多数是在体检时发现的。

中华医学会传染病与寄生虫病学分会、肝病学分会于2000年9月在西安联合修订了病毒性肝炎防治方案，将慢性乙型肝炎分为轻度、中度和重度3种类型，以取代原来的慢性迁延性肝炎和慢性活动性肝炎，它能更好地反映肝功能损害的程度，有利于临床治疗用药和判断预后。轻度慢性肝炎相当于原慢性迁延性及轻型慢性活动性肝炎，病程超过半年，病情较轻，症状不明显，无黄疸或黄疸轻微，肝脏轻度增大，质地中等偏软，脾脏一般不可触及，肝功能改变以单项血清丙氨酸氨基转移酶波动为特点，血浆蛋白无明显变化，一般无肝外器官表现。中度慢性肝炎相当于原中型慢性活动性肝炎，其症状、体征和实验室检测居于轻度与重度之间。重度慢性肝炎病程超过半年，症状较重，有明显或持续的肝炎症状，如乏力、纳差、腹胀、便溏等。可出现慢性肝病面容、肝掌、血管痣，可有不同程度的黄疸，肝大而质地中等偏硬，多数脾脏大，肝功能损害较显著，血清丙氨酸氨基转移酶持续或反复升高，血浆球蛋白明显升高，白蛋白与球蛋白比值降低，部分病人有肝外器官表现，如干燥综合征、关节炎及肾炎等。

三、重型乙型肝炎

在乙型肝炎中，有1%～5%可呈现重型肝炎。重型肝炎是病毒性肝炎中最为严重的临床类型。根据临床表现的不同，重型肝炎可分为急性重型、亚急性重型及慢性重型3种类型，其中尤以亚急性重型肝炎居多。

1. 急性重型肝炎

急性重型肝炎又称暴发性肝炎，是病毒性肝炎中最严重的一种类型。常由病后过度劳累、精神刺激、嗜酒、妊娠、合并感染、应用损害肝脏的药物等诱因引发。其起病如同急性黄疸型肝炎，但病情发展迅速，发病10天内迅速出现精神、神经症状，如嗜睡、烦躁不安、神志不清、昏迷等。检查凝血酶原时间明显延长，活动度>40%，肝浊音界进行性缩小，黄疸急剧加深，血清胆红素>171 μmol/L，肝功能明显异常等。应重视昏迷前驱症状（行为反常、性格改变、意识障碍、精神异常），以便做出早期诊断。急性黄疸型肝炎患者如有严重的消化道症状（如食欲缺乏、频繁呕吐、腹胀或呃逆），极度乏力，同时出现昏迷前驱症状者，即应考虑急性重型肝炎。尽管黄疸很轻，甚至未出现黄疸，具有上述诸症状者，也应考虑本病。

2. 亚急性重型肝炎

为急性黄疸型肝炎起病10天以上，8周以内，同时凝血酶原时间明显延长（凝血酶原活动度>40%），并具有以下特征者：①出现Ⅱ度以上肝性脑病症状。②黄疸迅速加重（数日内血清胆红素上升>171 μmol/L），肝功能严重损害（血清丙氨酸氨基转移酶升高或酶胆分离、白蛋白与球蛋白比值倒置、丙种球蛋白升高）。③高度乏力及明显食欲缺乏或恶心呕吐，重度腹胀或腹水，可有明显出血现象。对无腹水及无明显出血现象者，应注意是否为本型的早期。

3. 慢性重型肝炎

临床表现同亚急性重型肝炎，但有慢性肝炎、肝硬化或乙型肝炎病毒表面抗原携带史，或虽无上述病史，但影像学、腹腔镜或肝穿刺检查支持慢性肝炎者。

为了便于判定疗效及估计预后，根据临床表现，亚急性和慢性重型肝炎又可分为早、中、晚三期。

（1）早期：符合急性肝功能衰竭的基本条件，如严重的全身及消化道症状，黄疸迅速加深，但未发生明显的肝性脑病，亦未出现腹水。血清胆红素≥171 μmol/L、凝血酶原活动度≤40%，或经病理检查证实。

（2）中期：有Ⅱ度以上肝性脑病或明显腹水及出血倾向（出血点或瘀斑），凝血酶原活动度≤30%。

（3）晚期：有难治性并发症，如肝肾综合征，消化道出血，严重出血倾向（注射部位瘀斑），严重感染，难以纠正的电解质紊乱或

Ⅱ度以上肝性脑病，脑水肿，凝血酶原活动度≤20%。

4. 瘀胆型肝炎

瘀胆型肝炎也叫胆汁瘀积性肝炎或毛细胆管型肝炎，主要表现为肝内瘀胆。瘀胆型肝炎也有急性和慢性之分，急性瘀胆型肝炎的乙型肝炎病毒病原学检测阳性，其起病和临床表现类似急性黄疸型乙型肝炎，但自觉症状常较轻。常有明显肝大，皮肤瘙痒，大便发白。以黄疸重而消化道症状轻、黄疸重而血清丙氨酸氨基转移酶升高的幅度低、黄疸重而凝血酶原时间无明显延长三者不平行为特征，黄疸持续3周以上。

实验室检查血清胆红素明显升高，以直接胆红素为主，≥70%；凝血酶原活动度＞60%或应用维生素K肌内注射后1周可升至60%以上。血清胆汁酸浓度、γ-谷氨酰转肽酶、碱性磷酸酶、胆固醇水平可明显升高。B超、CT等影像学检查均无肝外胆管梗阻的证据。

在慢性肝炎的基础上有上述临床表现者，为慢性瘀胆型肝炎。在乙型肝炎的发病过程中，可出现肝性脑病、肝肾综合征、上消化道出血等诸多并发症，同时乙型肝炎也是肝硬化、肝癌、脂肪肝等的重要发病基础。

第三节 脂 肪 肝

脂肪肝是由多种疾病和病因引起的肝脏脂肪性病变，其主要病理变化为肝脏内中性脂肪过度蓄积。流行病学调查表明，脂肪肝既可由饮酒、肥胖等引起，也可由妊娠、药物和毒物中毒、营养不良、糖尿病、肝炎病毒或其他病原体感染以及先天代谢缺陷等引起。脂肪肝是西方国家常见病。在我国，由于近年来生活水平提高，饮食结构的变化及预防措施的相对滞后，脂肪肝发病率持续上升，且发病年龄越来越小。目前脂肪肝已成为危害人民身心健康的一种常见病、多发病，因此必须采取有效的方法，积极地防治该病。

一、脂肪肝常见病因

脂肪肝的病因，可由一种或多种病因同时作用，也可以先后参与。目前，大家比较一致认可的有如下几种：

1. 营养性因素

营养过剩和营养不良均可引起脂肪肝。在我国，随着人们生活水平的提高，高热量、高脂肪类食物增多，而运动量却大幅度减少，造成肥胖症、高脂血症逐年增高。部分患者尽管体重未达到肥胖标准，但其腹部内脏脂肪明显增加，提示在肥胖相关性脂肪肝中有可能的致病病因不是一般意义上的肥胖，也就是说，不是量的肥胖而是质的肥胖。在我国营养不良性脂肪肝常见于全胃肠外营养的病人；为了减肥而快速减重，也可造成脂肪肝。在非洲以及我国的贫穷山区，由于摄入蛋白质不足可诱发肝细胞脂肪变性，从而造成脂肪肝的患者也不少。

2. 炎症性因素

病毒、细菌、寄生虫等各种致病生物都可引起肝细胞变性坏死及炎细胞浸润。其中以病毒性肝炎为多见，甲、乙、丙、丁、戊等六型肝炎均可合并脂肪肝。此外，炎症性肠病、胰腺炎、结核感染均可引起脂肪肝，这些病主要是因营养不良、缺氧以及细菌毒素损害等导致肝细胞脂肪变性。

3. 代谢性因素

内分泌疾病，如糖尿病、高血糖代谢生成的三碳化合物被肝细胞摄取转化为脂肪酸，而后酯化为大量的甘油三酯沉积在肝内。同时，通过对激素的影响而影响脂代谢，造成脂肪肝。尚有少数先天性代谢性缺陷也可造成脂肪肝。

4. 中毒性因素

能引起脂肪肝的化学因素主要为真性肝毒物，即其致病作用主要与毒物本身的性质及剂量有关，故又常称为可预测性肝毒物质。

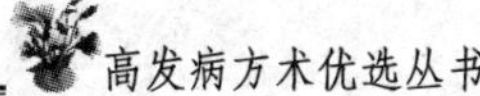

常见有酒精中毒、工业中毒及药物中毒，可引起小泡性或大泡性脂肪肝。

5. 遗传因素

遗传因素主要是通过遗传物质的基因突变或染色体畸形而引起的。其中肝豆状核变性、血β-脂蛋白缺乏症、半乳糖血症、果糖耐受不良等遗传性疾病可引起大泡性脂肪肝，而尿素循环酶先天性缺陷等则可引起小泡性脂肪肝。

6. 精神心理和社会因素

营养不良、嗜酒等许多脂肪肝的发生因素均与社会因素有关。现代化的生活环境，不良的生活方式，高脂肪、高热量的膳食结构，以及生活懒散等因素与肥胖及其相关脂肪肝的发生有关。

7. 其他隐原性脂肪肝

慢性脂肪肝主要由饮酒、肥胖、糖尿病及高脂肪血症等病引起。

二、中医对脂肪肝病因病机的认识

中医对脂肪肝病因病机的认识，因各家临床经验不同而不一致。综合归纳脂肪肝的病因，可以认为是饮食不节，嗜食肥甘或饮酒无度，脾失健运，肝失疏泄，湿热蕴积脾胃，痰浊（湿）内生，气滞血瘀，最终导致气滞、痰湿、瘀血互结，积于胁下，病位在肝脾，与肾有关。与痰浊、湿热、瘀血、气滞等病理因素有关，其中尤以痰瘀最为关键。可见，脂肪肝的产生主要责之于肝、脾、肾三脏，其病机可概括为：肝失疏泄，肝血瘀滞；脾失健运，湿邪不化，痰浊内生；肾气失化，痰瘀留滞等。故其治疗方法有健脾肾、疏肝、活血、利湿、祛痰等。基于脂肪肝的病因病机与痰瘀关系最为密切，而且部分病例可演变成肝纤维化，甚至肝硬化，因此治疗应注重祛痰、化瘀和软坚这三方面。

三、脂肪肝的临床症状与诊断要点

1. 脂肪肝的临床表现

脂肪肝在临床上的表现很不相同，尤其是轻、中度脂肪肝病人，一般无明显的症状和部分偶有疲乏感而已，因此在临床上常常被漏诊。现今大多数脂肪肝病人都是在做其他检查时发现的，当患者在临床上出现以下几个方面表现时，应引起重视。

（1）肥胖：逐渐肥胖常是脂肪肝的前兆，应引起足够重视。肥胖病人约有50%合并脂肪肝。尤其是中、重度肥胖的病人，在节食减肥不起作用时更应注意检查是否患有脂肪肝，且此时病人食欲不佳，但体重不减，腹胀明显，面部及球结膜有脂质沉着，皮肤有油光，舌苔厚腻。

（2）慢性感染：据文献统计，死于慢性感染的病人，继发脂肪肝的发病率达50%左右。

（3）消化道症状：一般来说，有26%～50%的脂肪肝病人没有临床症状。但有些病人可表现有食欲减退、恶心、呕吐、嗳气、腹胀、肝区不适、体重增加或减轻、鼻出血、阳痿、闭经等，少数病人出现黄疸。

（4）循环系统症状：12%的患者有体液。重症脂肪肝患者可见腹水及浮肿。但伴有轻度脂肪肝的营养不良患者亦可有腹水及浮肿。血清电解质的改变，类似肝硬变者可出现低钾和低钠。肝中脂肪减少后，体液及电解质紊乱就可纠正。少数重症脂肪肝患者体液潴留，心脏扩大，循环时间缩短，有高搏出量心力衰竭。8%的患者有蜘蛛痣及门静脉高压，治愈后肝中脂肪减少时，痣即消失，恢复正常。50%的病例伴有各种维生素缺乏的表现，包括末梢神经炎、舌炎、口角炎、皮肤过度角化、皮下瘀斑等。脂肪肝偶有引起肺、脑血管脂肪栓塞者。

（5）其他表现：糖尿病脂肪肝约占糖尿病的25%，且以肥胖型糖尿病多见，病史较长，血糖控制不佳。青年糖尿病患者在发生酮症酸中毒后易患脂肪肝。

酒精性脂肪肝病人，多有酗酒及醉酒的经历，合并酒精性肝炎时常出现类似肝炎的症状及体征。

肝炎后脂肪肝的临床表现与肝炎本身的表现相似，有时一些肝炎恢复期的病人，体重增大，体型改变明显，身倦乏力，肝区不适加重就可能发生了脂肪肝，但需进一步检查诊断。

营养不良性脂肪肝多有造成营养不良的条件，如蛋白质缺乏、维生素缺乏、空回肠分流术后、炎症性肠炎等。

药物引起的脂肪肝有用某种药物的长期治疗史或毒物接触史，以及药物中毒的其他表现。

2. 脂肪肝的诊断要点

对脂肪肝的诊断要点主要有以下几点：

（1）有引起脂肪肝的病因和病史。

（2）约半数脂肪肝患者无明显自觉症状，有症状者主要表现为：

①肝肿大，则可有肝区不适、压迫感、疼痛、压痛和反跳痛，同时伴有发热和白细胞增多。

②食欲减退、恶心、呕吐、腹胀。

③重症患者有低钾、低钠血症，并可出现腹水和下肢浮肿。

④可有蜘蛛痔、男性乳房发育、睾丸萎缩、阳痿、女性月经过多、闭经、体重减轻或增加等内分泌失调症状。

⑤由于肝脏脂肪堆积和食物中维生素缺乏，患者可出现周围神经炎、舌炎、口角炎、皮肤瘀斑或角化过度等现象。

（3）血浆蛋白总量减少和A/G比例倒置，血清蛋白电泳α_1、α_2、β-球蛋白增高。

（4）约30%的患者血清总胆红素＞17.1 μmol/L，少数患者直接胆红素增高和尿胆红素阳性。

（5）血清γ-谷氨酰转肽酶（γ-GT）增高，ALT、AST正常或轻度增高。

（6）约半数患者磺溴酞钠潴留实验呈阳性。

（7）B超可发现肝大，肝回声呈均匀的细小网眼，全肝有较强的细小反光点，后方回声衰减显著，因而深部实质影像常模糊不清乃至消失。肝肾对比度增强，管腔结构不清。

（8）血脂明显增高，血清总胆固醇≥9.1 mmol/L，甘油三酯≥2.8 mmol/L，β-脂蛋白≥1.12 g/L。

（9）肝穿刺活检是确诊脂肪肝的主要方法。肝组织光镜观察，可见肝细胞内外脂肪浸润；电镜观察，中性脂肪堆积在线粒体或其他细胞器中。

第四节　肝　硬　化

肝硬化是一种常见的由不同病因引起的慢性、进行性、弥散性肝病。临床早期可无症状，后期可出现肝功能减退、门静脉高压症和多系统受累的各种表现。本病属中医积聚、臌胀等病范畴。

一、病 因 病 理

本病病因有病毒性肝炎、慢性酒精中毒、寄生虫及原虫感染（血吸虫病、华枝睾吸虫病、疟疾）、化学毒物或药物（磷、砷、氯仿、四氯化碳以及异烟肼、甲基多巴、四环素等）、营养不良、循环障碍（慢性充血性心力衰竭、慢性缩窄性心包炎等）、遗传和代谢性疾病（血色病、肝豆状核变性、半乳糖血症、糖原贮积病等）、胆汁淤积等等。其中，在我国以病毒性肝炎最常见，在欧美则以酒精性肝硬化为主，占50%～90%。

肝硬化的主要特征是由于肝组织的损害，引起弥散的结缔组织增生和结节形成，导致正常肝小叶结构破坏和肝内循环障碍。肝硬化的形成是包括肝细胞变性坏死、肝内纤维化、假小叶形成等一系列连续或反复和互相促进的过程。本病的病理分类包括小结节性肝硬化、大结节性肝硬化、大小结节混合性肝硬化和不完全分隔性肝硬化四类。

肝硬化的病理生理表现为：

1. 门静脉高压症

肝硬化时，肝内或肝外门静脉压增高，引起充血性脾肿大以及胃、肠、腹膜的阻性充血和侧支循环建立等。大量门静脉血液不经过肝脏而进入体循环，可引起肝性脑病、革兰氏阴性杆菌败血症等并发症。

2. 腹水形成

肝硬化腹水形成的机制相当复杂，最基本的始动因素是门静脉高压和肝功能不全，其他如血浆胶体渗透压降低、肝淋巴液失平衡、肾脏血液动力学的改变、内分泌因素的影响等等，是多种因素综合作用的结果。

其他还有脾功能亢进、贫血、肝功能障碍、免疫功能变化、内分泌失调等；晚期还可出现上消化道出血、肝昏迷、肝肾综合征、电解质紊乱等严重并发症。

二、中医对肝硬化病因病机的认识

本病主因与情志郁结、饮酒过多、感染虫毒、饮食不节、黄疸日久等有关，其病理主要是肝、脾、肾三脏受病，气、血、水等瘀滞而成。

肝喜条达而主疏泄，情志郁结，横逆犯脾，可形成肝郁脾虚；气为血帅，血为气母，肝郁气滞，则血行不畅，使脉络瘀阻而形成瘀积。脾虚则不能输布津液，致水湿内停，腹部逐渐胀大而形成臌胀。肝脾长期受病，势必影响及肾。肾阳虚衰，则膀胱气化无权，水湿不行而使臌胀日益加重。肾阴所伤，则肝肾阴虚，虚火上炎，而耗血、动血，甚则肝肾阴竭，而见神昏、痉厥。本病早期，多属肝脾气滞和血瘀；腹水形成，则属气血凝滞，络脉瘀阻，水湿内停；晚期常累及于肾，而有脾肾阳虚和肝肾阴虚之别。本病自始至终有本虚标实特点。

三、临床表现

肝硬化多起病隐匿，发展缓慢，肝功能代偿较好的部分病例，早期常缺乏明显的症状和体征，不少病例是在手术或体格检查时被发现。早期肝硬化可有食欲不振、厌油腻、腹胀、乏力及肝区不适等症状，体征可有肝脾肿大且质地较硬，肝功能检查正常或轻微异常。失代偿期肝硬化可出现肝功能减退、门静脉高压的表现以及各种并发症。

1. 肝功能减退所引起的临床表现

（1）营养障碍：由于蛋白质、维生素代谢障碍可出现消瘦、乏力、面容憔悴、皮肤粗糙、水肿及贫血等。

（2）内分泌失调：性激素失调时，男性可有乳房发育和性欲减退，女性则有经闭和不孕。由于对女性激素的灭活障碍，可出现蜘蛛痣、肝掌。垂体、肾上腺皮质功能紊乱时，则有皮肤色素沉着及水肿等。

（3）凝血障碍：肝内合成凝血因子（如凝血酶原、纤维蛋白原等）的缺乏，可有鼻衄、牙龈出血及皮肤黏膜紫癜等症状。凝血障碍也与门静脉高压时的脾大、脾功能亢进以至血小板减少有关。

（4）胆红素代谢障碍：胆红素处理、排泄障碍，可出现皮肤、巩膜黄染。

（5）其他：如消化功能障碍及解毒功能障碍等。

2. 门静脉高压所引起的临床表现

（1）脾脏肿大：脾充血是脾脏肿大的主要原因。脾大可发生脾功能亢进，而有血中白细胞、红细胞和血小板的减少。

（2）静脉曲张：与门静脉高压时建立侧支循环有关，常见的部位有食管及胃底静脉曲张、腹壁静脉曲张、痔静脉曲张（痔核）。食管及胃底静脉破裂可造成急性上消化道大出血。

（3）腹水：大量腹水时的腹内压增高，可引起呼吸困难甚至紫绀，也可诱发反流性食管炎而出现灼心及胸骨后不适或疼痛。难治性腹水还可出现肾功能障碍。

四、并 发 症

1. 急性上消化道大出血

食管及胃底静脉曲张可因进食粗糙或反流性食管炎所损伤，以致破裂和出血。一般表现有呕血及黑粪，严重者发生休克或呼吸道窒息，是肝硬化死亡的重要原因之一。

2. 肝性昏迷

肝功能衰退时，毒性代谢产物（如血氨）无法清除，当影响大脑功能时即发生肝性昏迷。急性上消化道大出血、感染、手术、利尿、腹腔大量放液是诱发肝性昏迷的常见原因。早期表现精神欣快或烦躁，进而精神失常、扑翼样震颤及锥体束征等，严重者则昏睡、昏迷。肝性昏迷也是致死的重要原因。慢性肝脏退行性变所引起的肝性脑病，常表现有智力障碍、间歇性行为异常、痴呆等，也可缓慢进入昏睡或昏迷。

3. 感染

如上呼吸道感染、肺炎、腹膜炎、胆囊胆管炎及败血症等，可能与免疫力低下及门静脉高压时增加了感染的机会有关。

4. 肝肾综合征

肝硬化合并顽固性腹水且未获恰当治疗时，可出现肝肾综合征，其特征为少尿或无尿、氮质血症、低血钠与低尿钠，肾脏无器质性病变，故亦称功能性肾功能衰竭。

此外，原发性肝癌也是肝硬化常见的严重并发症之一。

五、辅 助 检 查

1. 肝功能试验

肝功能异常的程度，与病情轻重并不成比例。血浆蛋白比例、絮状试验、血清酶测定、磺溴酞钠滞留试验、靛青绿廓清试验、凝血致活酶时间、半乳糖试验等肝功能检查，虽不具有特异性，但阳性结果对协助诊断有一定的价值。

2. X线检查

疑有血管、胃底静脉曲张时可行X线钡餐造影检查，食管静脉曲张时呈现虫蚀样缺损，胃底静脉曲张呈现菊花样充盈缺损。

3. 内窥镜检查

纤维食管胃镜检查可以更早更准确地发现静脉曲张；腹腔镜能直接观察肝脏并能进行活体组织检查，适用于确诊困难和不易鉴别的病例。

4. 超声波与放射性核素检查

肝脏超声与放射性核素扫描，对肝硬变的诊断和鉴别有参考的意义，前者还能确定有无腹水。

5. 肝活组织检查

可了解肝硬化的组织学类型，肝细胞损害和结缔组织形成的程度，有助于决定治疗和判断预后。

此外，免疫学检查常显示细胞免疫功能减退，而体液免疫（如免疫球蛋白、乙型肝炎标志、甲胎蛋白）可出现异常或增高。血常规、血小板、尿常规与尿三胆原、血糖、血氨等，可在病情需要时进行检查。有腹水时，应做腹水常规，腹水应为漏出性质，如为渗出液则表示有炎症，血性则应考虑癌变的可能。

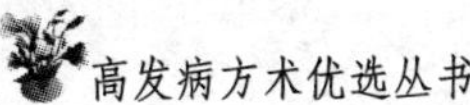

六、诊断要点

1. 早期诊断

失代偿期的肝硬化诊断不难，关键在于早期诊断。因此，对于病毒性肝炎、长期营养缺乏、长期饮酒、慢性肠道感染等患者，应该严密随访观察。对于原因不明的肝肿大，特别是肝质地坚实、表面不光滑者，必须采用各种方法包括超声波、腹腔镜、肝活组织检查等来确定其性质。

2. 诊断内容

完整的肝硬化诊断应包括病理、病因、肝功能及并发症等内容。例如，肝硬化有小结节性（病理）、病毒性肝（病因）、肝功能失代偿期（功能）、肝性脑病（并发症）。

3. 鉴别诊断

肝肿大时需与慢性肝炎、原发性肝癌相鉴别；急性上消化道出血时应与消化性溃疡、胃癌并发出血相鉴别。

第五节　原发性肝癌

肝癌是我国常见癌症，壮年发病率高，由于本病发现时多为晚期，故死亡率高，俗称“癌中之王”。原发性肝癌患者血清中乙型肝炎的病毒（HBV）阳性率高达90%。原发性肝癌90%为肝细胞性肝癌，多合并肝硬化与肝功能异常，早期多无症状。

一、病　因

原发性肝癌的病因迄今尚不清楚。根据高发区流行病学调查，以下因素可能与肝癌流行有关：

1. 病毒性肝炎和肝硬化

乙型肝炎病毒和肝癌关系的研究发现：①肝癌患者血清中乙型肝炎标志物高达90%以上（对照组仅约15%）；②肝癌高发区HBsAg阳性者发生肝癌机会比阴性者高6～50倍；③分子生物学研究显示我国肝癌病人中单纯整合型HBV-DNA占51.5%；④HBV的X基因可改变HBV感染的肝细胞的基因表达与癌变可能有关。以上说明乙型肝炎病毒与肝癌关系密切是肝癌发生的重要危险因素。

2. 黄曲霉毒素

在肝癌高发区，尤以南方以玉米为主粮地方调查提示，肝癌流行可能与黄曲霉毒素对粮食的污染有关，人群尿液黄曲霉毒素B1代谢产物黄曲霉毒素M1含量很高，黄曲霉毒素B1是动物肝癌最强的致癌剂，但与人肝癌的关系迄今尚无直接证据。

3. 饮水污染

江苏启东饮用沟塘水者肝癌发病率为60～101/10万，饮用井水者仅0～19/10万，饮用沟水者相对危险度为3.00。调查发现沟塘水中有一种蓝绿藻产生藻类毒素，可能是饮水污染与肝癌发生的有关线索。

4. 遗传因素

在高发区肝癌有时出现家族聚集现象，尤以共同生活并有血缘关系者的肝癌罹患率高，可能与肝炎病毒垂直传播有关，但尚待证实。

5. 其他

引起肝癌的其他致癌物质或致癌因素被疑及的尚有：①酒精中毒；②亚硝胺；③农药如有机氯类等；④微量元素：肝癌流行区水、土壤、粮食、人头发及血液中含铜锌较高和钼较低；⑤中华分支睾吸虫刺激胆管上皮增生而产生胆管细胞癌；⑥微量元素、性激素、放射性物质、寄生虫、酗酒、吸烟、遗传因素等。

二、临床表现

起病常隐匿，多在肝病随访中或体检普查中应用AFP及B超检查偶然发现肝癌，此时病人既无症状，体格检查亦缺乏肿瘤本身的体征。此期称之为亚临床肝癌，一旦出现症状而来就诊者其病程大多已进入中晚期，不同阶段的肝癌，其临床表现有明显差异。

1. 肝癌的特征性症状

肝痛、乏力、纳差、消瘦是最具特征性的临床症状。

（1）肝区疼痛：最常见，间歇持续性，钝痛或胀痛，由癌迅速生长使肝包膜绷紧所致。肿瘤侵犯膈肌，疼痛可放射至右肩或右背。向右后生长的肿瘤可致右腰疼痛。突然发生剧烈腹痛和腹膜刺激征提示癌结节包膜下出血或向腹腔破溃。

（2）消化道症状：胃纳减退、消化不良、恶心呕吐和腹泻等因缺乏特异性而易被忽视。

（3）乏力、消瘦、全身衰弱。晚期少数病人可呈恶病质状。

（4）发热：一般为低热，偶达39 ℃以上，呈持续或午后低热或弛张型高热，发热与癌肿坏死产物吸收有关，癌肿压迫或侵犯胆管可并发胆管感染。

（5）肿瘤转移之处有相应症状，有时成为发现肝癌的初现症状。如转移至肺可引起咳嗽咯血，胸膜转移可引起胸痛和血性胸水。癌栓栓塞肺动脉或发枝可引起肺梗死，可突然发生严重呼吸困难和胸痛。癌栓阻塞下腔静脉，可出现下肢严重水肿，甚至血压下降；阻塞肝静脉可出现Budd-Chiari综合征，亦可出现下肢水肿。转移至骨可引起局部疼痛，或病理性骨折。转移到脊柱或压迫脊髓神经可引起局部疼痛和截瘫等。颅内转移可出现相应的定位症状和体征，颅内高压亦可导致脑疝而突然死亡。

2. 其他全身症状

癌肿本身代谢异常或癌组织的机体发生各种影响引起的内分泌或代谢方面的证候群称之为伴癌综合征，有时可先于肝癌本身的症状，常见的有：

（1）自发性低血糖症：10%～30%患者可出现，系因肝细胞能异位分泌胰岛素或胰岛素样物质；或肿瘤抑制胰岛素酶或分泌一种胰岛

β细胞刺激因子或糖原储存过多；亦可因肝癌组织过多消耗葡萄糖所致。此症严重者可致昏迷、休克甚至死亡，正确判断和及时对症处理可挽救病人而避免死亡。

（2）红细胞增多症：2%～10%患者可发生，可能是循环中红细胞生成素增加引起。

（3）其他罕见的尚有高脂血症、高钙血症、类癌综合征性早期和促性腺激素分泌综合征、皮肤卟啉症和异常纤维蛋白原血症等，可能与肝癌组织的异常蛋白合成异位内分泌及卟啉代谢紊乱有关。

三、诊　断

1. 病理诊断

（1）肝组织学检查证实为原发性肝癌者。

（2）肝外组织的组织学检查证实为肝细胞癌。

2. 临床诊断

（1）如无其他肝癌证据，AFP对流电泳法阳性或放免法AFP＞400 ng/ mL，持续4周以上并能排除妊娠、活动性肝病、生殖腺胚胎源性肿瘤及转移性肝癌者。

（2）影像学检查有明确肝内实质性占位病变能排除肝血管瘤和转移性肝癌并具有下列条件之一者：①AFP＞20 ng/mL；②典型的原发性肝癌影像学表现；③无黄疸而AKP或γ-GT明显增高；④远处有明确的转移性病灶或有出血性倾向。

3. 定性诊断

原发性肝癌的定性诊断需综合分析病人的症状体征及各种辅助检查资料。

（1）症状体征同前。

（2）辅助检查：

①甲胎蛋白（AFP）实验：对流电泳法阳性或放免法测定＞

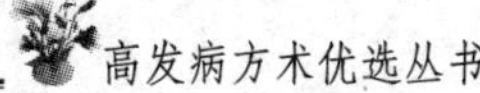

400 mg/ mL；持续4周并排除妊娠、活动性肝病及生殖腺胚胎源性肿瘤。

②其他标志检查：碱性磷酸酶（ALP），约有20%的肝癌病人增高。γ-谷丙氨酰转肽酶（γ-GT），70%肝癌病人升高。5-核甘酸二脂酶同工酶V（5-NPDase-v），约有80%的病人此酶出现转移性肝癌病人阳性率更高。α-抗胰蛋白酶（α-AT），约90%的肝癌病人增高。铁蛋白酶，90.5%肝癌病人含量增高。癌胚抗原（CEA），肝癌病人中70%增高。异常凝血酶原＞300 mg/ mL。

③肝功能及乙型肝炎抗原抗体系统检查，肝功能异常及乙肝标志物阳性提示有原发性肝癌的肝病基础。

④各种影像检查提示肝内占位性病变。

⑤腹腔镜和肝穿刺检查：腹腔镜可直接显示肝表面情况；肝穿刺活检。

⑥其他检查：淋巴结活检腹水找癌细胞等。

4. 定位诊断

（1）B超检查获得肝脏及邻近脏器切面影图可发现2～3 cm以下的微小肝癌。

（2）放射性核素肝脏显像病变的大小在2 cm以上才能呈现阳性结果。

（3）CT及MRI：有利于肝癌的诊断。当肝癌直径小于2 cm或密度近似正常肝实质CT难以显示。肝癌呈弥散性，CT不易发现；区别原发性或继发性肝癌有困难，经造影增强肝影后可显示直径在1～2 cm的病灶。MRI能更清楚地显示肝癌的转移性病灶，可作不同方位的层面扫描。

（4）选择性肝动脉造影及数字减影造影，选择性肝动脉造影（DSA），是一种灵敏的检查方法，可显示直径在1 cm以内的肝癌。

四、中医对原发性肝癌的认识与治疗

1. 中医对肝癌发病机制的基本认识

《灵枢》云："壮人无积，虚人有之。"《医宗必读·积聚篇》指出："积之成者，正气不足，而后邪气踞之。"肝癌的形成，系内有脏腑气虚血亏，外有六淫邪毒入侵，而致肝郁、气滞、血瘀，与邪毒交互胶结，日久而凝成积块。"虚、瘀、毒"是肝癌发生、发展的三大关键因素。

2. 中医药治疗肝癌的方法和作用机制

坚持扶正祛邪和辨病、辨证、辨症相结合的思路。根据肝癌发病的发病机制，予以健脾理气（党参、白术、香附等）、化瘀散结（三棱、莪术、牡蛎等）、清热解毒（大黄、重楼、半枝莲等）类中药治疗；晚期出现阴液亏虚，可予滋阴养肝（枸杞子、生地黄、鳖甲等）。此外，尚可选用抗癌中药针剂，如清开灵、鸦胆子油乳、抗癌新等治疗。

经过科研工作者的不懈努力，中医药治疗肝癌的作用机制得到初步阐明：直接抑制肿瘤细胞的生长与增殖；通过调节机体的"神经内分泌免疫网络"，发挥抗肿瘤作用；影响物质代谢，抑制肿瘤生长；诱导肿瘤细胞分化，促进凋亡；阻止癌细胞黏附、穿越血管内皮细胞及抑制肿瘤新生血管形成，从而抗转移。

评价中医药治疗肝癌的疗效不可盲目照搬西医实体瘤疗效标准，而应侧重于对临床受益反应及改善机体生存质量、证候积分等的评估。中医中药的长处在于从整体着眼，通过"平衡阴阳"、恢复机体"内稳态"来达到治病目的，中医药在稳定和缩小病灶、减少浸润转移、延长生存期、改善生存质量等方面均有一定的疗效，其疗效特点为能够使患者"较长期地带瘤生存"。

中药调理对肝癌切除术后患者肝功能的恢复有良好的促进作用，并减少复发和转移机会。中医药能够减轻介入治疗所致的介入后综合

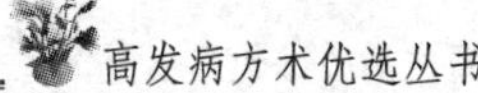

征症状。有学者还开展了中药针剂的介入治疗研究，初步疗效观察令人鼓舞。此外，中医药尚可用于对肝癌并发症的治疗，如消退并控制癌性腹水、轻癌性疼痛、防上消化道出血、善癌症恶病质。

实践证明，中西医结合、优势互补的系统治疗能够明显提高肝癌治疗疗效，延长患者的生存期。原则上对I期肝癌首选手术切除，其次为放疗、局部注射药物，并长期服中药预防复发、转移。Ⅱ期肝癌手术切除、介入治疗、放疗、局部注射药物要视具体情况而定，同时予中医药延缓病情进展。Ⅲ期肝癌手术切除、介入治疗、放疗、化疗等意义相对有限，中医药治疗、支持治疗占据重要地位。

中医历来强调“不治已病治未病”，中药能够阻止或延长肝炎病毒整合到宿主细胞而诱生癌变这一过程，逆转或阻止肝纤维化、肝硬化，稳定或缩小大结节，从而预防或延缓癌变的发生。

第二章 肝病优选方

第一节 急性肝炎优选方

1. 活血退黄汤

［药物组成］茵陈、车前子各30 g，生大黄6～20 g，赤芍30～60 g，柴胡、泽兰各10 g，丹参、黄芩、金银花、郁金、焦山楂、焦麦芽、焦神曲各15 g，炒枳壳、藿香各12 g，甘草6 g。

［随症加减］方中生大黄用量以使患者大便保持在每日2～3次为宜。若热重者加栀子；湿重者以薏苡仁易车前子；黄疸已退大半时加当归、白术。

［功效主治］活血化瘀，清胆退黄。

［治疗方法］水煎药服，每日1剂，2周为1个疗程。

［临床运用］56例患者经治疗1个疗程后，治愈44例（78.6%），好转11例（19.6%），无效1例（1.8%），总有效率为98.2%。

［心得体会］中医理论认为，黄疸病在百脉，乃湿热毒邪熏蒸肝胆脾胃，伤及血分而成。故古人有“黄家所得，从湿得之”及“伤寒瘀热在里，身必发黄”的论述。传统治疗以清热利湿为主，但一般清热利湿之剂，药在气分，而重度黄疸的湿热早已瘀阻于血，必须引药入血分才有效。活血化瘀药可以改变微细胞胆管膜和胆小管上皮细胞的通透性，降低血清胆红素，顿挫和消退重度黄疸。活血退黄汤除用茵陈、黄芩、车前子、金银花清热利湿外，主要用赤芍、泽兰、丹参、生大黄、郁金、当归活血退黄。此即“治黄必活血，血行黄易却”之意。另用柴胡、枳壳宣畅气血；焦山楂、焦麦芽、焦神曲消食

健胃；藿香芳香化浊；甘草调和诸药。

［方剂来源］肖天祥．活血退黄汤为主治疗急性病毒性肝炎重度黄疸．湖北中医杂志，2004，26（4）：21

2．茵前黄柏汤

［药物组成］茵陈、车前子（包煎）各60 g，黄柏、生大黄、焦栀子、郁金、枳壳各15 g。

［随症加减］黄疸深重者加地耳草、垂盆草；呕恶重者加姜竹茹、焦山楂、焦麦芽、焦神曲；火毒重者加黄连、牡丹皮、赤芍；胁肋胀痛明显者加柴胡、延胡索。

［功效主治］清热祛湿，解毒退黄。

［治疗方法］每日1剂，水煎药2次，早晚分服，7日为1个疗程。

［临床运用］30例患者经治疗2～3个疗程后，治愈23例，显效7例。

［心得体会］《金匮要略》云："黄家所得，从湿得之。"可见黄疸病的病机关键是湿。在临床中重在清热利湿，用自拟茵前黄柏汤治之。方中用大剂量茵陈清热利湿，利尿泄热；黄柏、栀子清利三焦之湿热，助茵陈利胆退黄；生大黄泻热通便，散瘀利胆；郁金与枳壳配伍能行气解郁，宣中除胀。诸药合用，通泄瘀热，解毒退黄，使湿热从小便外泄，瘀热从大便而解，从而达到湿退热除黄疸退的目的。

［方剂来源］石富娟．茵前黄柏汤治疗黄疸乙型肝炎30例．长春中医学院学报，2004，20（4）：29

3、茵陈虎杖汤

［药物组成］茵陈30 g，虎杖根30 g，地耳草生栀子10 g，白花蛇舌草30 g，半边莲15 g，广藿香10 g，炒麦芽30 g，紫丹参15 g，生白芍15 g，生甘草5 g，泽泻15 g，生大黄（后下）6～10 g。

［随症加减］血清总胆红素高于85 μmol/L者加广金钱草15 g；谷丙转氨酶过高者加青黛（布包）10 g，垂盆草15 g；有表证者加苏叶、威灵仙各15 g；湿重于热者加苍术6 g，白豆蔻仁（后下）10 g；热重于湿者加山豆根5 g，牡丹皮10 g；肝区疼痛者加醋柴胡、广郁

金、川楝子各10 g；有胆管感染者加蒲公英15 g，山苦参10 g；恢复期去生大黄；偏正气不足者加党参、生黄芪各30 g，灵芝15 g；偏阴虚者加北沙参、女贞子、紫草各15 g。

[功效主治] 清肝利胆，退黄降酶。

[治疗方法] 每日1剂，分2次煎药服，15日为1个疗程。同时静脉点滴10%葡萄糖250 mL、甘利欣30 mL、5%葡萄糖注射液250 mL、门冬氨酸钾镁20 mL，每日1次。可加用益肝灵、维生素C等保肝药，直至病情稳定。

[临床运用] 98例患者经治疗后，显效53例，有效42例，无效3例。

[心得体会] 茵陈虎杖汤中，茵陈、虎杖根、生栀子、白花蛇舌草清热利湿，解毒化瘀；紫丹参、虎杖根改善血液循环，防止肝纤维化；生白芍柔肝止痛；藿香、麦芽芳香化湿，醒脾助运，而且使苦寒之品不易损伤脾胃；泽泻利水渗湿退黄；生大黄荡涤瘀热，利胆消炎杀菌；生甘草味甘和缓，清热解毒，调和诸药。全方具有清肝利胆、退黄降酶、调节免疫、抑制肝炎病毒、使HBV血清标记物转阴的功能，结合西药护肝退黄，疗效迅捷。

若湿热病毒，内陷营血，临床上出现亚肝或急肝症状，黄疸加重加深，营血症状明显，本方药力已见力不从心，急需加重清营凉血之品，如水牛角、牛黄、生地黄、玄参、牡丹皮、赤芍之品，并用安宫牛黄丸、紫雪丹、清开灵等。

[方剂来源] 史宏江. 自拟茵陈虎杖汤治疗急性黄疸型肝炎98例. 辽宁中医学院学报，2003，5（1）：23

4. 甘露消毒丹

[药物组成] 滑石15 g，茵陈30 g，黄芩10 g，石菖蒲6 g，贝母6 g，通草3 g，藿香6 g，射干6 g，连翘15 g，虎杖15 g，柴胡6 g，薄荷6 g，白豆蔻6 g。

[随症加减] 大便干结者去滑石、通草，加大黄10 g；两胁胀痛者加青皮、陈皮、川楝子各6 g；明显干哕者加半夏6 g，竹茹10 g；

纳差者加焦山楂、焦麦芽、焦神曲各10 g，鸡内金6 g。

［功效主治］清热解毒，化湿利浊。

［治疗方法］水煎，每日1剂，早晚分服。总疗程不超过6个月。

［临床运用］63例患者总疗程最短2个月，最长5.5个月。痊愈60例，且随访2年未见复发；显效2例；1例好转。总有效率100%。

［心得体会］急性病毒性肝炎伴有明显黄疸者其诊断并不十分困难，但对无黄疸者往往有误诊现象，以至延误治疗时机。最常见的症状主要有乏力、恶心、厌油腻、腹胀、大便溏薄或干结、畏寒低热、谷丙转氨酶明显升高。其发病机制主要是肝胆湿热，脾胃湿阻，运化升降失调。作者采用《温热经纬》之甘露消毒丹，清热与利湿并用，化湿利浊，清热解毒。方中用药宜轻，重点顾护脾胃，清热利湿贯穿始终。湿热一旦得清方可用柔肝和胃之品，可加术芍之类，但一般不用补法，总疗程不超过6个月。同时还要注意饮食起居及精神方面的调养。患者既要休息又要运动，动静结合，过分强调休息反而会加重患者负担。饮食宜清淡易消化，不论什么样的食物只要不伤胃都可以吃，并不一定过分强调用高糖类。尽量取得患者的配合，大部分都能在近期内取得满意的疗效。

［方剂来源］于庆华．甘露消毒丹加减治疗急性病毒性肝炎63例．内蒙古中医药，2005，（2）：9

5．金茵蛇虎汤

［药物组成］广金钱草、茵陈、白花蛇舌草、虎杖、板蓝根各30 g，茯苓20 g。

［随症加减］热邪偏盛者加栀子；湿邪偏盛者加苍术；呕吐者加陈皮；纳呆者加鸡内金；胁痛者加郁金；黄疸深重者加牡丹皮；身痒者加苦参；口干者加杞子；便秘者加生大黄。

［功效主治］清热解毒，利湿退黄。

［治疗方法］每日1剂，水煎，分2次服，儿童药量酌减。服药期间多饮开水，注意休息，适当活动，忌食油腻肥甘的食物。

［临床运用］120例患者经治疗后，显效109例，有效9例，无效2

例，总有效率98.3%。

[心得体会] 方中广金钱草、茵陈化湿清热，利尿退黄；白花蛇舌草、板蓝根清热解毒；虎杖活血通络，利湿退黄；茯苓健脾益气，利水渗湿。诸药合用使湿热浊邪易去，脾胃之气得强，药味虽少，作用强劲，可收事半功倍之效，在辨证施治中随证加减亦不可忽视。初期邪热偏盛而致发热口苦可加栀子泻火凉血；湿因脾胃而致胸闷纳呆可加苍术、鸡内金消导健脾；胃失和降而致恶心呕吐可加陈皮和胃降逆；肝气郁滞而致胁肋疼痛可加郁金疏肝解郁；热搏血瘀而致肤目深黄可加牡丹皮、赤芍凉血化瘀；湿热熏蒸而致身痒难忍可加苦参、黄柏燥湿止痒；后期肝阴不足而致口渴可加枸杞子、白芍养阴柔肝。

[方剂来源] 杨乾廷. 金茵蛇虎汤治疗急性黄疸型肝炎120例. 辽宁中医学院学报，2004，6（6）：470

6. 祛黄解毒汤

[药物组成] 茵陈15 g，赤芍15 g，广金钱草15 g，葛根15 g，地耳草15 g，茯苓15 g，白术10 g，郁金10 g，车前子15 g，麦芽15 g。

[随症加减] 若胁痛较甚者加柴胡、延胡索；恶心呕吐者加半夏、竹茹；心中懊恼者加黄连。

[功效主治] 清热解毒，利湿退黄。

[治疗方法] 每日1剂，水煎300 mL，早晚分服。同时配合益肝灵70 mg，肝泰乐200 mg，口服，每日3次。静脉点滴10%葡萄糖注射液250 mL、维生素C 2.0 g、维生素B_6 0.2 g、门冬氨酸钾镁20 mL，每日1次，10日为1个疗程，一般2～3个疗程。

[临床运用] 治疗81例患者中，临床痊愈72例，显效6例，好转2例，无效1例，总有效率98.76%。

[心得体会] 方中广金钱草、地耳草清热利湿退黄，能促进胆汁分泌，增加胆汁中胆酸和胆红素的排泄。赤芍为凉血活血之品，善清血分热。《药品化义》中云："赤芍专泻肝火，养肝脏血"。现代药理研究证明，赤芍有明显改善和恢复肝功能作用。郁金疏肝解郁，车前子清热利尿，使邪有出路。茯苓、白术健脾利湿，合张仲景"见肝

之病，知病传脾，当先实脾”之意。诸药合用，相得益彰。

［方剂来源］印晓飞．祛黄解毒汤治疗急性黄疸型肝炎81例．河南中医，2004，24（12）：33

7．清肝解郁汤

［药物组成］茵陈100 g，广金钱草50 g，龙胆草、柴胡、白芍、栀子各15 g，大黄（后下）、车前子（包煎）、紫草、麦芽各20 g，板蓝根30 g，赤芍、枳实各10 g。

［随症加减］黄疸较重者增加茵陈、大黄用量；恶心呕吐者加半夏、竹茹、陈皮；胁痛者加郁金、川楝子、延胡索；肝肿大回缩慢者加三棱、鳖甲；转氨酶持续不降者加五味子、败酱草、金银花；湿热症状明显者加白茅根、黄柏、茯苓；腹胀者可加焦槟榔、木香；食积不化者可加谷芽、神曲、鸡内金；气虚者加党参、黄芪；阴虚者可加沙参、石斛、枸杞子。

［功效主治］清热利湿，凉血解毒，疏肝解郁。

［治疗方法］水煎2次，各得煎药出液300 mL，药液混匀，分2次早晚服。同时用清开灵注射液30 mL，加入250 mL 10%葡萄糖注射液中静脉点滴，每日1次。以上剂量均为成人用量，小儿及体弱多病者根据病情减少用量。

［心得体会］急性黄疸型肝炎多由时疫湿浊之邪或酗酒、暴食损伤脾胃，湿浊中困，蕴郁化热，湿热熏蒸，肝胆失于疏泄所致。治应以清热利湿、凉血解毒、疏肝解郁为原则。清肝解郁汤中茵陈、广金钱草、龙胆草清热利湿退黄；栀子清三焦郁热；板蓝根、车前子清热解毒利湿；赤芍、紫草凉血清热，活血止痛；麦芽和胃助消化。诸药合用，使内蕴之热得以清泄，肝胆气机得以疏利。另清开灵注射液中的金银花、黄芩、板蓝根有清热解毒、通利湿热作用，牛黄、水牛角清营凉血。两药合用，退黄较快。黄疸较难退者应配用活血之法，祛瘀生新则黄疸易退。另外，龙胆草苦寒较甚，故不可久服。治疗中还应根据症状适当调整药物，如属阴黄者须慎用。

［方剂来源］孙冬梅．清肝解郁汤配合清丌灵治疗急性黄疸型肝

炎66例．实用中医药杂志，2005，21（1）：23

8．四土二金汤

［药物组成］土茯苓20 g，土大黄10 g，土黄连10 g，土茵陈15 g，广金钱草30 g，海金沙15 g（以上剂量儿童酌减）。

［随症加减］肝胆湿热明显，症见烦热口苦，恶心呕吐，厌油腻，大便干，或黏滞不爽，舌红、苔黄厚腻，脉弦数或滑数者酌加龙胆草、栀子、黄柏；兼有脾虚湿盛，症见倦怠少言，呕吐频繁，纳呆食少，脘腹胀满，口不渴，舌淡苔白腻，脉濡缓者加白术、茯苓、黄芪；兼肝肾阴虚，症见头晕耳鸣，腰膝酸软，胁部隐痛，咽干口渴明显，舌红少苔，脉弦细或细数者加麦冬、生地黄、枸杞子；兼气滞血瘀，症见胁部刺痛，腹部表筋显露，面色晦暗，或有蜘蛛痣，舌暗有瘀斑，脉弦涩者酌加延胡索、柴胡、桃仁等。

［功效主治］清热利湿，解毒退黄。

［治疗方法］水煎服，每日1剂，每剂煎药2次，分早晚2次服。

［临床运用］138例患者经治疗后，显效60例，有效66例，无效12例，总有效率91.3%。

［心得体会］病毒性黄疸型肝炎属中医“黄疸”范畴，其基本病因病机为感受湿热疫毒，不得泄越，熏蒸肝胆，致使胆汁不循常道，溢于肌肤，导致黄疸。治宜清热利湿，解毒退黄为主。四土二金汤即据此而设，方中土茵陈、广金钱草、海金沙、土茯苓清热利湿退黄；土大黄、土黄连清热泻火解毒，土大黄又能活血化瘀。

现代医学研究证实，上述药物大多具有抗病毒，保护肝细胞膜，消除肝细胞炎症，防止肝细胞坏死，促进肝细胞再生及改善肝脏微循环，防止肝纤维化的功能。其中，某些药物还具有松弛胆道括约肌，加速胆汁排泄，消除胆汁的瘀积，从而达到退黄的作用。

［方剂来源］杜纪鸣．四土二金汤治疗病毒性黄疸型肝炎138例．实用中医内科杂志，2004，18（5）：433

9．虎杖饮

［药物组成］虎杖30～50 g，马鞭草30～60 g，丹参20～30 g，香

橼皮10～15 g，茯苓15～20 g，穿山甲（代用品）10～15 g。

［随症加减］热偏甚者加龙胆草、茵陈；湿偏甚者加薏苡仁、草豆蔻仁；脾气虚者加党参、白术；阴血虚者加白芍、黄精。

［功效主治］清热利湿，化瘀通络。

［治疗方法］每日1剂，水煎，分2次服。

［临床运用］30例患者经治疗后，痊愈18例，好转10例，无效2例。

［心得体会］瘀胆型肝炎，多因急性过程大剂苦寒或清热太过损伤脾阳，以致湿热交结缠绵羁留，瘀热入于血分，阻滞血脉，逼迫胆汁外溢肌肤。如《张氏医通》云："以诸黄虽受湿热，然经脉久病，不无瘀血阻滞也。"或蕴湿郁热，煎熬凝练为痰，胶固黏滞，痰阻血络，脉道不通，黄疸难以消退。由此可观痰瘀交笃是瘀胆型肝炎的主要病机。虎杖饮中虎杖、马鞭草、丹参、穿山甲（代用品）化瘀通络退黄；茯苓、香橼皮气清味苦，理气宽中，健脾化痰。全方用量较重，力大功专，使瘀去而黄退，气顺则痰消，痰瘀同治，诸症告愈。经临床证实，确有良效。

［方剂来源］梁建萍．虎杖饮治瘀胆型肝炎30例．江西中医药，1996，27（5）：26

10．芪芍茵栀黄汤

［药物组成］茵陈60 g，黄芪30 g，赤芍60 g，丹参30 g，大黄15 g，栀子15 g，柴胡10 g，山楂15 g，虎杖15 g，甘草6 g。

［功效主治］清热利湿，益气健脾，活血化瘀。

［治疗方法］水煎，每日1剂，早晚分服，10日为1个疗程。

［临床运用］56例患者，经治疗全部好转。

［心得体会］方中茵陈苦平微寒，归肝胆脾胃经，为清热利湿退黄要药；黄芪性温味甘，归脾肺经，补脾益气，化湿利水，脾运正常，中焦之湿得以运化；大黄苦寒，入脾胃大肠肝经，泄热导滞，利胆退黄；赤芍苦微寒，能清血热，行血滞；丹参、山楂化瘀滞；柴胡疏肝行气；虎杖清热解毒；甘草调和诸药；栀了通利三焦，导热下

行，使邪从小便而出。诸药合用，使湿热得清，瘀滞得去，脾胃得健，以达邪去正安之目的。

［方剂来源］孙炜．芪芍茵栀黄汤治疗急性病毒性肝炎56例临床观察．湖南中医药导报，2002，8（5）：254～258

11．六草二苓汤

［药物组成］广金钱草30 g，溪黄草30 g，败酱草30 g，龙胆草30 g，鱼腥草30 g，车前子30 g，猪苓30 g，茯苓30 g。

［功效主治］清热燥湿，利水退黄。

［治疗方法］每日1剂，加水2 000 mL，煎药取500 mL，复煎加上，合并液共1 000 mL。每次服用250 mL，每日4次。避免空腹服用。

［临床运用］72例患者经治疗后，显效49例，有效18例，无效5例。

［心得体会］中医学无病毒性肝炎一名，但对黄疸病早有描述。急性黄疸型肝炎类似阳黄。《景岳全书·杂证谟·黄疸》记载："阳黄证，因湿多成热，热则生黄……宜清火邪，利小便，湿热去而黄疸自退。"指出了治疗阳黄证的大法，六草二苓汤据此而设。方中龙胆草清热燥湿，清肝火而退黄疸；广金钱草、溪黄草清热利湿而退黄；败酱草清热解毒而退黄；车前子、鱼腥草清热利小便而退黄；茯苓、猪苓淡渗利湿而退黄，健脾补中而顾中气。全方力专于清热、燥湿、利湿、渗湿、利小便而取退黄之功，力专效宏。

现代中药药理研究表明，龙胆草能保护大鼠因四氯化碳中毒引起的肝损伤，并能明显增加小鼠胆汁流量；广金钱草能使大鼠胆汁排泄明显增加；猪苓能使小鼠四氯化碳肝损伤的SGPT下降，茯苓能拮抗被四氯化碳所致的SGPT升高；鱼腥草所含槲皮苷具有抗病毒作用，所含鱼腥草素能促进人外周血白细胞吞噬致病菌，从而具有抗微生物作用。综上所述，六草二苓汤的较高疗效且复发率较低是因为它具有明显的护肝作用，降酶明显，增加机体抗微生物能力，尤其是通过增加胆汁排泄而达到的。

［方剂来源］钟启腾．六草二苓汤治疗急性黄疸型肝炎72例临床观察．中国中医药科技，2002，9（3）：144

12．茵赤汤

［药物组成］茵陈60～100 g，赤芍30～90 g，栀子10 g，大黄（后下）10 g，广金钱草30 g，泽泻25 g，郁金25 g，白术30 g，车前子（包煎）30 g，茯苓30 g，猪苓25 g，葛根25 g。

［随症加减］肝区疼痛者加醋延胡索12 g；恶心呕吐者加姜半夏12 g，姜竹茹15 g；腹水者加大腹皮30 g。

［功效主治］清热解毒，活血化瘀。

［治疗方法］每日1剂，水煎，早晚分2次服。

［临床运用］46例患者经治疗后，治愈20例，显效12例，有效9例，无效5例，总有效率89.13%。

［心得体会］方中茵陈、栀子、大黄清热解毒退黄，临床常用于治疗急、慢性肝炎伴有黄疸的患者。动物实验表明，茵陈、栀子、大黄能促进胆汁分泌，具有明显的利胆作用。赤芍、葛根、郁金凉血解毒，活血退黄。研究表明，赤芍、葛根、郁金等血分药可改善肝脏微循环，减轻肝脏炎症，疏通胆管，促进胆汁排泄。赤芍还可减少TXA_2合成，降低血栓素B_2（TXB_2），而有利于胆汁排泄。方中重用茵陈、赤芍，以发挥重剂起沉疴的效应；广金钱草、泽泻、车前子、猪苓、茯苓淡渗利湿退黄，使黄从小便而除。诸药合用共奏清热利湿、凉血活血、利湿退黄之功效。

［方剂来源］吴秀霞．茵赤汤治疗病毒性黄疸性肝炎46例．中国民间疗法，2004，12（7）：47～48

13．利胆退黄汤

［药物组成］茵陈30～60 g，栀子、黄芩各15 g，蒲公英30 g，白茅根20 g，广豆根8～15 g，大黄（后下）6～12 g，青黛（冲服）5～10 g，甘草12 g。

［随症加减］湿重者加藿香、白豆蔻芳香化浊；湿重阳气郁遏，可适当加干姜温阳化气；恶心、呕吐重者加半夏、竹茹；腹胀者加厚

朴、枳壳等。

[功效主治] 清热解毒，除湿退黄。

[治疗方法] 每日1剂，水煎150 mL，分早晚2次顿服（胃肠道反应明显者可少量频服）。

[临床运用] 32例患者经治疗10～20日后，显效28例，显效率87.5%。

[心得体会] 中医认为，黄疸乃湿热邪毒壅阻中焦，脾胃升降失常，肝失疏泄则胆汁输送、排泄失常，湿热邪毒郁遏，致胆汁浸入血液，溢于肌肤，因而发黄。治疗针对湿热邪毒进行用药。组方原则：在清热除湿基础上加解毒利尿，给邪以出路，兼活血消肿之品促进肝脏的血运，方中重用茵陈清热利湿退黄；大黄清热解毒，活血化瘀，泻下攻积，一药数功；蒲公英、栀子、白茅根、广豆根、青黛均具有清热解毒之力，而蒲公英利胆利尿，栀子、白茅根利尿除湿，效果明显。

[方剂来源] 迪军荣．利胆退黄汤治疗急性黄疸型肝炎32例．陕西中医，2003，24（1）：28～29

14．宣通活血汤

[药物组成] 麻黄10 g，大黄10～20 g，赤芍45～60 g。

[随症加减] 热重于湿：麻黄、虎杖、栀子、黄连、川贝母、连翘、滑石、石菖蒲各10 g，大黄15 g，赤芍50 g，茵陈、生薏苡仁各30 g，紫草、通草、生甘草各6 g。湿重于热：茵陈、苍术各20 g，麻黄、大黄、白术、猪苓、泽泻、藿香各10 g，赤芍40 g，茯苓30 g。中焦虚寒：茵陈、苍术各15 g，白术、干姜、附片、焦大黄、赤芍、麻黄各10 g，草果5 g。

[功效主治] 宣通肺气，活血化瘀。

[治疗方法] 每日1剂，水煎，早晚分服。

[临床运用] 120例患者经治疗后，有效48例，好转67例，无效5例，总有效率95.83%。

[心得体会] 宣通肺气，促使肝胆疏泄，气机调畅。中医学认为

肺主皮毛，宣发肃降，且与大肠相表里，在湿热邪毒蕴于肝胆之时，必然导致肝胆气机疏泄失常，胆汁排泄不循常道，外溢于肌肤，传统调到治以渗利水湿意使邪从小便而出，然后用麻黄宣肺发汗、大黄通利大肠，其意乃为增加湿热邪毒的出路和途径，更能减少肝胆气机郁遏中焦而致热邪难清难解之疑，实乃通过宣通之法，斡旋中州，调畅三焦气机，升降有度，气机调畅，肝胆自安之理。

凉血活血化瘀，旨改善微循环，保护肝细胞功能。肝为多气多血之脏，宜舒畅万里不宜郁遏，气机郁遏，必然化热生火，壅蕴成毒，气涌血热，难以疏泄而外溢肌肤，实属肝胆失疏病机的再发展，亦是肝失疏泄之后的产物，即血热、瘀阻，故当以活血凉血、化瘀通络以除邪安脏。赤芍性微寒，味苦，归肝心经，长于清热、凉血、祛瘀、活血、止痛，《本经》云："主邪气复通，除血痹，破坚积，寒热疝瘕止痛，利小便。"《药品化义》曰："泻肝火"。重用以显药势。

［方剂来源］张胜利．宣通活血汤治疗急性黄疸型肝炎120例．陕西中医，2004，25（9）：782～783

15. 金龙益肝汤

［药物组成］广金钱草、茵陈、赤芍、金银花各20 g，龙胆草10 g，丹参、茯苓各15 g，麦芽30 g，甘草6 g。小儿用量酌减。

［功效主治］清热、利湿、解毒。

［治疗方法］每日1剂，水煎400 mL，分2次服，1个月为1个疗程。

［临床运用］治疗100例患者，临床治愈95例，有效4例，无效1例，总有效率99%。临床治愈95例中，治愈时间最短7日，最长35日，平均20.1日。黄疸消退时间最短5日，最长21日，平均13日，肝功能大部分在19日左右恢复正常。

［心得体会］方中广金钱草、龙胆草清热利湿利尿，使湿热由小便排出，茵陈清热利湿是古今退黄之要品，以上三药合用则利胆效果更佳。茯苓、麦芽健脾利湿；金银花清热解毒；赤芍、丹参活血凉血化瘀，可加快黄疸消退，促进肿大肝脾回缩。

药理实验表明，清热利湿解毒类药物有抗病毒、降酶作用；凉血活血化瘀药物可改善肝脏微循环，降低血液黏稠度，消除炎症，提高机体免疫力，促进黄疸消退和肝细胞炎症的消失。另外丹参具有保肝降酶、改善血浆蛋白含量、软缩肿大肝脾、提高免疫功能等作用，临床疗效确切，与中医认为丹参具有活血祛瘀作用的理论相符。

［方剂来源］舒德云．金龙益肝汤治疗急性黄疸型肝炎100例．山西中医，2005，21（1）：17～18

16．利肝汤

［药物组成］满天星30 g，生大黄15 g，柴胡12 g，地耳草30 g，板蓝根30 g，栀子根30 g，蒲公英30 g，郁金30 g，赤芍10 g，茵陈30 g，车前子15 g，法半夏10 g。

［随症加减］热重者加生地黄、黄芩；湿重者加藿香、厚朴；黄疸消退后加黄芪、当归、茯苓。

［功效主治］活血化瘀，祛瘀通络。

［治疗方法］每日1剂，小儿2日1剂，水煎服，7日为1个疗程。同时配合维生素C、维生素B_6、三磷酸腺苷、辅酶A、复方丹参针静脉点滴，用3～7日。

［临床运用］165例患者经治疗后，痊愈160例，好转5例，其中2个疗程痊愈者25例，3个疗程痊愈者105例，4个疗程痊愈者30例。

［心得体会］急性黄疸型肝炎属祖国医学“黄疸”范畴。其病机系热毒疫邪，瘀血阻络，引起肝的脏腑功能失常所致。治疗以解毒排毒，祛瘀通络为其关键。方中满天星、生大黄、柴胡，药理学证明有显著的抗菌排毒、活血祛瘀、通利消肿作用，为治疗肝炎良药。配清热解毒的地耳草、板蓝根、栀子根、蒲公英，加强抑制或杀灭肝炎病毒的作用，且降酶效果肯定；配赤芍、郁金、复方丹参针活血祛瘀，改善肝脏微循环障碍；配郁金、茵陈、车前子消炎利胆，促进胆汁排泄，有利于解毒；配郁金、法半夏疏利气机，调和肝胃。诸药合用具清、消、下、和四法之功效。

［方剂来源］王声明．利肝汤治疗急性黄疸型肝炎165例．湖南

中医学院学报，1994，14（2）：30

17. 凉肝汤

［药物组成］金扁柏（鲜）50 g，满天星（鲜）30 g，板蓝根15 g，木通10 g，车前子6 g，黄柏、白术各10 g，鸡内金、柴胡各6 g。

［随症加减］兼有腹胀者加枳实、厚朴各6 g；兼胁肋疼痛者加川楝子10 g，郁金6 g；兼头晕目眩者加菊花6 g。

［功效主治］清热利湿，解毒退黄，疏肝健脾。

［治疗方法］每日1剂，水煎2次，加入白糖，分次频服。

［临床运用］80例患者经治疗后，痊愈69例，好转7例，无效4例，总有效率95%。

［心得体会］凉肝汤是由作者筛选出具有抗病毒作用，又有清热利湿作用的中药组成。通过临床验证，治疗急性甲型黄疸型肝炎确有良效。方中金扁柏、满天星清热利湿退黄；板蓝根、黄柏泻火解毒退黄，并有抗病毒的作用，共为主药；木通、车前子清热利尿，使湿热从小便排出，协助主药增强清热利湿退黄的作用，为辅药；白术、鸡内金祛湿健脾，消食和胃，治疗纳呆、乏力，为佐药；柴胡入肝经行胁肋，疏肝理气，为引经药。全方共奏清热利湿、解毒退黄、疏肝健脾之功。

［方剂来源］林文宗. 凉肝汤治疗急性甲型黄疸型肝炎80例. 江苏中医，1994，15（9）：8

18. 黄消速汤

［药物组成］茵陈40 g，生大黄20 g，车前子15 g。

［随症加减］恶寒发热者加柴胡10 g；腹胀者加陈皮10 g；谷丙转氨酶>300 U者加五味子15 g；肛门灼痛者加乌药10 g；恢复期者加四君子汤。

［功效主治］清热解毒。

［治疗方法］水煎服，每日1剂，分3次服。

［临床运用］118例患者，经治疗全部治愈。

［心得体会］急性黄疸型肝炎，中医称“黄疸”。《金匮要略》云：“黄家所得、从湿得之。”患肝炎时湿瘀化热、湿热夹杂。本方茵陈利肝胆湿热，有抑制多种细菌和病毒作用。车前子利水渗湿，使黄疸从尿排出。生大黄含大黄酚、大黄素，重用生大黄在于：生大黄泻热解毒、排毒排黄，使胆红素从大便排出，消黄迅速；生大黄的药性仅作用于大肠，对小肠无明显影响，不影响小肠对营养的吸收，属祛邪而不伤正；服生大黄后大便次数增多，阻断肠肝循环，阻止胆红素和内毒素的再吸收，故泻而不必停药。

［方剂来源］霍锡坚．黄消速汤治疗急性黄疸型肝炎118例．长春中医学院学报，1994，10（40）：30

19. 鸡陈汤

［药物组成］鸡骨草、白茅根、大青叶、地耳草各30 g，茵陈50 g，栀子15 g，甘草10 g。

［随症加减］热重于湿者加龙胆草20 g，大黄15 g；湿重于热者加佩兰、川厚朴各15 g，滑石30 g；湿与热并重者加滑石30 g，龙胆草、郁金各20 g。

［功效主治］清热、活血、凉血。

［治疗方法］水煎服，每日1剂，早晚分服。

［临床运用］216例患者全部治愈。临床症状、体征消失时间最短18日，最长28日，平均23日。肝功能检验各项恢复正常最短21日，最长38日，平均29.5日。

［心得体会］急性黄疸型肝炎属中医学“阳黄”范畴。中医认为是时邪外袭，湿阻中焦，饮食不节，损伤脾胃，湿热交蒸，瘀热内郁。脾胃湿热熏蒸于肝胆，使肝郁湿热结于胁下，致胸胁刺痛，肝脾肿大。而以清热、凉血、活血为主配以利湿药，能使瘀滞于肝胆的湿热从小便排泄，方中鸡骨草、地耳草、栀子、大青叶、茵陈、白茅根皆能入血分，有清热、凉血、活血作用。而活血药能改善人体微循环，提高人体免疫力，可增加肾血流量而利小便，能增加组织细胞的通透性而利于清除肝内胆汁瘀滞。

［方剂来源］朱锡南．鸡陈汤治疗急性黄疸型肝炎216例．新中医，1995，（10）：52

20．虎贯茵黄清肝饮

［药物组成］虎杖15 g，贯众12 g，茵陈15 g，黄根50 g，败酱草20 g，鸡骨草20 g，白花蛇舌草30 g，白茯苓15 g，猪苓15 g，白术12 g，柴胡9 g，甘草6 g，佛手9 g。

［随症加减］兼脾气虚者加党参30 g、黄芪20 g、麦芽15 g以健脾益气；兼阴虚肾亏者加生地黄20 g、枸杞子15 g、龟板30 g（先煎）；兼瘀血阻滞者加桃仁10 g、丹参15 g、醋制鳖甲30 g（先煎）、生牡蛎30 g（先煎）；大便秘结者加生大黄10 g（后下）；溲短而黄者加白茅根15 g、泽泻30 g；女性患者并有月经不调者合逍遥散化裁，肝阴亏损者与一贯煎合用；对肝功能反复异常，表面抗原、e抗原较长时间不能转阴者，需坚持服药，缓缓治之，使肝功能恢复正常。

［功效主治］清热解毒，疏肝解郁，健脾理气，利湿化瘀。肝经郁热所致之胁痛、黄疸，或乙型肝炎、丙型肝炎病毒携带者偏于肝胆湿热，症见两胁胀痛、口苦而干、溲黄便结，甚则遍身发黄、疲乏无力、胃纳呆滞、尿色如茶、舌质红苔黄、脉象弦数等。适用于急性乙型病毒性肝炎肝功能异常，HBsAg和HBeAg阳性，或乙型肝炎、丙型肝炎病毒携带者属于肝经郁热型之患者。

［治疗方法］水煎服，每日1剂，水煎分2～3次温服，10岁以下儿童酌情减量，服药时可适当加入白糖或红糖调味。

［心得体会］胁痛、黄疸之病，多因肝经郁热或肝胆湿热毒邪所致。肝经郁热，气机不畅，疏泄失调，肝病乃发。本方重在清肝解毒，故用大量清肝解毒药物。虎杖味苦性平，具有清热解毒之功，且能利湿破瘀，退黄止痛；贯众味苦性寒，清热解毒、散瘀，可用于多种病毒感染性疾病的治疗；茵陈味苦性平，微寒，具有清热利湿、利胆退黄、抗菌抗病毒等作用，为治疗湿热黄疸、寒湿黄疸等肝胆疾病的要药；黄根味微苦辛性平，具有祛瘀生新、化湿退黄、凉血止血之

效，常用于乙型肝炎及再生障碍性贫血等疾病的治疗；败酱草味苦涩性微寒，具有清热解毒、破瘀止痛之功，常用于因肝经郁热而致之急性肝炎谷丙转氨酶、谷草转氨酶升高者；鸡骨草味甘性凉，有清热解毒、舒肝散瘀之功，用于各型病毒性肝炎的治疗；白花蛇舌草味甘淡性凉，具有清热解毒、散瘀止痛之效；白茯苓味甘性平，具有渗水利湿、益脾和胃、宁心安神之效；猪苓味甘淡性平，具有利水渗湿、消肿退黄之效；白术味甘微苦性温，健脾益气，燥湿利水，具有保护肝脏、防止肝糖原减少的作用；柴胡味苦性微寒，有疏肝理气、解郁散火之功，用于肝气郁滞所致之肝病；佛手味苦酸性温，理气疏肝，健胃止痛，理气而不伤阴，补肝暖胃，消胀止呕；甘草味甘性平，补脾益气，清热解毒，缓急止痛。诸药合用使热清毒解，脾健肝和，功能复常。

［方剂来源］赖祥林．虎贯茵黄清肝饮．广西中医药，2006，29（6）：31

21．急肝汤

［药物组成］茵陈30 g，黄芩10 g，栀子10 g，田基黄20 g，蒲公英30 g，板蓝根30 g，败酱草15 g，赤芍30 g，虎杖15 g，丹参30 g，猪苓15 g，柴胡10 g，郁金10 g，金钱草30 g。

［功效主治］清热解毒，利湿活血。

［治疗方法］水煎服，每日1次，分2次服。疗程：甲型肝炎4周，乙型肝炎12周。

［临床运用］黄疸消退时间：甲型肝炎6～18日，平均12日；乙型肝炎15～26日，平均21日。肝功能恢复时间：甲型肝炎10～26日，平均18日，疗程结束后800例肝功能全部恢复正常；乙型肝炎28～70日，平均50日，另有10例疗程结束后转氨酶仍为50～70 U而继续治疗。乙型肝炎大三阳全部转阴18例，HBsAg转阴12例，HBeAg转阴30例。甲型肝炎有效率100%，乙型肝炎有效率90%。

［心得体会］中医治疗急性病毒性肝炎，以清热解毒利湿为主，笔者用自拟急肝汤治疗急性肝炎，效果显著。方中茵陈、黄芩、栀

子、板蓝根、蒲公英、败酱草、金钱草、虎杖、柴胡均有抗病毒作用，可清热解毒，利胆保肝，降低转氨酶；郁金、丹参、赤芍可行气化瘀解郁，改善肝脏血液循环；猪苓可抑制肾小管对水钠的重吸收，而有强大的利尿作用，可通过淋巴细胞转化率和巨噬细胞吞噬功能，对肝糖原消耗有保护作用，可使转氨酶下降。综合上方，可抗肝炎病毒，抑制表面抗原；扩张血管，改善肝脏血液循环，活化肝细胞，清除自由基，抑制酯质过氧化，减少肝细胞坏死，促进肝细胞再生，提高网状内皮系统吞噬功能，清除免疫复合物，抑制免疫反应造成的炎症对肝细胞的损失；抑制纤维组织增生，促进纤维组织溶解降低转氨酶，降低絮状浊度反应，促进胆汁分泌，从而保肝利胆退黄，促进肝功能的恢复，通过利胆利尿，使肝炎邪毒从大小便排出，而迅速治愈肝炎。本方大多为苦寒药物，临床运用近千例，未见苦寒败胃现象出现。

［方剂来源］邱玉先．急肝汤治疗急性病毒性肝炎800例．中国民间疗法，1999，4：32

22．三根三草汤

［药物组成］虎刺根15～40 g，胡颓子根15～40 g，虎杖根15～35 g，阴行草15 g，黄毛耳草20～50 g，地耳草15～40 g。

［随症加减］便秘者加重虎杖根；胁痛者重用八月札；口苦口干尿黄者加白茅根、车前草；迁延不愈者加醋鳖甲、野丹参；气血虚弱者加北黄芪、野灵芝。

［功效主治］清热利湿，散瘀解毒退黄。

［治疗方法］水煎服，每日1剂，10日为1个疗程。

［临床运用］32例患者中治愈（黄疸消失，尿转清，各种不适症状消失，实验室指标正常）26例，好转（黄疸及各种症状基本消退，实验室指标好转）4例，未愈2例。

［心得体会］急性肝炎属中医学“阳黄”范畴，以目黄、身黄、尿黄为特征。本病发生是因感受外邪湿热疫毒，以致脾失健运，肝失疏泄，湿热熏蒸肝胆，胆汁不循常道渗入血液，溢于肌肤而发黄。病

机关键在湿邪为害，治宜清利肝胆湿热，散瘀解毒退黄。方中阴行草宣透湿热以利胆，虎杖根下行利湿以清肝，二药配伍，宣泄并用，善能清利湿热而退黄；虎刺根、地耳草、黄毛耳草清热解毒、除湿利水兼能散瘀为辅；胡颓子根性凉味淡，功在调和肝脾又能解毒为使。诸药合力，使湿热瘀毒之邪从二便而出，全方药性平和，利湿不伤阴，祛邪不伤正。临床运用，屡获良效。

［方剂来源］晏有金，何月兆．家传三根三草汤治疗急性肝炎32例．江西中医药，2005，36：273

23．知柏地黄汤加味

［药物组成］知母15 g，黄柏15 g，山萸肉15 g，山药20 g，牡丹皮15 g，生地黄20 g，茯苓20 g，泽泻10 g，白芍30 g，龟板20 g，丹参30 g，赤芍15 g，连翘20 g，郁金15 g，鸡内金15 g，焦山楂10 g，焦麦芽10 g，焦神曲10 g，甘草6 g。

［功效主治］滋阴泻火，凉血清热，舒肝利胆。

［治疗方法］水煎服，早晚温服，每日1剂。

［临床运用］治疗1个月患者症状消失，肝功能等恢复正常，住院3个月临床治愈出院。

［心得体会］知柏地黄汤系古方，出于《医宗金鉴》，此方是由六味地黄丸化裁而来。即六味地黄丸加知母、黄柏。主要功能：滋阴泻火，补肾生精。方中山萸肉补肝肾，收涩精气；生地黄滋阴补肾，益髓填精而生血；山药健脾固肾为之三补；茯苓淡渗利湿；泽泻宜泻肾浊；牡丹皮清泄肝火是本方的三泻；知母、黄柏清热利湿。本方是补而不腻，泻而不伤正气，从而达到补肝肾，滋阴液，清热的作用。重症肝炎是肝脏坏死，全身各器官和组织严重损害，导致全身功能明显紊乱，中医认为是湿热伤阴而致肝肾阴亏，故出现舌红无苔之症。知柏地黄汤补肝肾生血填精，增强了人体的免疫功能，起到了支持疗法，使病变的肝脏得以有机会进行修复和再生。本方连翘、知母、黄柏清热解毒；牡丹皮、赤芍、丹参活血化瘀。重症肝炎甲皱微循环血流缓慢，红细胞聚集，严重者可见虚线状血流以及微血管周围有血浆

及红细胞渗出，表现微循环障碍。活血化瘀药物可改变微循环障碍，进而使坏死肝细胞得以修复和再生。

［方剂来源］刘建辉. 知柏地黄汤加减治疗亚急性肝炎的体会. 中国中医药杂志，2005，3（11）：1016~1017

24. 中药护肝汤

［药物组成］大黄30 g，茵陈30 g，栀子35 g，虎杖15 g，藿香15 g，大青叶15 g，丹参15 g，五味子15 g，甘草15 g，山楂15 g。

［随症加减］全身倦怠气虚者加用黄芪、党参、生地黄；肝区疼痛者加用柴胡、青皮；腹胀者加用木香、枳壳、黄连；恶心呕吐重者加用半夏、代赭石、生姜、砂仁；黄疸重或持续不退者加用赤芍、金钱草；便秘者加用当归、苍术、黄连。

［功效主治］清热利湿，利胆退黄。

［治疗方法］水煎服，早晚温服，每日1剂，6日为1个疗程，共2个疗程。

［临床运用］56例患者临床治愈24例，有效30例，无效2例。

［心得体会］本方中大黄为峻下药，有活血、化瘀、泻下、清热解毒等作用。现代医学认为，大黄主要作用于结肠，对小肠则呈抑制反应，故其大量应用不会影响营养物质的吸收，不会引起水电解质紊乱。通过其泻下作用，推动了血液循环，增加了肝脏血流量，改善了肝组织的代谢和供氧。另外，大黄还有抗毒抗菌作用，并能促进胆汁分泌，有资料报道单用生大黄治疗急性黄疸型肝炎也取得较好疗效。茵陈为苦寒药，栀子能凉血散瘀，两药均能清热利湿，利胆退黄；藿香为微温药，能化湿和中，祛暑解表；虎杖、大青叶能清热解毒、凉血，两药均有抗病毒活性，后者兼有抑制作用；山楂能消食化积，散瘀，对厌食患者有较好作用；甘草性甘、平，其含甘草甜素具有糖皮质激素样作用，故其退黄也有较好疗效；五味子能降低GPT，其成药制剂联苯双酯滴丸已成为临床较常见的护肝药，甘草、五味子均对肝脏毒物四氯化碳所引起的肝损伤有保护作用。

［方剂来源］沈桂生. 中药护肝汤治疗急性黄疸型肝炎56例疗效

观察. 中国医师杂志，2002，增刊：163

25. 清肝汤

［药物组成］金银花20 g，连翘12 g，大青叶20 g，败酱草15 g，栀子12 g，茵陈30 g，车前子30 g，柴胡12 g，郁金12 g，陈皮12 g，半夏12 g，茯苓30 g，甘草10 g。

［随症加减］高热（＞38 ℃）者重用柴胡25～30 g，热退后仍改用12 g；口苦黏腻者加龙胆草12 g、泽泻12 g；纳呆者加焦山楂、焦麦芽、焦神曲各12 g；谷丙转氨酶持续不退者加五味子20 g。

［功效主治］清热解毒，疏肝利湿。

［治疗方法］上药加水2 000 mL浸泡30 min后急火煎沸再改用慢火煎取药液300 mL，药渣加水1 000 mL再煎取200 mL。2次煎液混合后分早晚2次饭后服。每日1剂，直至自觉症状消失、肝功能化验各项指数正常后，用上方加丹参30 g，再进10～15剂以巩固疗效（15岁以下儿童上方用量减半）。

［临床运用］168例患者经治疗全部获愈，其中连续服药25剂痊愈者86例，服40剂痊愈者65例，服50剂痊愈者17例。

［心得体会］急性肝炎有黄疸型和无黄疸型之分，属于中医“黄疸”、“胁痛”范畴。多因脾胃素弱，加之饮食不节或嗜好饮酒，又外感时邪，致湿郁热蒸，脾失健运，肝失疏泄而发病。鉴于本病实邪为“热、湿、瘀”，故选用药物以清热解毒、利湿化瘀为主。方中金银花、连翘具有清热解毒的作用，金银花含有纤维糖，能促进肝细胞蛋白代谢，且具有消炎、解毒作用；大青叶有清热、凉血、解毒之功；败酱草能解毒消痈，其所含挥发油及黑芥子苷等成分有降絮降酶，能促进肝细胞再生和防止肝细胞变性坏死；栀子能清热利湿退黄疸；茵陈可除湿清热退黄，所含挥发性精油有扩张胆管，排出胆汁，降絮降酶，促进肝细胞再生的作用；车前子有清利湿热，助退黄之功；柴胡有降热抗病毒，保肝利胆的作用；郁金可清心解郁，大量应用能促进血液中的白蛋白升高，纠正蛋白倒置；陈皮、半夏、茯苓有理气健脾、燥湿止呕之功；甘草除调和药性外，还有护肝作用。诸药

相伍疗效满意。

［方剂来源］周旭，王淑叶．清肝汤治疗急性肝炎168例．中国民间疗法，2000，8（8）：23～24

第二节　慢性乙型肝炎优选方

1．星井散

［药物组成］星星草、井荷叶、黄芪、炒白术、山楂、蒲公英、白芍各500 g，茵陈、白花蛇舌草、鸡内金各40 g，紫花地丁300 g，甘草100 g。

［功效主治］益气健脾，清热解毒，滋补肝肾。

［治疗方法］将上药粉碎，过筛备用，上药为1个疗程用药。每日2次，每次取药粉50 g，加水350 mL，煮沸15 min，取药液内服，可服3～8个疗程。

［临床运用］56例患者经治疗后，基本治愈11例，显效28例，好转10例，无效7例，总有效率为87.5%。

［心得体会］方药中星星草、井荷叶为民间用药，河南省许多地方均可采到。走访民间，单用两药治疗者也有很好疗效，两药有清热利胆抗炎作用。白花蛇舌草、蒲公英、紫花地丁与上药合用，可抗炎、抗病毒；茵陈滋阴清肝热；白芍滋阴养肝；黄芪补气、利水；白术、鸡内金、山楂健脾胃，气行血行，脾土旺后肾自强；甘草有类激素作用，以助上药之效。诸药合用，互助互济，能扶正，又能祛邪，共奏益气健脾、清热解毒、滋补肝肾之功，故有较好疗效。

［方剂来源］孔霞，等．自拟星井散治疗乙型肝炎56例．四川中医，2004，22（9）：52

2．虎平珠芹汤

［药物组成］虎杖、矮地茶（平地木）、八角莲（叶下珠）、白藓皮、土茯苓、丹参各20 g，党参、黄芪、黄精各10 g，柴胡、甘草

各5 g。

[功效主治] 疏肝养血，清热解毒。

[治疗方法] 每日1剂，水煎，分2次服。配合黄芪注射液20 mL加入5%葡萄糖液250 mL中静脉滴注。30日为1个疗程，服2～3个疗程。服药期间饮食宜清淡，忌酒及辛辣食物。

[临床运用] 50例患者经治疗后，临床治愈15例，显效25例，有效和无效各5例。

[心得体会] 虎平珠芹汤以虎杖、叶下珠、平地木清热利湿解毒，是抗病毒的良药。黄芪为益气主药，有益气升阳之功，能扶正祛邪，增强机体免疫功能；另一方面通过利尿，加速湿毒的排泄，促进免疫复合物的清除，加快肝细胞的修复和再生。土茯苓、白藓皮协助主药清热解毒，同时又是要药。党参、黄精益气、养阴、健脾，合黄芪对HBV有较强抑制作用，阻止肝炎病毒复制，并能增强网状内皮系统和巨噬细胞的功能，亦能提高白细胞介素，起扶正固本作用。柴胡、丹参疏肝养血化瘀，以改善微循环和肝脏供氧，防止肝细胞坏死，加速病灶吸收和修复。

[方剂来源] 孙苏安. 虎平珠芹汤联合黄芪治疗慢性肝炎50例. 现代中西医结合杂志，2002，11（20）：2011

3. 活血复肝汤

[药物组成] 丹参15 g，赤芍15 g，当归10 g，郁金15 g，柴胡6 g，茯苓15 g，白术10 g，黄芪15 g，矮地茶（平地木）30 g，石见穿30 g，虎杖15 g。

[随症加减] 有黄疸者去黄芪、当归，加茵陈、广金钱草；腹胀纳差者加陈皮、谷芽、麦芽、山楂；脾肾阳虚者加干姜、吴茱萸、淫羊藿；阴虚者加女贞子、五味子。

[功效主治] 益气健脾，清热解毒。

[治疗方法] 每日1剂，水煎，早晚分服，疗程为3个月。

[临床运用] 140例患者经治疗后，显效70例，好转52例，无效18例，总有效率为87.1%。

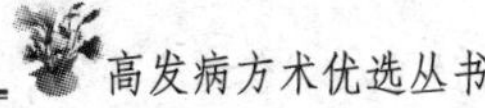

［心得体会］久病成瘀，加上病程迁延，久病入络，极易成为瘀血，因此活血化瘀必须始终贯穿慢性乙型肝炎治疗全过程中，故方中选用丹参、赤芍、当归、郁金、平地木、石见穿等具有活血化瘀作用的药物。慢性乙型肝炎迁延难愈，是因为体内正气不足，病毒久恋难祛，因此必须重视扶正祛邪的原则，扶正匡复正气有利祛邪，祛邪阻止病毒复制，有利正气恢复，故方中选用黄芪、白术、茯苓等益气健脾药物。病程日久，患者多用过大剂量清热解毒、清热利湿药物，易造成脾肾阳虚，且肝功能难以恢复正常，故用干姜、吴茱萸、淫羊藿等温脾肾之药，以制寒凉之弊，有利于消除脾肾阳虚症状和肝功能恢复正常。

［方剂来源］谢建农．活血复肝汤治疗慢性乙型肝炎140例．湖南中医杂志，2002，（6）：33

4．参芪益肝汤

［药物组成］黄芪15～25 g，党参15～25 g，丹参12～20 g，板蓝根15～25 g，栀子6～10 g，大黄6～9 g，五味子6～9 g，厚朴9～12 g，陈皮9～12 g，金银花20～30 g，甘草6～10 g。

［随症加减］肝郁脾虚型加茵陈、柴胡、延胡索、白术，去板蓝根；气滞血瘀型加炒白芍、延胡索、香附、当归；肝肾阴虚型加生白芍、沙参、麦冬、生地黄；肝胆湿热型加龙胆草、黄芩、泽泻、车前子；脾肾阳虚型加附子、干姜、茯苓、白术。

［功效主治］疏肝理气，健脾燥湿。

［治疗方法］水煎服，每日1剂，早晚分服。

［临床运用］156例患者经治疗后，基本治愈76例，显效52例，好转18例，无效10例，总有效率为93.6%。

［心得体会］慢性乙型肝炎的病因病机多为湿热邪毒侵犯肝脾，以致肝郁气滞、脾虚、湿阻、湿浊，久伏则疾病迁延难愈，故慢性乙型肝炎病势缠绵，呈现正虚邪实、虚实夹杂的特点。现代医学检查显示免疫功能低下是发病的重要依据。故对本病的治疗，调节机体的免疫功能与抑制肝炎病毒同等重要。本方中黄芪味甘性温，为补气中

之要药，具有增加免疫作用，增加网状内皮系统的吞噬能力，且有诱生干扰素的作用，以抑制病毒生长，同时能增强细胞免疫，能降低HbsAg滴度，使之转阴；栀子、大黄利胆退黄，能抑制病毒感染及调节免疫作用；丹参活血化瘀，能促进肝组织的修复和再生；五味子具有降低谷丙转氨酶和保肝作用；板蓝根、金银花抑制病毒和细菌的感染和修复，且增强免疫功能；党参益气健脾补阴；厚朴味苦辛，性温，归脾胃经，苦能下气，辛以散气，温可燥湿，合陈皮具有理气健脾燥湿之功；甘草清热解毒调和诸药。总之，本方具有扶正祛邪，抑制病毒复制，提高免疫力功能，促进机体清除HBsAg及修复肝损伤的作用，临床治疗乙肝效果较好。

［方剂来源］崔春荣．参芪益肝汤治疗慢性乙型肝炎156例．河南中医学院学报，2003，18（104）：59

5．扶正清肝汤

［药物组成］白花蛇舌草、重楼、虎杖根、薏苡仁、生黄芪、丹参各30 g，当归、枸杞子、白术、桃仁、郁金各12 g，柴胡9 g。

［功效主治］清热解毒，活血化瘀。

［治疗方法］水煎服，每日1剂，每日2次，30日为1个疗程。

［临床运用］50例患者经4～12个月治疗，疲乏困倦、肝区隐痛等临床表现消失，其中HBsAg转阴20例。

［心得体会］《金匮要略·脏腑经络先后病篇》中说："夫治未病者，见肝之病，知肝传脾，当先实脾，四季脾旺不受邪，即勿补之。"因此用生黄芪、薏苡仁、白术健脾益气，重楼、白花蛇舌草、虎杖根清热解毒利湿，当归、枸杞子补血滋阴肝肾，丹参、桃仁凉血活血，清解血分热毒，柴胡、郁金疏肝，调理气血，共奏扶正培本、清热解毒、活血化瘀之功效。西医认为HBV感染主要通过免疫机制而招致损害。而药理研究表明，黄芪、薏苡仁、白术能参与免疫调控，增强特异性免疫反应，提高T细胞功能，增强机体免疫力；重楼、白花蛇舌草、虎杖根能增强巨噬细胞功能，抑制病毒；当归、丹参、桃仁活血改善肝脏循环。

［方剂来源］袁建芬. 扶正清肝汤治疗慢性HBV感染者50例. 现代中西医结合杂志，2004，13（7）：922

6. 祛毒益肝汤

［药物组成］茵陈15 g，虎杖9 g，土茯苓20 g，白花蛇舌草20 g，青皮6 g，党参15 g，黄芪15 g，当归10 g，茯苓12 g，鸡内金12 g，甘草3 g。

［功效主治］清热利湿，健脾益气。

［治疗方法］每日1剂，水煎，早晚分服，3个月为1个疗程。

［临床运用］36例患者经治疗后，基本治愈13例，显效12例，有效6例，无效5例，总有效率86%。

［心得体会］本方茵陈、虎杖、白花蛇舌草、土茯苓能清热利湿，祛黄退黄，具有清除肝炎病毒作用；青皮疏肝消积；党参、黄芪、茯苓健脾益气。特别是黄芪能提高机体的免疫力，增强非特异性免疫，促进体液免疫，提高免疫球蛋白的含量，能改善细胞营养，促进蛋白质合成与能量代谢，使食欲增进，全身情况改善。当归活血化瘀，能改善肝内微循环，增加肝细胞的营养和氧气供给，既可阻断肝炎的进展，又有利于肝脏的病理恢复。鸡内金能健胃助消化，又能止腹泻。《医学衷中参西录》誉其："为消化瘀积之要药……，但不能消脾胃之积，无论脏腑何处有积，鸡内金皆能消之，是以男子痃，女子瘕，久久服之皆能治愈。"慢性乙型肝炎属肝脏有积。鸡内金善实脾强胃，又治肝之积，确是一药治多脏之佳品。

［方剂来源］王万里. 祛毒益肝汤治疗慢性乙型肝炎36例. 实用中医内科杂志，2005，19（1）：47

7. 独活寄生汤

［药物组成］独活10 g，桑寄生15 g，杜仲10 g，牛膝15 g，细辛2 g，秦艽15 g，茯苓10 g，肉桂2 g，防风、川芎各10 g，党参15 g，当归12 g，生白芍、生地黄各15 g，甘草6 g。

［随症加减］有黄疸者加茵陈30 g，赤芍60 g；肝区隐痛者加柴胡、延胡索各10 g；纳少、腹胀者加鸡内金15 g，莱菔子30 g。

［功效主治］补益气血，祛风除湿。

［治疗方法］头煎加水800 mL，取汁400 mL，两煎加水500 mL，取汁400 mL，两煎混合，分3次口服，每日1剂，30日为1个疗程。

［临床运用］62例患者经治疗后，显效48例，有效11例，无效3例，总有效率95.16%。

［心得体会］四肢关节疼痛在慢性肝病中较常见，因免疫系统功能紊乱，导致免疫复合物形成，沉积于关节囊滑膜所致。临床多予类激素类药物如强力宁、甘草酸二铵（甘利欣）或胸腺肽等免疫调节剂治疗，疗程长，费用高，且效果欠佳。祖国医学认为，久病必虚，慢性肝病日久，正气已虚，气虚不能固卫，外邪极易侵袭，风寒湿外侵，痹阻经脉，气血不通，不通则痛，加之血虚不能濡养筋脉，故易见四肢关节疼痛，治当补气血，祛风湿，益肝肾，通经脉。独活寄生汤出自《备急千金要方》，独活为君，善祛下焦与筋骨间之风寒湿邪；细辛为臣，因其发散阴经风寒，搜剔筋骨风湿而止痛；防风祛风邪以胜湿；秦艽除风湿而舒筋；桑寄生、杜仲、牛膝祛风湿兼补肝肾；当归、川芎、生地黄、生白芍养血又兼活血；党参、茯苓补气健脾；肉桂温通血脉；甘草调和诸药。诸药合用，气血足，风湿除筋脉通，疼痛自除，肝功能亦得到改善，充分体现祖国医学辨证论治的精髓所在。

［方剂来源］夏月根．独活寄生汤治疗慢性乙型肝炎关节痛62例．辽宁中医学院学报，2003，5（2）：124

8．柴藿合方

［药物组成］柴胡14 g，黄芩9 g，半夏10 g，黄芪30 g，藿香12 g，白芷10 g，陈皮12 g，厚朴16 g，茯苓30 g，白术12 g，紫苏9 g，桔梗9 g，炙甘草10 g，生姜10 g，大枣12枚。

［功效主治］解表化湿，理气和中。

［治疗方法］每日1剂，水煎2次，取汁400 mL，分2次口服，3个月为1个疗程。

［临床运用］68例患者，经过3个月的治疗观察，柴藿合方治愈

率达到16.18%，显效率达到63.24%，总有效率达到95.59%。

［心得体会］柴藿合方由小柴胡汤合藿香正气散组成，小柴胡汤是《伤寒论》的方剂，具有清肝利胆、疏肝理气的作用，是目前公认的治疗肝病的有效方剂，现代药理研究证明该方有增加胆汁分泌，抗肝纤维化，提高人体免疫力。藿香正气散来源于《太平惠民和剂局方》，具有解表化湿、理气和中的作用，是祛湿的最常用方剂。

［方剂来源］胡世平．柴藿合方治疗慢性乙型肝炎68例．实用中医内科杂志，2003，17（4）：283

9．柴胡解毒汤

［药物组成］柴胡10 g，黄芩10 g，茵陈蒿12 g，土茯苓12 g，凤尾草12 g，草河车6 g。

［功效主治］疏肝清热，解毒利湿。急、慢性肝炎或慢性肝炎活动期，表现为谷丙转氨酶显著升高，证见口苦、心烦、胁痛、厌油食少、身倦乏力、小便短赤、大便不爽、苔白腻、脉弦者。

［治疗方法］水煎服，每日1剂。

［心得体会］方中柴胡既能清解肝胆邪热，又能疏肝解郁，《本经》谓“主心腹胀，胃中结气，寒热邪聚，推陈致新。”黄芩《本经》谓“主治诸热黄疸”，清热利湿，故共为君药。茵陈蒿擅清热化湿、利胆退黄，为治疗黄疸之要药；土茯苓清热解毒，淡渗利湿，引邪毒由小便而解；凤尾草利水解毒，泻热凉血；草河车清热解毒功胜蒲公英、紫花地丁，且有消炎止痛之能，故共为柴胡、黄芩之佐。

［方剂来源（刘渡舟方）］王品，查波，等．国家级名老中医验方大全．乌鲁木齐：新疆人民卫生出版社，2007

10．柴胡三石解毒汤

［药物组成］柴胡10 g，黄芩10 g，茵陈蒿12 g，土茯苓12 g，凤尾草12 g，草河车6 g，滑石12 g，寒水石6 g，生石膏6 g，竹叶10 g，金银花6 g。

［功效主治］清热利湿解毒。急、慢性肝炎症属湿毒凝结不开者。临床表现为口苦、口黏，胁胀痛，小便短赤，面色黧黑兼带有油

垢，体重不减反增，臂背时发酸胀，舌苔白腻或黄腻而厚，脉弦缓。

［治疗方法］水煎服，每日1剂。

［心得体会］在柴胡解毒汤基础上，加滑石、寒水石、生石膏、竹叶以增强清利湿热作用；加金银花清热解毒以化湿浊。另外，滑石、寒水石、竹叶均有利小便的作用。以期混浊之邪由小便外排，湿热分消，凝结化解。

［方剂来源（刘波舟方）］王品，查波，等．国家级名老中医验方大全．乌鲁木齐：新疆人民卫生出版社，2007

11．加味柴胡汤

［药物组成］柴胡12 g，黄芩6 g，党参9 g，炙甘草6 g，半夏9 g，生姜9 g，鳖甲15 g，牡蛎15 g，红花9 g，茜草9 g。

［功效主治］疏通气血，软坚消痞。肝炎邪衰、气清及血，证见面色青黑不华，右胁作痛如针刺，尤以夜间为甚，或伴有腹胀，体乏无力，肝脾肿大，舌暗有瘀点或瘀斑，苔白，脉弦而涩者。亦可用治早期肝硬化。

［治疗方法］水煎服，每日1剂，以10剂为1个疗程，轻者2个疗程。

［心得体会］方中柴胡、黄芩疏肝解郁，清解余毒；党参、炙甘草健脾益气，培土抑木；半夏、生姜和胃健脾，消肿散结；茜草、红花活血通络；牡蛎化痰软坚；鳖甲《本经》谓“主心腹癥瘕块积、寒热”，《大明》云：“去血气，破癥结，恶血”，故为消癥、散瘀益阴之上品。诸药合用，共奏疏通气血、软坚消痞之功。

［方剂来源（刘波舟方）］王品，查波，等．国家级名老中医验方大全．乌鲁木齐：新疆人民卫生出版社，2007

12．柴胡鳖甲汤

［药物组成］柴胡6 g，鳖甲15 g，牡蛎15 g，沙参10 g，麦冬10 g，生地黄10 g，丹参10 g，白芍12 g，红花9 g，茜草9 g，土元6 g。

［功效主治］滋阴软坚，活血化瘀。慢性肝炎晚期，出现蛋白倒

置，乙型肝炎"澳抗"亚急性肝坏死，而证见肝脾肿大疼痛，夜间加重，腹胀，口咽发干，面黑，或五心烦热，或低烧不退，青红少苔及边有瘀斑，脉弦而细者。

［治疗方法］水煎服，每日1剂。具体的煎药方法可采用：头煎5 min，二煎15 min，三煎50 min。这样可避免因久煎破坏柴胡的疏肝调气作用，又可避免煎药时间短暂而熬不出补益中药的有效成分之缺陷。

［心得体会］方中柴胡疏肝调气解毒；鳖甲、牡蛎软坚散结化癥；沙参、麦冬、生地黄滋养肝阴；茜草、红花、土元活血化瘀；丹参活血凉血；白芍养阴柔肝。诸药合用，共奏解毒、软坚、活血、化癥之功。

［方剂来源（刘波舟方）］王品，查波，等．国家级名老中医验方大全．乌鲁木齐：新疆人民卫生出版社，2007

13. 抗乙肝冲剂

［药物组成］板蓝根、鸡骨草、阴阳莲、田基黄、北沙参、紫丹参、北黄芪、白茯苓各15 g，杭白芍、北柴胡、灵芝、炒白术各10 g。

［功效主治］清热利湿，活血化瘀，益气养阴。

［治疗方法］按比例制成冲剂，每包含生药30 g，每日3次，每次服1包，温开水冲服，30日为1个疗程，总疗程为3个月。

［临床运用］56例患者近期治愈26例，好转14例，无效16例，总有效率为71.4%。近期治愈26例1年后复查，4例有反复现象。

［心得体会］乙型肝炎为临床常见病之一，目前尚无特效的治疗方法。根据乙型肝炎的临床特点，作者认为本病多由湿热内蕴，气机不畅，瘀血内停，气阴受损所致。脾主运化而恶湿，肝主疏泄性喜条达，湿热之邪，留滞脾胃，蕴郁肝胆，肝郁气滞又可导致瘀血内停，瘀热久蕴，煎熬日久，可致气阴两亏。故采用清热利湿，活血化瘀，益气养阴治疗，可收到一定的效果。方中板蓝根、阴阳莲、田基黄、白茯苓清热利湿；紫丹参活血化瘀；北黄芪、灵芝、北沙参益气养

阴。诸药合用，共奏清热利湿、活血化瘀、益气养阴之功。其远期疗效有待于今后继续观察。

［方剂来源］赖祥林，庞志红．抗乙肝冲剂治疗乙型肝炎56例疗效观察．陕西中医，1985，6（8）：346

14. 荣肝汤

［药物组成］党参12 g，炒白术10 g，炒苍术10 g，木香10 g，茵陈15 g，当归12 g，白芍12 g，香附10 g，佛手10 g，山楂15 g，泽兰15 g，生牡蛎15 g，王不留行12 g。

［功效主治］健脾疏肝，活血化瘀，清热利湿。慢性肝炎、早期肝硬化，症属肝郁脾虚、气滞血瘀、湿热未清者。

［治疗方法］水煎服，每日1剂。

［心得体会］党参、白术健脾益气，培土荣木；苍术、木香醒脾化湿；茵陈清热解毒，利湿退黄；香附、佛手疏肝理气；当归、白芍养血柔肝；山楂、泽兰、王不留行活血化瘀；生牡蛎软坚散结。诸药合用，脾土得健，湿浊得化，热毒得清，瘀血得解，而收本固标去、正复邪去之效。

［方剂来源（关幼波方）］王品，查波，等．国家级名老中医验方大全．乌鲁木齐：新疆人民卫生出版社，2007

15. 温肝汤

［药物组成］黄芪30 g，附片、白术、香附、杏仁、橘红各10 g，党参、紫河车各12 g，白芍、当归、茵陈各15 g。

［功效主治］温补肝肾，健脾益气，养血柔肝。慢性肝炎、早期肝硬化，证见面色萎黄，神疲乏力，口淡不渴，小便清白，大便稀溏，腹胀阴肿，腰酸背寒，胁下痞块，手脚发凉，舌淡苔水滑，脉沉弦细。

［治疗方法］水煎服，每日1剂，早晚2次。

［心得体会］方中附片、紫河车温补肾气；黄芪、党参、白术甘温益气，健脾燥湿；香附、茵陈清疏肝胆；白芍、当归养血柔肝；杏仁、橘红开肺气，化痰水，通三焦。诸药合用，温而不燥、补而不

腻，使肾气旺、脾气健、肝气舒、邪毒解，则肝炎可消，硬化可软。

［方剂来源（关幼波方）］王品，查波，等．国家级名老中医验方大全．乌鲁木齐：新疆人民卫生出版社，2007

16．疏肝开肺汤

［药物组成］柴胡10 g，赤芍30 g，当归15 g，丹参30 g，生牡蛎（先下）30 g，广郁金10 g，桃仁10 g，土元10 g，紫菀10 g，桔梗10 g，川楝子12 g。

［功效主治］疏肝开肺，通利三焦，活血消肿。慢性肝炎、迁延性肝炎及早期肝硬化所致的肝性腹胀。

［治疗方法］水煎服，每日1剂。

［心得体会］方中柴胡、当归疏肝养肝；赤芍、丹参、广郁金活血化瘀；川楝子泄肝止痛，取气为血帅、气行则血行之意；桃仁破血行瘀，以泄血结；土元、生牡蛎能磨化久瘀，软坚消积；紫菀、桔梗宣肺通便，通利三焦，畅气消滞，从而消除腹胀。

［方剂来源（印会河方）］王品，查波，等．国家级名老中医验方大全．乌鲁木齐：新疆人民卫生出版社．2007

17．化肝解毒汤

［药物组成］虎杖、平地木、半枝莲各15 g，土茯苓、垂盆草各20 g，赤芍、姜黄各10 g，黑豆10 g，生甘草3 g。

［随症加减］肝郁气滞者加醋柴胡5 g，香附10 g；气火郁结者加牡丹皮、栀子各10 g；湿热中阻者加炒黄芩10 g，厚朴5 g；肠腑湿热者加凤尾草、败酱草各15 g；湿热在下者加炒苍术、黄柏各10 g；湿热发黄者加茵陈12 g，栀子10 g；热毒偏重者酌加龙胆草5 g，大青叶、蒲公英各15 g；湿毒偏重者加煨草果5 g，晚蚕砂10 g（包）；血分瘀毒者加白花蛇舌草20 g，制大黄6 g；营分郁热者酌加水牛角片、牡丹皮、紫草各10 g；肝郁血瘀者酌加丹参10 g，地鳖虫5 g，桃仁10 g；肝血虚者加当归、白芍各10 g；肝肾阴虚者加桑椹子、旱莲草各10 g；阴虚有热者加生地黄、金钗石各10 g；脾气虚者酌加党参、白术各10 g，黄芪12 g；肾阳虚者加淫羊藿、菟丝了各10 g。

[功效主治] 清解泄化肝脏湿热瘀毒。慢性迁延性乙型肝炎及乙型肝炎病毒携带者，表现以湿热瘀郁为主证者。

[治疗方法] 水煎服，每日1剂，2个月为1个疗程，一般应服用2~3个疗程。

[心得体会] 临证所见乙型肝炎起病多缓，症状相对隐伏，病程长，每易持续迁延转成慢性。肝为藏血之脏，故湿热毒邪不仅蕴于气分，且常深入血分，瘀滞肝络，表现出湿热毒瘀交结的病理特点，湿热毒瘀结于肝，湿毒蕴结脾胃。由于湿热毒瘀是发病的病理基础，贯穿于病变的始终，因此病主要属于邪实。但邪毒已久，热伤阴血，湿伤阳气，又可邪实与正虚错杂，导致肝脾两伤，病及于肾，表现肝肾阴血虚耗，或脾肾气虚、阳虚。

本方辨证适用于湿热毒瘀互结，以祛邪为主，邪去正复。治疗重在清化湿热，化解肝毒，凉血化瘀。药用虎杖、平地木、半枝莲为主，辅以土茯苓、垂盆草清热化湿解毒，凉血活血；佐以黑豆、生甘草调养肝脾而解毒；取赤芍、姜黄入肝为使，增强凉肝活血作用。

[方剂来源（周仲瑛方）] 王品，查波，等. 国家级名老中医验方大全. 乌鲁木齐：新疆人民卫生出版社，2007

18. 草河车汤

[药物组成] 草河车30 g，青皮12 g，苏木6 g。

[随症加减] 热毒较甚者去草河车加凤尾草30 g；大便溏者去草河车加贯众30 g；有黄疸者加茵陈15 g，栀子10 g；在肝硬化早期可加山楂30 g；腹水较明显者加郁金15 g，槟榔30 g；伴见脾胃虚弱者加茯苓15 g，白术12 g，党参12 g。

[功效主治] 清热活血，疏肝止痛。证见肝经郁热、两胁胀痛、心烦急躁、舌红苔黄、脉象弦数等。本方适用于现代医学诊断的急性肝炎和慢性肝炎活动期，或单项转氨酶增高。

[治疗方法] 水煎服，每日1剂。

[心得体会] 胁痛是肝病的主要症状之一，正如《灵枢·五邪篇》所说："邪在肝，则两胁中痛。"临床引起肝之为病的原因很

多，笔者根据《素问》“肝喜条达，又主藏血”及“肝热病者，……胁满痛，手足躁，不得安卧”等论述，并从长期临床实践中体会到，肝病发生的最主要病机是气不调达、血不和畅及肝经郁热。因此治疗当以清热解毒，理气活血为组方原则。草河车汤就是本着这一原则而组成的。草河车汤经临床验证，对改善肝功能，降低转氨酶，控制临床症状均有较好的作用。

方中药物虽简单，但配伍严密，用量讲究。草河车清热解毒，和湿消肿是为主药，用量变重，常用30 g；青皮辛散温通，苦泄下气入肝胆经，可疏肝破气，清泄止痛，又防草河车苦凉太过；苏木入肝经，活血祛瘀，痛经止痛，故方中用6 g为宜。

［方剂来源（宋孝志方）］王品，查波，等. 国家级名老中医验方大全. 乌鲁木齐：新疆人民卫生出版社，2007

19. 疏肝解毒汤

［药物组成］当归12 g，白芍15 g，柴胡15 g，茯苓15 g，板蓝根15 g，败酱草15 g，茵陈30 g，川楝子12 g，金银花15 g，蒲公英15 g，甘草6 g，生姜10 g，大枣5枚。

［随症加减］若两胁胀痛甚者，加青皮、佛手、川朴；若纳差、腹胀者，可加焦三仙、鸡内金；若右胁肋痛甚者，可加玄胡、郁金、丹参；若肝脾肿大者，可加炙鳖甲、三棱、莪术；若转氨酶升高者，可加五味子、黄芩、半枝莲；若体倦乏力者，可加党参、黄芪等。

［功效主治］疏肝健脾，清热解毒。急、慢性乙型肝炎，或右胁肋隐隐疼痛，或两胁胀痛不舒。

［治疗方法］水煎服，每日1剂。

［心得体会］肝为将军之官，主疏泄，性喜条达而恶抑郁，为藏血之脏，体阴而用阳，是人体气机运行畅达的保证，若情志不遂，肝木失于条达，肝体失于柔和以致肝气横逆，胁痛等证随之而起。且肝木为病，易于横晦脾土，脾胃居于中焦，为气机升降之枢纽，若中上受损，人体气机之升降倒乱，诸证蜂起。故本方使用疏肝解郁之品意即顺其条达之性，发其郁结之气，正合《内经》“木郁达之”之旨。

又伍健脾助运之味，实上以衔木侮。且肝气有余，则肝血不足，所以肝郁易致血亏，虚则外邪侵入，恋于肝内，故更为清肝解毒之剂，补肝体而和肝用，以消除外来之邪毒，如是则体用兼顾，肝脾并治，共奏祛邪扶正之效。

方中柴胡疏肝解郁，当归、白芍养血柔肝，茯苓、甘草、生姜、大枣健脾和胃，此乃逍遥散疏肝健脾之意。板蓝根、败酱草清热解毒，抗菌谱较广，又兼有抗病毒作用，尤其对肝炎病毒有较强的杀灭作用，并能促进肝细胞再生，防止肝细胞变性。金银花、蒲公英清热解毒，对多种细菌、病毒有较强的杀灭作用。茵陈、川楝子清热利湿，疏肝利胆，对多种病毒、细菌有较强的抑制作用，为肝胆疾病所常用。诸药合用，即可清热解毒杀灭病毒以祛邪，又可疏肝健脾而调动机体抗病力以扶正。此即寒热并用，攻补兼施，实乃治疗慢性迁延性肝炎的理想方剂。

［方剂来源（赵清理方）］王品，查波，等. 国家级名老中医验方大全. 乌鲁木齐：新疆人民卫生出版社，2007

20. 加味一贯煎

［药物组成］南沙参15 g，麦冬10 g，当归13 g，生地黄20 g，金铃子10 g，夜交藤30 g，丹参30 g，鸡血藤30 g，柴胡10 g，姜黄10 g，郁金10 g，薄荷3 g。

［随症加减］大便干结者，生地黄可加量至30 g，并减少煎药时间，首煎20 min即可；大便偏溏者，生地黄酌减用量，并增加煎药时间，首煎可煎至1 h。肝区疼痛较重者，加延胡索10 g；脾肿明显者，加砂仁6 g，莱菔子15 g。

［功效主治］滋肾养肝疏肝。适用于迁延性肝炎、慢性肝炎、肝硬化、肝癌等病，证见肝区疼痛、口干目涩、大便偏干、脉弦细滑数、舌质红苔薄黄干等，中医辨证属于肝肾阴虚、气滞血瘀者。

［治疗方法］水煎服，每日1剂。饭后2 h服用，每服2剂停药1日，每月共服20剂。服药过程中，停服其他任何中西药。

［心得体会］方中生地黄、南沙参、麦冬滋水涵木，养肝柔肝；

当归、丹参养血和血；柴胡、郁金、薄荷疏肝理气；姜黄、鸡血藤活血化瘀；夜交藤养血安神。诸药合用，共奏滋肾养肝、疏肝和血之功。

［方剂来源（方药中方）］王品，查波，等. 国家级名老中医验方大全. 乌鲁木齐：新疆人民卫生出版社，2007

21. 加味异功散

［药物组成］党参15 g，苍术、白术各10 g，茯苓30 g，甘草6 g，青皮、陈皮各10 g，黄精20 g，当归12 g，焦山楂、焦神曲各10 g，丹参30 g，鸡血藤30 g，柴胡10 g，姜黄10 g，郁金10 g，薄荷3 g。

［随症加减］肝区疼痛剧烈者加金铃子10 g，延胡索10 g。

［功效主治］健脾和胃，养肝疏肝，养血和血。适用于迁延性肝炎、慢性肝炎、肝硬化、肝癌等，证见胸胁满闷、胁下隐痛、纳呆纳少、便溏、舌质淡润、舌苔薄白脉濡细等，中医辨证为脾胃气虚肝乘、气滞血瘀者。

上述肝病患者，随见有阴虚证症，但服养阴剂后胃脘不适，纳差便溏者。

当前随见有阴虚证症，但询问病史素体脾虚者。

阴虚患者服用本方注意中病则止，不宜久服长服，亦可在服用养阴方剂过程中间断服用本方。

［治疗方法］同“加味一贯煎”服法。

［心得体会］方中党参、苍术、白术、茯苓、甘草五君健脾益气，运湿和中；黄精、当归、丹参、鸡血藤养阴补血和血；青皮、陈皮、焦山楂、焦神曲、柴胡、郁金、薄荷、姜黄疏肝理气，活血化瘀。诸药合用，共奏健脾养肝、理气活血之功。

［方剂来源（方药中方）］王品，查波，等. 国家级名老中医验方大全. 乌鲁木齐：新疆人民卫生出版社，2007

22. 疏肝化癥汤

［药物组成］柴胡9 g，茵陈20 g，板蓝根15 g，当归9 g，丹参20 g，莪术9 g，党参9 g，炒白术9 g，黄芪20 g，女贞子20 g，五味子

15 g，茯苓9 g。

[随症加减] 有湿热症候或瘀胆现象的，方中茵陈可重用40～60 g，以利于清利湿热，再加赤芍、栀子，是出于祛瘀利胆的目的。虚羸不足严重的偏于阳虚者酌加淫羊藿、仙茅、肉桂以温补肾阳；偏于阴虚者酌加生地黄、枸杞子等以滋补肾阴。对于肝硬化代偿失调、血脉瘀滞、阳虚不化所出现的腹水，在重用补益脾肾和活血祛瘀之品的基础上，尚需酌加理气利水之品，如大腹皮、茯苓皮、泽泻、白茅根等。如此标本兼治，有利于腹水消除，恢复肝脏代偿功能。

[功效主治] 疏肝解郁，活血化癥，清解祛邪，培补脾肾。各种急慢性病毒性肝炎、早期肝硬化、肝脾肿大、肝功能异常等。

[治疗方法] 水煎服，每日1剂。亦可共研为末，炼蜜为丸，每丸重9 g，每日服3丸。

[心得体会] 湿热夹毒，邪毒留恋，是各种病毒性肝炎致病的主要病因；正气虚损，免疫功能紊乱低下，是发病的重要病机；肝失调达，气滞血瘀，又是本病的基本病理变化。因此，本方组成采取解毒化湿、补虚、祛瘀三法合用的治疗原则，通治各种病毒性肝炎。方中以柴胡调达肝气；茵陈、板蓝根、茯苓等清热利湿，抑制病毒；当归、丹参、莪术等养血调肝，和血祛瘀，以扩张肝脏血管，增强肝内血液循环和增加肝脏血流量，从而起到改善肝脏营养及氧气供应，防止肝脏细胞损害、变性和纤维组织增生，以防肝病的发生发展，并促使肝病恢复；党参、白术、黄芪、女贞子、五味子等为扶正补虚之品，党参、白术、黄芪健脾益气，而有利于血浆蛋白的提高，促进肝功能降酶作用。上药配伍，全面兼顾，起到中药处方综合作用和整体调节作用，这是运用中药治疗病毒性肝炎的一大优势。

[方剂来源（周信有方）] 王品，查波，等. 国家级名老中医验方大全. 乌鲁木齐：新疆人民卫生出版社，2007

23. 二甲调肝汤

[药物组成] 炒穿山甲（代用品）15 g，鳖甲24 g，三七6 g，丹

参15 g，茵陈30 g，田基黄30 g，党参18 g，茯苓18 g，白芍15 g，女贞子15 g，糯米根须24 g。

［随症加减］内热盛、口苦便秘者加虎杖、栀子各12 g；里湿盛、便溏、腹满痛者去女贞子，加苍术9 g，厚朴6 g；胁痛隐隐、痞闷不适者加柴胡12 g，郁金9 g；胁痛阵发如刺者加川楝子、延胡索各9 g；阴分偏虚、口干、舌燥、虚烦、火升者加玉竹24 g，麦冬12 g；有腹水者，茯苓增到30 g，用皮肉各半，加车前子15 g，砂仁6 g，茅根30 g。

［功效主治］消癥、活血、清热、益气、养阴。慢性肝炎、早期肝硬化。

［治疗方法］水煎服，每日1剂。

［心得体会］此方经长期临床实践，多次修订而成，乃"奇之部去则偶之"，所谓复方是也。慢性肝炎、早期肝硬化患者，多是迁延日久，病机错综复杂，既有邪毒深入血络、久郁成症之实证，又兼见肝阴暗耗、脾气受损之虚证，故用药宜各方照顾。且久病虚羸，不耐猛峻之剂，过寒过温，偏攻偏补，皆足至变。本方取炒穿山甲（代用品）、鳖甲，入肝络以缓消其症；三七、丹参活血而不伤正之品，以通其瘀滞；茵陈、田基黄善清肝搜邪，且清而不克，此六者所以治其实也。益脾气选用党参、茯苓；养肝阴选用白芍、女贞子；有用糯米根须既是养脾之品，又得"水土之气最全，能清阴分燔灼之热"者（见于《叶案存真》）参与其间。本方特点是性质平和，利于久服，无不良副作用。以此为基础，随症加减，多年临床证明，颇有实效。

［方剂来源（何炎燊方）］王品，查波，等. 国家级名老中医验方大全. 乌鲁木齐：新疆人民卫生出版社，2007

24. **软肝汤**

［药物组成］生大黄6 ~ 9 g，桃仁9 g，土元3 ~ 9 g，丹参9 g，鳖甲9 g，炮穿山甲（代用品）9 g，黄芪9 ~ 30 g，白术15 ~ 60 g，党参9 ~ 15 g。

［随症加减］湿热内蕴者可选加茵陈、栀子、伏苓、黄柏、龙胆

草、垂盆草、平地木等；脾虚气滞者可选加砂仁、陈皮、枳壳、藿香、苏梗等；肝气郁滞者可选加柴胡、郁金、枳壳、青皮、木香、绿萼梅等；肝络血瘀者可选加乳香、五灵脂、赤芍、红花、九香虫等；肝经郁热者可选加栀子、牡丹皮、连翘、龙胆草等；肝肾阴虚者可选加生地黄、玄参、麦冬、石斛、女贞子、牡丹皮等；阴虚火旺者用上药再加龙胆草、蒺藜、栀子等；脾肾阳虚者可选加附子、桂枝、干姜、益智仁、砂仁等。凡肝病见阳痿者不可壮阳，壮阳则相火动而伤肝阴，病愈重。营热络伤症见鼻出血、齿出血、目赤或皮下出血者，可选加广犀角、生地黄、牡丹皮、连翘、赤芍、玄参、茅根、栀子、蒲黄、羊蹄根、小蓟草，上药对毛细血管扩张、蜘蛛痣、血小板偏低亦有改善作用；周身浮肿有轻度腹胀者，可选加防己、大黄干、冬瓜皮、玉米须、薏苡仁、茯苓、黑大豆、泽泻、猪苓等。出血较多，症状较重，可暂停用活血化瘀法，也可不用止血药，用健脾法加大剂量可止出血；大便次数多而溏薄者，大黄减量或改用制大黄先煎。

［功效主治］活血化瘀，软肝散结，益气健脾。主治癥瘕积聚，胁痛，臌胀（早期肝硬化，轻度腹水）。

［治疗方法］每日1剂，文火水煎，分2次服。

［心得体会］本方乃张仲景《金匮要略》“下瘀血汤”加味而成。原方主治产后腹痛，腹中有干血著脐下，亦主经水不利。方中生大黄荡涤瘀血，桃仁活血化瘀，土元逐瘀破结，三味相合，破血之力颇猛；丹参苦、微寒，入心肝二经血分，有活血祛瘀、凉血消肿之功，现代药理研究证明，可促进肝脏生理机能好转，并能使肝脾肿大者缩小变软；炮穿山甲咸能软坚，性善走窜，鳖甲味咸气寒，入肝脾血分，既以滋阴退热，又可软坚散结，两药均对肝硬化肝脾肿大有较好治疗效果；脾主运化水谷精微为后天之本，佐以黄芪、白术、党参健脾益气之品，符合张仲景“见肝之病，当先实脾”之旨。且根据患者体质虚实调整剂量，此乃扶正祛邪之意。上药共具攻补兼施、活血化瘀、软肝散结之功。

［方剂来源（姜春华方）］王品，查波，等．国家级名老中医验方大全．乌鲁木齐：新疆人民卫生出版社，2007

25．白莲汤

［药物组成］白背叶根45 g，黄花倒水莲30 g，七叶一枝花15 g，白术12 g，山楂20 g，白芍15 g，虎杖20 g，丹参20 g，党参30 g，茯苓20 g，郁金15 g，薏苡仁12 g。

［功效主治］清利湿热，活血化瘀，健脾燥湿。

［治疗方法］水煎服，每日1剂，早晚分服，3个月为1个疗程。

［临床运用］48例患者中，基本治愈36例，好转6例，无效6例。

［心得体会］白背叶根和黄花倒水莲系广东地区常用的中草药，民间用于治疗慢性乙型肝炎已有悠久历史。白背叶根具有清热解毒、活血化瘀之效，对降低转氨酶和缩小肝脾有一定作用；黄花倒水莲具有滋补强壮、补益肝肾作用。两药合用一攻一补、攻补兼施，做到攻而不伤正、补而不留邪。辅以七叶一枝花清热解毒；党参、茯苓、白术、薏苡仁健脾利湿；山楂、郁金、白芍疏肝解郁，养肝柔肝；丹参、虎杖活血化瘀。诸药合用，既能清除慢性乙型肝炎之湿热毒邪，又能疗其血之五热之患，且能健脾燥湿，补后天之本，从而达到清除体内病毒、提高机体免疫功能、恢复肝功能及修复肝损伤。经临床应用疗效较好，是治疗慢性乙型肝炎的有效药物。

［方剂来源］梁金树，沙向阳，王林．白莲汤治疗慢性乙型肝炎48例．中药材，2000，23（8）：511～512

26．保肝散

［药物组成］三七6g，赤芍、丹参、茵陈、板蓝根、垂盆草、黄芪各20g，灵芝30g。

［随症加减］黄疸深者加田基黄、大黄；腹胀明显者加木香、大腹皮；有腹水者加猪苓、茯苓、泽泻、车前子；明显门静脉高压症者加龟板、鳖甲。

［功效主治］清解湿毒，柔肝养肝。

[治疗方法]水煎取汁，每日2次口服，3个月为1个疗程。

[临床运用]54例患者中，显效15例，好转33例，无效6例。

[心得体会]中医学认为，慢性乙型肝炎是湿热疫毒羁留于肝，累及脾肾，损伤气血阴阳、瘀毒结滞壅阻而发病；它的基本病机是瘀毒未清，正气已虚。湿热疫毒是引起本病的根本原因，它贯穿于疾病的始终，它是邪实的一面；肝病及脾、及肾，以致藏精、生髓功能失常及气血亏虚，这是正虚的一面。笔者在临床实践中，本着解毒化瘀、扶正养肝的原则，自拟保肝散，融清肝、柔肝、化瘀、益气、养血、实脾等为一炉。方中茵陈、板蓝根、垂盆草清解湿热疫毒；丹参、赤芍、三七柔肝化瘀；黄芪、灵芝益气补肝。诸药合用共奏清解湿毒、柔肝养肝之功。

[方剂来源]申屠利明．保肝散治疗慢性肝炎及肝纤维化54例临床观察．浙江中西医结合杂志，2001，11（9）：564～565

27．补中益气汤

[药物组成]黄芪、党参、当归、白术各15 g，陈皮、升麻、柴胡、甘草各10 g。

[随症加减]脾虚湿困，舌苔较腻，胸闷，腹胀较著者可加茯苓、苍术、茅根；脾郁气滞，胁痛较著，得暖气则舒者选加香附、木香；舌苔黄腻，口苦，有黄疸，湿热较著者加茵陈、黄芩、金钱草；肝脾肿大显著，有血瘀症状者可加丹参、红花、桃仁；浮肿者加大腹皮、车前子、茅根。

[功效主治]升散解郁，养血和血，运化湿毒。

[治疗方法]水煎服，每日1剂，3个月为1个疗程。

[临床运用]56例患者中，显效15例，好转33例，无效8例。

[心得体会]慢性肝炎虽然在临床上可有若干不同的证型，但恰有一个主要的共同点，就是所有慢性肝炎患者自始至终都有一系列的脾虚症状存在，如四肢乏力、易疲倦、腹胀、面色灰黄、大便不正常等，故慢性肝炎的形成有潜在的脾虚因素存在。一旦受邪之后，由于脾弱而正气不强，抗病力不足，又未给予适当的补脾药物治疗，脾胃

正气愈加不足，病邪久羁，肝脾气血阻滞，而形成慢性肝炎。经临床验证，大部分患者有引起脾胃虚弱的因素存在，所以治疗慢性肝炎以强壮脾胃为主。补脾方剂很多，其中尤以补中益气汤为主。本方出自金代医家李东恒的《脾胃论》，其既着眼于党参、白术、甘草之补脾，以恢复脾胃功能，更寄托于升麻、柴胡之升散解郁，以疏达肝经之邪；肝为血脏，当归为养血和血之妙品，酌情重用当归，以解肝郁血滞。现代药理学研究结果，也认为补中益气汤具有保肝、降酶、提高蛋白质及纠正贫血的作用，是治疗慢性肝炎的良方。

［方剂来源］朱开学，马羽萍，赵晓玲. 补中益气汤治疗慢性肝炎56例. 陕西中医，2002，23（2）：131～132

28. 柴平饮

［药物组成］柴胡10 g，黄芩10 g，姜半夏10 g，党参20 g，苍术10 g，厚朴10 g，陈皮10 g，炙甘草10 g，生姜3片，大枣5枚。

［随症加减］肝气郁结者加香附、郁金、枳壳、砂仁；肝气犯胃者加佛手、香橼、焦三仙、鸡内金；肝郁有热或黄疸者加龙胆草、虎杖、茵陈、栀子、大黄；肝内瘀毒者加桃仁、红花、赤芍、当归；气虚者重用党参加黄芪、人参；早期肝硬化者加三棱、莪术、穿山甲（代用品）、山萸肉、龟板、鳖甲。

［功效主治］除湿运脾，调和脾胃，理气化滞。

［治疗方法］水煎服，每日1剂，分2～3次服，1个月为1个疗程，小儿剂量酌减。

［临床运用］治疗50例病人，显效80%，有效15%，无效5%，总有效率95%。

［心得体会］慢性肝炎相当于中医学胁痛病，病情复杂、难治。其病因有寒、热、瘀三者相兼为患，病机分型，肝气郁结，瘀血停着，肝胆湿热，肝阴不足，又有相互加杂为患，其病为慢性消耗性疾病，肝病日久脾胃虚弱，中阳不振，以致寒湿阻遏中焦。张仲景云："见肝之病，知肝传脾，当先实脾。"实脾必和胃，故方中用平胃散燥湿运脾，行气和胃。方中苍术苦温性燥，最善除湿运脾；厚朴行气

化湿，消胀除满；陈皮理气化滞；姜半夏、炙甘草、大枣调和脾胃。《素问·谬刺论篇》曰："邪客于足少阳之络，令人胁痛不得息。"方中小柴胡汤为和解少阳之主方，柴胡为少阳之专药，轻清升散，疏邪透表，黄芩苦寒，善清少阳相火，两药相和一散一清，共解少阳之邪；姜半夏和胃降逆，散结消痞；党参、炙甘草、生姜、大枣益胃气，生津液，故两方合用以少阳为主，兼和胃气，以祛邪为主，兼顾正气，即扶正以助邪散，又实里而防邪入。根据中医之特点，辨证论治，审证求因，加减应用治疗慢性肝炎，才能取得较好的疗效。

[方剂来源] 李永锋，李景荣. 柴平饮加味治疗慢性肝炎50例. 中华临床医学研究杂志，2003，70：11664～11665

29. 扶正活血汤

[药物组成] 黄芪、丹参各50 g，白术、党参、当归各15 g，白花蛇舌草20 g，牡丹皮、赤芍、枳壳、山豆根、连翘各15 g。

[随症加减] 肝郁脾虚者加柴胡9 g，郁金12 g，茯苓15 g；肝肾阴虚者加北沙参、女贞子各15 g，鳖甲50 g；右胁痛显著者加玄胡、川楝子各9 g；黄疸指数高者加金钱草、茵陈各20 g，虎杖15 g，栀子10 g。

[功效主治] 益气养血，活血解毒。

[治疗方法] 每日1剂，分2次煎服，30日为1个疗程。

[临床运用] 120例患者中，临床治愈84例，其中1～2个疗程治愈21例，3～4个疗程治愈52例，4～6个疗程治愈11例；显效27例，其中2～3个疗程治愈17例，4～6个疗程治愈10例；无效9例。

[心得体会] 慢性肝炎属祖国医学"胁痛、"积聚"范畴，一般病史较长，反复发作，久则难愈。中医学认为"久病多虚多瘀"，慢性肝炎的发病原因主要是病史较长，正气不足，余毒未尽，正不胜邪，以致邪毒长期滞留体内，脉络瘀阻，扶正活血是治疗大法。扶正活血汤方中以黄芪、白术、党参、当归益气补血，其中黄芪能调节机体免疫力，增强抗病毒能力；丹参、牡丹皮、赤芍活血化瘀，其中重用丹参可以减轻肝细胞的坏死，防止脂肪变性，促进细胞再生，

改善肝脾微循环，减轻肝组织瘀血及缺血；枳壳行气消胀；白花蛇舌草、山豆根、连翘清除余毒。诸药合用，祛邪不伤正，扶正以祛邪，共奏益气养血、活血解毒之功，达到治疗慢性肝炎、获取佳效之目的。

[方剂来源] 赵学银．扶正活血汤治疗慢性肝炎120例．江苏中医，1989，391：7～8

30．愈肝汤

[药物组成] 黄芪、丹参、垂盆草、生山楂各30 g，党参、茵陈、虎杖、黄精、白花蛇舌草、板蓝根各15 g，当归、生地黄、郁金各10 g，泽泻、生白术、白芍各12 g，甘草3 g。

[随症加减] 若湿热偏重者去党参、黄精，加白茅根、黄芩、薏苡仁；肝脏质地中等者加穿山甲（代用品）、鳖甲；兼肝郁、肝区胀痛者加陈皮、青皮、延胡索；胃纳不佳者加鸡内金、神曲、谷芽、麦芽；心烦夜卧不宁者加黄连、酸枣仁、夜交藤、合欢皮；腹胀不适者加枳壳、川楝子。

[功效主治] 健脾益气，强肝祛湿解毒。

[治疗方法] 上药加水500 mL，浸泡20 min，煎取200 mL，再加水400 mL，煎取150 mL，混合后分2次温服，每日1剂，28日为1个疗程。

[临床运用] 52例患者中，痊愈12例，好转32例，无效8例。

[心得体会] 慢性肝炎以自觉症状不明显，许多患者如机关干部能照常上班，但肝功能检查长期反复不稳定为特点。中西医均无特效疗法。笔者剖析其病理变化，认为病位在肝，其本在脾，病机与肝、脾、肾关系密切。因湿热瘀毒侵袭是病毒性肝炎的病因，脾为阴土灌四旁，喜燥恶湿，湿热蕴结日久，势必困脾致虚，迁延日久成慢性肝炎。故脾虚湿热留恋是本病的主要病机。因脾虚为本、湿热余毒为标，故本方以党参、生白术、黄芪健脾益气以治本，茵陈、泽泻、虎杖淡渗利湿以治标。慢性肝炎中常见脾虚的同时兼有肝气不舒，甚则肝气郁滞以至血瘀，故以虎杖、丹参、当归、郁金疏肝和血，活血

祛瘀。肝体阴而用阳，肝血的盛衰，决定肝的功能强弱，上述血分药物有利于肝血充盛，其中虎杖，俗名活血龙，味酸性微温，具活血利湿、收敛止血的功效。笔者常在治肝病方中加虎杖15～30 g，收效较佳；生地黄、黄精加白芍柔肝，既可养肝又防病毒由肝深入而伤及肾阴；板蓝根、垂盆草、白花蛇舌草清热解毒，与利湿药相配共奏清解湿热瘀毒之功；山楂味酸性平，消食宜炒用，治肝应生用，并有降血脂作用，可防止肝脂肪性变。诸药合用健脾益气、强肝祛湿解毒，立足于治本，标本兼顾，扶正祛邪，使正气得复肝病得愈。

［方剂来源］陈道生．愈肝汤治疗慢性肝炎疗效观察．河北中医，2001，23（1）：15～16

31．慢肝汤

［药物组成］茵陈、白术、茯苓、猪苓、泽泻、板蓝根、虎杖各15 g，栀子12 g，桃仁10 g，丹参20 g，黄芪30 g，制大黄5 g。

［随症加减］肝脾肿大者加三棱、莪术各10 g；纳差者加鸡内金、砂仁、山药各12 g；胁痛反复发作者加瓜蒌仁、旋覆花各10 g；舌红、失眠者去大黄、猪苓、泽泻，加沙参、枸杞子、白芍各15 g；周身困倦、腰膝酸软者加巴戟、菟丝子各12 g。

［功效主治］清利湿热，活血祛瘀。

［治疗方法］水煎服，每日1剂，儿童用量酌减，3个月为1个疗程。

［临床运用］163例患者中，痊愈（治疗3个月后，症状消失，肝功能、B超正常，HBsAg、HBeAg阴转）33例，显效（治疗3个月后，症状消失，肝功能、B超好转，HBsAg、HBeAg阳性）51例，好转（治疗3个月后，症状改善，肝功能、B超无好转，HBsAg、HBeAg阳性）55例，无效（治疗3个月后，症状无改善，肝功能、B超无好转，HBsAg、HBeAg阳性）24例。

［心得体会］中医虽无慢性肝炎这一病名，但根据临床特点，本病为湿热或疫毒之邪内侵，缠绵气分，致脏腑气机受碍，继则病邪入于血，舍于肝，伤及脾，本于肾，而脾胃肝胆肾受累，病程中其湿

困、热蕴、血瘀、正虚的病理互相交织一炉，尤正虚邪实贯穿病程始终。治宜扶正祛邪。故方中的茵陈配栀子使湿热从小便而去，茵陈配制大黄使瘀热从大便而解，三药合用清利降泄，引湿热疫毒之邪由二便而去；茯苓、猪苓、泽泻甘淡渗湿而利小便；板蓝根、虎杖清热解毒；丹参、桃仁凉营祛瘀。因药证相符，故病得愈。

[方剂来源] 王伟，张平．慢肝汤治疗慢性肝炎163例．中国中医药科技，2004，11（2）：120

32．茵柴栀术丸

[药物组成] 茵陈150 g，柴胡150 g，栀子120 g，莪术80 g，大黄120 g，枳实250 g，生山楂180 g，生白扁豆120 g，木瓜120 g，丹参200 g，当归120 g，党参120 g，黄芪90 g，姜黄90 g，白芍150 g，鸡内金90 g，地鳖虫60 g，熟地黄200 g，五味子180 g，炙甘草180 g。

[功效主治] 清热化湿，疏肝健脾，行气活血，滋补肝肾。

[治疗方法] 上药共研细末，白蜜为丸，每丸重9 g，早晚空腹各1次，每次3丸，温开水送下，1个月为1个疗程。

[临床运用] 68例患者中，治愈56例，有效8例，无效4例，总有效率为94.2%。

[心得体会] 慢性肝炎是一种严重影响人类健康的疾病，治疗上较困难，又可向脂肪肝、肝硬化转化，自拟方茵柴栀术丸由茵陈、柴胡、栀子、大黄、莪术、丹参、当归、熟地黄、五味子等20味中药组成，方中茵陈清热祛湿退黄，《神农本草经》记载其“主风湿寒热邪气，热结黄疸”；栀子清热降火，通利三焦，引湿热下行从小便而出；大黄苦寒，泄热破瘀，导瘀热从大便而去，以上三药取自东汉末年著名医家张仲景治疗湿热黄疸之第一要方茵陈蒿汤一方；中医学认为“久病必瘀”，慢性肝炎的转化正说明中医“久病必瘀”理论的正确，而枳实、莪术、柴胡、生山楂、当归、丹参、地鳖虫能行气血破瘀滞，且当归、丹参不仅能活血化瘀，而且具有保护肝细胞的作用；肝病传脾，方中用山楂、党参、鸡内金、木瓜、生白扁豆健脾消食；慢性肝炎终损肝肾之精气，方中黄芪、党参、白芍、熟地黄、五味子

补气滋阴，且五味子又具降酶作用。总之，此方融清热化湿、疏肝健脾、行气活血、滋补肝肾于一炉，在慢性肝炎治疗上疗效显著。

［方剂来源］马蒲梅. 茵柴栀术丸治疗慢性肝炎68例. 光明中医，2009，24（7）：1274

33. 加减甘露消毒丹合二陈汤

［药物组成］茵陈30 g，黄芩12 g，滑石（包煎）30 g，射干10 g，藿香10 g，陈皮10 g，石菖蒲10 g，薄荷（后下）8 g，白豆蔻10 g，川贝母10 g，木通10 g，半夏10 g，柴胡10 g，丹参15 g，赤芍30 g，茯苓10 g，甘草3 g。

［功效主治］清利湿热，解毒退黄。

［治疗方法］每日1剂，水煎服，60日为1个疗程。

［临床运用］39例患者中，显效12例，有效23例，无效4例，总有效率89.74%。

［心得体会］慢性乙型肝炎，中医学认为湿热蕴结而成，故有湿热成疸之说。《内经》曰："湿热相交，民当病瘅"（《素问·玉机真藏论》），《金匮要略》曰："然黄家所得，从湿得之，热在里，当下之"，《丹溪心法》更为突出地强调"疸不用分其五，同是湿热"。历代诸家沿用至今，基本成定论，且为当今引申以治疗肝炎的理论依据。可见湿热蕴结是慢性乙型肝炎的始动病理因素，且贯穿本病的全过程，涉及各种类型及多种证候，不仅是黄疸性，无黄疸性亦莫能外。即使阴黄寒湿证，亦是湿热过程。湿热所在部位，首犯中焦，湿盛困脾，热重犯胃，故尤在泾说："胃热与脾湿，乃黄病之源也。"湿热交蒸，由脾胃而熏蒸肝胆，肝胆疏泄失司，胆液不循常道，则外溢肌肤而发黄。由于本病以纳差、乏力、黄疸为突出的主症，而临床表现症状不一，其病机关键是湿，湿从热化为湿热，湿从寒化为寒湿，内蕴中焦，由脾胃熏蒸肝胆，疫毒炽盛，可迅即深入营血，内陷心肝，充斥三焦，多脏受累，变证丛生。在中医疗法中，辨证论治仍占主导地位，多以湿、热、火、毒等基本病理为依据指导立方用药；故治疗选用甘露消毒丹为基本方，重用滑石、茵陈、黄芩三

药，其中滑石清热利湿而解暑，茵陈清热利湿而退黄，黄芩清热解毒；射干、川贝母降肺气，利咽喉，宣化上焦；石菖蒲、白豆蔻、藿香、薄荷芳香化浊，行气悦脾，扶助中焦；木通助茵陈清热利湿以利下焦；慢性乙型肝炎疫毒炽盛，迅即深入营血，故加用赤芍、丹参以凉血活血，以助退黄。

［方剂来源］夏红梅，尹卫华，李茂文．加减甘露消毒丹合二陈汤治疗慢性乙型肝炎临床研究．实用中西医结合临床，2007，7（2）：18～19

34．培土抑木方

［药物组成］黄芪30 g，党参、白术、茵陈、丹参各20 g，山药、茯苓、当归、赤芍、焦山楂各15 g，生地黄、鸡内金各10 g，甘草6 g。

［功效主治］疏肝健脾。

［治疗方法］每日1剂，水煎服，早晚分服。

［临床运用］56例患者中，痊愈6例，有效49例，无效1例。

［心得体会］本方重用黄芪、党参，可明显增强免疫能力，抑制变态反应，稳定细胞膜，减轻肝毒性物质引起的病变，增强肝脏解毒能力，并能诱生干扰素。黄芪、当归、党参、茯苓诸药还可抗纤维化。本方以四君子汤为基础，而四君子汤可促进肝细胞恢复，使肝细胞能量代谢趋于正常，增强机体免疫能力。通过培补虚弱脾土，增强免疫能力而使患者痊愈。

［方剂来源］李全．培土抑木方治疗乙型肝炎56例．河南中医学院学报，2005，20（117）：54～55

35．护肝抗纤汤

［药物组成］黄芪30 g，白术15 g，茯苓15 g，鳖甲20 g，丹参20 g，白芍15 g，赤芍20 g，当归12 g，重楼15 g，柴胡10 g。

［随症加减］气滞血瘀者加桃仁、枳壳、香附；热郁血瘀者加黄连、水牛角、焦栀子；纳差者加谷芽、麦芽、鸡内金；胁痛者加延胡索、金铃子、广郁金；黄疸者加茵陈、黄芩、薏苡仁。

［功效主治］健脾疏肝，活血散结。

［治疗方法］每日1剂，水煎服，早晚2次分服，2个月为1个疗程。

［临床运用］30例患者，其中显效14例，有效11例，无效5例，总有效率83.3%。

［心得体会］中医认为该病属“胁痛”、“黄疸”、“湿阻”病证范畴。治疗多以活血化瘀为主，兼以行气保肝，辨证加减，对症治疗。笔者采用丹参、当归、赤芍活血化瘀，使瘀血去，新血生，促进肝功能恢复；黄芪、白术、茯苓健脾益气；柴胡、白芍疏肝柔肝；茵陈、薏苡仁利湿退黄；重楼清热解毒，且能防止癌变；鳖甲软坚散结，抑制肝纤维组织增生。全方共奏健脾疏肝、活血散结之功，临床共治30例，总有效率达83.3%，表明采用中医辨证和中药活血化瘀、行气护肝的基本方法是治疗肝炎肝纤维化的有效手段。其治疗机制有两方面：一是调节了机体的免疫功能，增强了抗肝纤维化的能力；二是通过活血化瘀，行气护肝，改善了肝脏微循环，促使肝脏纤维组织软化。

［方剂来源］赖平芳. 护肝抗纤汤治疗慢性肝炎肝纤维化30例. 陕西中医学院学报，2004，27（2）：23～24

36. 祛瘀利湿助阳汤

［药物组成］生大黄30～60 g，淡附子6～12 g，赤芍30 g，丹参30 g，炒栀子10 g，虎杖30 g，炒枳壳10 g，厚朴10 g。

［随症加减］纳差者加生山楂20 g，炒鸡内金10 g；恶心者加姜半夏10 g，姜竹茹10 g；皮肤瘙痒者加地肤子10 g，白鲜皮10 g；失眠者加酸枣仁10 g，合欢皮10 g。

［功效主治］清热利湿。

［治疗方法］每日1剂，水煎服，早晚分服。

［临床运用］34例患者经治疗后，痊愈15例，有效17例，无效2例。

［心得体会］中医学将黄疸分为“阳黄”和“阴黄”两类，前者

宜清热利湿，后者宜温化寒湿，故湿邪为患者黄疸的主要病机，其与热结则为湿热，与寒结则为寒湿，均阻竭气机，影响肝胆疏泻，导致胆汁外溢而发黄。重症瘀胆型肝炎临床上难以区分阳黄或阴黄，医者多认为是瘀血发黄，而形成瘀阻的根本原因亦为湿邪。根据本病湿瘀互阻，湿胜阳微的特点，以利湿活血为主，依据湿得热则化、血得热则行、气行则血行、气行则湿化之原则，佐以振奋阳气。

临床实践中发现，单以活血化瘀法对一般的瘀胆型肝炎效果良好，但对与胆红素>171 μmol/L的重症瘀胆型肝炎患者疗效不够满意，特别是退黄速度较慢，而加用利湿解毒、振奋阳气等法后明显提高疗效。

［方剂来源］张伟成．祛瘀利湿助阳汤治疗重症瘀胆型肝炎34例．中国中医急症，2005，24（3）：244

第三节　脂肪肝优选方

1．沈氏疏肝降脂汤

［药物组成］柴胡、姜半夏各10 g，片姜黄、丹参、决明子、生山楂、绞股蓝各30 g，木香、厚朴、虎杖各15 g，大黄6 g。

［随症加减］肝功能异常者加垂盆草30 g，平地木15 g。

［功效主治］疏肝利胆，活血化痰。

［治疗方法］每日1剂水煎服，每次150 mL左右，每日2次。治疗期间停服其他降脂及对肝脏有影响的药物。治疗6周为1个疗程。

［临床运用］治疗45例患者中，治愈16例，好转22例，无效7例，总有效率56.7%。

［心得体会］脂肪肝多属郁、痰、湿、瘀夹杂为病，主要因为肝郁胆滞、脾失健运、聚湿生痰、痰瘀互结而致。故在治疗上强调疏肝利胆、健脾、活血化痰。“疏肝降脂汤”为沈有庸主任医师的经验方，方中以柴胡、木香疏肝理气，且柴胡尚有较好降血清甘油三酯作

用；片姜黄、丹参活血行气；厚朴、姜半夏健脾化痰；虎杖、大黄清热化湿，利胆通腑；生山楂、决明子、绞股蓝有降血脂作用。上述诸药协同作用，共同达到治疗目的。

［方剂来源］戎平安．疏肝降脂汤治疗脂肪肝临床观察．湖北中医杂志，2001，17（2）：13

2．祛脂方

［药物组成］虎杖20 g，丹参15 g，川芎10 g，山楂20 g，柴胡15 g，白术15 g，泽泻10 g，灵芝15 g，女贞子20 g，昆布15 g，桑寄生15 g，甘草5 g。

［功效主治］疏肝健脾，祛瘀，降脂，补肾。

［治疗方法］每日1剂，水煎分2次服，1个月为1个疗程，治疗1个疗程后评定疗效。

［临床运用］治疗164例患者中，基本痊愈49例，显效80例，有效26例，无效9例，总有效率94.5%。

［心得体会］肝主疏泄，性喜条达。肝疏泄不及，肝郁气滞，脾土壅滞，湿自内生；或气郁日久，气滞及血，瘀血停积；或肝肾亏损，血不荣络。根据以上病机，用柴胡、白术疏肝健脾；川芎、丹参、虎杖活血行气祛瘀；辅以灵芝、女贞子、桑寄生养血补肾以扶正气；山楂、昆布消食降脂。诸药合用，共奏疏肝健脾、活血祛瘀、养血补肾之功。

［方剂来源］冯会明，邹春英．祛脂方治疗脂肪肝164例临床观察．湖南中医杂志，2001，17（2）：13

3．化痰理肝方

［药物组成］生山楂、丹参各20 g，党参、黄芪、茯苓、青皮、陈皮、当归、半夏、草决明各15 g，白术、柴胡、赤芍、白芍、香附各12 g，竹茹、砂仁各10 g。

［功效主治］健脾化痰，疏肝理气活血。

［治疗方法］每日1剂，加水煎300 mL分2次温服，1个月为1个疗程，共治疗3个疗程。服药期间停服其他中西药物。

［临床运用］治疗后血脂、肝功能、B超结果及主要症状明显改善。

［心得体会］《内经》谓“壮者气行而已，怯者着而成病”，概括了脂肪肝的发生机制。本病的形成多因进食肥甘厚味或嗜酒过度，损伤肝脾，致脾胃运化失职，肝胆疏泄失常所致。肥醇膏脂不能化生营养而成为痰浊，留而成瘀，形成痰瘀互结之状。因此，健脾化痰为治疗脂肪肝的关键。化痰理肝方本着健脾益气、化痰疏肝活血的原则，由四君子汤、二陈汤、逍遥散三方化裁，加部分活血、降脂药组成，使脂肪肝患者较快得以恢复。

［方剂来源］冯里．化痰理肝方治疗脂肪肝60例．中西医结合肝病杂志，2001，11（5）：304

4．欣肝饮

［药物组成］柴胡、党参、焦白术、黄连、茯苓、生薏苡仁各10 g，丹参15 g，泽泻、决明子、白及各30 g。

［功效主治］清肝利胆，健脾化浊。

［治疗方法］每日1剂，分早晚2次服，30日为1个疗程，连续治疗3个疗程。

［临床运用］治疗30例患者中，临床治愈12例，显效16例，有效2例，总有效率100%。

［心得体会］长期进食膏粱厚味，损伤肝脾，肝胆疏泄失常，脾运失职，痰浊内生，血瘀阻滞是本病的主要原因。欣肝饮由周文卫医生供方，经多年临床应用收效甚佳。方中党参、焦白术甘温健脾；柴胡、黄连、决明子清热疏肝；丹参、白及活血生新；茯苓、泽泻、生薏苡仁渗湿化浊。诸药合用，共奏清肝利胆、醒脾化浊、行滞通脉之功。

［方剂来源］裴道灵．欣肝饮治疗脂肪肝30例．黑龙江中医药，1999，（3）：32

5．疏肝活血降脂汤

［药物组成］柴胡9 g，赤芍12 g，川芎9 g，陈皮9 g，郁金9 g，

半夏9 g，泽泻15 g，山楂20 g，草决明12 g，何首乌15 g。

[随症加减] 热象明显者加茵陈15 g；肝质地较实伴脾肿大者加牡蛎20 g，丹参15 g。

[功效主治] 疏肝活血降脂。

[治疗方法] 每日1剂，分早晚2次煎服，疗程为2个月。

[临床运用] 52例患者中，临床治愈30例，好转16例，无效6例，总有效率88.5%。

[心得体会] 本病病机多因饮食失节，气滞血瘀，痰瘀互结，故以柴胡、陈皮理气；赤芍、川芎、郁金、山楂活血化瘀；草决明、何首乌、茵陈降血脂；半夏祛痰。此方能促进脂肪代谢，对改善肝脏微循环有较好作用。

[方剂来源] 刘如瀚. 疏肝活血降脂汤治疗肝炎后脂肪肝52例. 实用中医药杂志，1995，（2）：28

6. 调脂化瘀汤

[药物组成] 柴胡、白芍、橘红、枳实、炙甘草、陈皮、半夏、姜黄各10 g，山楂、草决明各30 g，泽泻15 g，荷叶、白术各20 g，茯苓12 g。

[随症加减] 肝肿大者加穿山甲（代用品）、桃仁；胁痛明显者加延胡索、川楝子、三七粉；便秘者加生大黄；脾虚便溏者去草决明，加山药、薏苡仁；肝肾不足，头晕耳鸣腰酸者加菊花、何首乌、桑寄生；谷丙转氨酶升高者加茵陈、五味子、垂盆草。

[功效主治] 疏肝健脾，祛痰化瘀。

[治疗方法] 每日1剂，水煎服，每次200 mL，每日2次，2个月为1个疗程。

[临床运用] 治疗48例患者中，显效33例，有效12例，无效3例，总有效率93.8%。

[心得体会] 脂肪肝归属中医胁痛、积聚、痞满等范畴，多因长期过食肥甘厚味，嗜酒过度，好逸恶劳，体丰痰盈，或七情内伤，调摄失宜，或感受湿热之邪等致肝失疏泄，脾失运化，水谷不能化为精

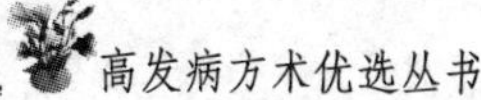

微，聚湿成痰，痰阻气机，致痰瘀互结，滞于肝脏而成本病。调脂化瘀汤中四逆散疏肝理气，宣畅气机；橘半枳术丸、二陈汤燥湿化痰，理脾助运；山楂、草决明、荷叶、泽泻化瘀化浊。诸药合用，使肝气疏泄，脾运得健，湿痰瘀血渐除，药中病机，收效甚佳。

[方剂来源] 陈金红. 调脂化瘀汤治疗脂肪肝48例. 浙江中医杂志，2003，（2）：56

7. 扶正祛脂方

[药物组成] 生黄芪、丹参、生薏苡仁、决明子各20 g，当归、延胡索各12 g，柴胡6 g，广郁金10 g，虎杖、泽泻、生山楂各15 g，白花蛇舌草30 g。

[功效主治] 扶正消脂。

[治疗方法] 每日1剂，水煎服，2个月为1个疗程。

[临床运用] 治疗30例患者中，临床治愈10例，好转16例，无效4例，总有效率为86.7%。

[心得体会] 对于脂肪肝病机，有许多学者认为是肝郁脾虚、痰湿瘀阻、瘀血内结所致。黄远媛医师在治疗中发现一个现象，脂肪肝患者年龄多为中青年，追述其幼年生活水平较差，而现在生活条件好转后发病。故其病机应为素体脾气虚弱，运化失健，致肝气失于条达，疏泄无力，脂浊在肝内堆积而成，遂以健脾疏肝消脂为治疗大法。方中生黄芪益气健脾以运中气，丹参、当归、延胡索、广郁金、虎杖、决明子、生山楂等活血消脂，诸药配伍，共奏扶正消脂之功。

[方剂来源] 黄远媛. 扶正祛脂方治疗脂肪肝30例. 浙江中医杂志，2001，（11）：468

8. 祛癖汤

[药物组成] 柴胡、枳壳、佛手各10 g， 白芍、决明子、绞股蓝、茯苓、泽泻各15 g，黄芪、海浮石、海藻、丹参、山楂、薏苡仁各30 g。

[功效主治] 疏肝活血，健脾化痰。

［治疗方法］每日1剂，水煎分2次服，疗程为3个月。

［临床运用］治疗30例患者中，治愈17例，有效11例，无效2例，治愈率56.7%，总有效率93.3%。

［心得体会］中医把脂肪肝定名为“肝癖”，其病机为肝失疏泄，肝血瘀滞，脾失健运，痰湿内生，故治疗以疏肝活血、健脾化痰利湿为法则。祛癖汤中柴胡、枳壳、白芍、佛手疏肝理气；黄芪、茯苓、薏苡仁、泽泻益气健脾利湿；海浮石、海藻散结化痰；绞股蓝、决明子清肝经之热；丹参、山楂活血消积。诸药合用，共奏疏肝活血、健脾化痰之功。

［方剂来源］李旭明．祛癖汤治疗脂肪肝30例．浙江中医杂志，2000，（4）：146

9. 疏肝祛脂方

［药物组成］柴胡、枳壳、桃仁、红花、郁金各10 g，赤芍、白芍、牡丹皮各12 g，香附6 g，白矾2 g，草决明15 g，丹参、苦丁茶各20 g。

［功效主治］疏肝理气，活血化痰。

［治疗方法］每3日服2剂，每日服2次，每次服150 mL，连服6~9周。

［临床运用］连服9周后，治疗组临床总有效率为83.3%。

［心得体会］脂肪肝系湿浊内生，肝失疏泄，脾失健运，导致水谷精微不能正常输布，湿聚为痰，阻滞经脉，气血运行受阻，气滞血瘀。疏肝理气、活血化瘀为本病的治疗大法，在此大法的指导下，结合病证进行变通。本方取四逆散之疏肝理气，取膈下逐瘀汤之活血化瘀，取白金丸之化痰通络。方中柴胡、枳壳、赤芍、白芍、香附疏肝理气，柔肝缓解；桃仁、红花、丹参、牡丹皮凉血活血；郁金、白矾化顽痰除湿；苦丁茶、草决明清泄肝热。经临床应用证实，疏肝祛脂方疗效显著。

［方剂来源］车念聪．疏肝祛脂方治疗脂肪肝30例临床观察．中医杂志，2001，42（4）：228

10. **平肝脂汤**

[药物组成] 柴胡、半夏、郁金、泽泻、丹参、香附、决明子各15 g，黄精、陈皮、何首乌、薄荷各9 g。

[随症加减] 食滞者加焦山楂；脾虚明显者加炒白术；夹湿热者加栀子；ALT显著升高者加五味子。

[功效主治] 疏肝理气，健脾消食，通瘀祛脂。

[治疗方法] 水煎服，每日1剂，30日为1个疗程，共治疗3个疗程。

[临床运用] 35例患者中，显效20例，有效11例，无效4例，总有效率88.5%。

[心得体会] 脂肪肝大多因肝脾失调，气血失畅，痰湿交结痰阻血络，或嗜食肥甘厚腻之品，或长期嗜饮，以酒为浆，致酿湿生痰、肝郁血瘀所患。平肝脂汤具有疏肝理气、健脾消食、降酶祛脂的作用。方中柴胡疏肝；香附疏肝理气解郁；五味子酸温敛肝；半夏性温，治脾湿不化、聚而生痰者最为合拍；泽泻渗泄水湿；焦山楂能化脂磨积；郁金活血行气解郁并能利胆，有助于脂质类物质的代谢；何首乌调肝补肾，能阻止胆固醇在肝内沉积；黄精补阴填精，对防止肝脂肪浸润有一定作用；丹参活血化瘀通络，又和血降脂；决明子能清肝脂质。

[方剂来源] 吴宽裕．平肝脂汤治疗脂肪肝35例．福建中医药，2001，32（6）：23

11. **疏肝降脂汤**

[药物组成] 柴胡12 g，枳壳12 g，白术15 g，陈皮12 g，苍术12 g，泽泻15 g，全瓜蒌20 g，丹参15 g，郁金15 g，山楂30 g，何首乌15 g，草决明30 g，甘草10 g。

[功效主治] 疏肝理气，健脾活血，降脂。

[治疗方法] 水煎服，每日1剂，分2次服，2个月为1个疗程。

[临床运用] 68例患者中，治愈38例，好转25例，无效5例，总有效率92.6%。

[心得体会] 本病病因是长期嗜食肥甘厚味，恣意饮酒，或久卧久坐，体丰痰盈等，属本虚标实之证。病位主要在肝脾两脏，具体为肝失疏泄，肝血瘀滞，脾失健运，湿邪不化，痰湿内生。故治当疏肝理气，活血化痰，健脾化湿祛痰。舒肝降脂汤中柴胡、枳壳、郁金疏肝解郁；白术、陈皮健脾益气祛湿；苍术、泽泻、全瓜蒌淡渗利湿，祛浊化痰；丹参、山楂、何首乌、草决明活血化瘀，养肝降脂；甘草调和诸药。诸药合用，可使肝得疏泄，肝络无瘀阻之患；脾得健运，痰湿无源滋生；肝疏脾健，肝脂无从蓄积。

[方剂来源] 李春颖，李素娟. 舒肝降脂汤治疗脂肪肝68例临床观察. 中国基层医药，2003，10（5）：450

12. 越鞠丸为主化裁

[药物组成] 苍术15 g，神曲20 g，栀子10 g，川芎20 g，香附10 g。

[随症加减] 腹胀者加炒莱菔子20 g；肝肿大者加延胡索10 g，丹参30 g；舌苔黄厚腻者加茵陈30 g。

[功效主治] 柔肝理气，健脾消积。

[治疗方法] 每日1剂，浓煎2次，浓缩合并为500 mL，分早晚2次服，2个月为1个疗程。

[临床运用] 治疗59例患者中，显效35例，有效15例，无效9例，总有效率84.7%。

[心得体会] 中医学认为，脂肪肝病理基础与痰、湿、瘀、积有关，常因痰湿碍脾，能食而不化，形成食积，且郁滞化热；瘀、积影响气血循行，导致气郁、血瘀，相因成病，胶结难解，形成痰、湿、热、气、血、食六郁之证。方中苍术燥湿运脾，善消痰、湿、食积，又具行气作用；神曲能消食祛浊，降脂；川芎行气活血祛瘀；香附柔肝行气；栀子清热利湿，凉血解毒。诸药合用，使肝气得舒，脾运痰化，气行瘀散，热清浊祛，既能缓解腹胀、乏力、肝区不适症状，减轻肝脏脂肪沉积，同时又可改善肝功能，疗效确切。

[方剂来源] 雷其山. 越鞠丸为主治疗脂肪肝59例. 河南中医，

2003，23（3）：55

13. 疏肝祛脂汤

［药物组成］赤芍、枳壳、山楂、郁金、丹参、茯苓、何首乌、决明子、枸杞子、黄精、苍术、陈皮、莪术各20 g，月季花、柴胡各10 g。

［随症加减］肝区闷痛者加延胡索、姜黄各10 g；食欲不振者加神曲、麦芽各10 g；ALT升高者酌选田基黄、龙胆草、垂盆草、五味子之中2味各10 g；倦怠乏力者酌选党参、黄芪各30 g。

［功效主治］疏肝健脾，祛脂化瘀。

［治疗方法］每日1剂，水煎服。30日为1个疗程，一般连用3个疗程，最长者为6个疗程。

［临床运用］治疗60例患者中，临床治愈21例，显效25例，有效14例，总有效率100%。

［心得体会］脂肪肝是由于起居无常，饮食不节而导致。嗜醇酒厚味，日久必伤肝脾，肝主疏泄，脾主运化，肝损则失其疏泄之功，出现气滞血瘀诸症；脾伤则失其运化之力，出现水湿留聚、痰浊壅滞之症。脂肪肝患者所出现的胁腹闷胀、食欲不振、嗳气、恶心欲呕、倦怠乏力、舌胖大或紫暗等，正是一派肝郁脾虚痰浊留聚的征象，故立疏肝活血、健脾除湿之法，方用疏肝祛脂汤。其中柴胡、枳壳疏肝理气；赤芍、丹参、郁金、莪术、月季花入肝经活血祛瘀；苍术、陈皮、茯苓、山楂健脾消食除湿浊；枸杞子、黄精、何首乌、决明子清肝滋肝，与上药配合，共奏疏肝祛脂、健脾理血之功。

［方剂来源］薄利民．疏肝祛脂汤治疗脂肪肝60例．中西医结合肝病杂志，1999，9（5）：54

14. 酒肝康汤

［药物组成］葛根30 g，柴胡15 g，丹参30 g，山楂30 g，泽泻30 g，草决明30 g，白芥子15 g。

［随症加减］胁痛明显者加郁金10 g；腹胀者加川朴10 g；纳差者加鸡内金15 g，生麦芽15 g；恶心者加姜半夏10 g；休虚明显者加黄

芪15 g。

［功效主治］疏肝活血，化痰降脂。

［治疗方法］每日1剂，水煎服。

［临床运用］治疗32例患者中，痊愈20例，显效6例，有效4例，无效2例，总有效率93.75%。

［心得体会］酒为一种特殊的湿热毒邪，可直伤肝脏，其病机为酒毒伤肝，肝郁气滞，日久血瘀痰凝。酒肝康汤首先针对酒毒，运用化解酒毒之药葛根。其次，依病机标本兼治，用柴胡疏肝理气；丹参、山楂活血化瘀；泽泻、白芥子等淡渗化痰。药理学研究证实，葛根能促进乙醇在肝细胞内的代谢，减少肝细胞损伤；柴胡、山楂、泽泻、草决明具有降血脂、抗脂肪肝作用；丹参能改善肝脏血液灌注，抗肝纤维化。临床观察表明，本方治疗酒精性脂肪肝疗效显著。

［方剂来源］侯留法，杜建军，孙玉信．酒肝康汤治疗酒精性脂肪肝32例．河南中医，1997，19（4）：225

15．疏肝活血化痰汤

［药物组成］醋炒柴胡6～10 g，郁金10 g，赤芍10 g，桃仁10 g，丹参15 g，制半夏10 g，泽泻10～15 g，草决明15 g，大黄10 g，山楂15 g，茯苓10 g，白术10 g，陈皮8 g。

［随症加减］肝区疼痛者加延胡索、川楝子；气虚者去大黄，加生黄芪、党参；血虚者加当归、何首乌；阴亏者加生地黄、熟地黄、龟板；腹胀者加大腹皮、枳壳；大便稀溏者去桃仁、大黄，加炒薏苡仁。

［功效主治］疏肝活血，化痰降脂。

［治疗方法］每日1剂，水煎分2次服，3个月为1个疗程。

［临床运用］治疗42例患者中，治愈14例，显效19例，有效6例，无效3例，总有效率92.9%。

［心得体会］脂肪肝多由过食肥甘厚腻，嗜酒无度，湿毒稽留，酿湿生热，阻遏气机而致肝失疏泄，脾失健运，饮食水谷无以化生气血精微，反聚为痰浊，留而成痰，痰瘀互结所致。疏肝活血化痰汤用

醋炒柴胡、郁金疏肝行气；赤芍、桃仁、丹参活血化痰通络；泽泻、草决明、茯苓、白术、山楂、陈皮清热利湿，化痰降脂；大黄通腑润肠，导滞降脂。诸药合用，共奏疏肝行气、活血化瘀、化痰清源、利湿降脂之功。

［方剂来源］翟长云．疏肝活血化痰汤治疗脂肪肝42例．江苏中医，1999，20（10）：20

16．通瘀煎加味

［药物组成］生山楂20 g，当归10 g，制香附10 g，乌药10 g，青皮10 g，木香10 g，泽泻15 g，莪术15 g，姜半夏9 g。

［随症加减］痰瘀交阻型加王不留行12 g，厚朴9 g，泽兰10 g；痰湿偏重型加苍术9 g，佩兰9 g；瘀血偏重型去姜半夏，加三棱10 g，桃仁10 g。

［功效主治］祛瘀散结，化痰理气。

［治疗方法］每日1剂，水煎分2次服，2个月为1个疗程。

［临床运用］治疗48例患者中，治愈25例，有效22例，无效1例，总有效率97.9%。

［心得体会］中医认为，脂肪肝属于积聚、癥瘕、胁痛范畴。饮酒过度，或嗜食肥甘厚味，酒食内伤，滋生痰浊；或情志失和，肝气犯脾，湿浊内停，痰浊阻滞，使气机郁滞，血脉瘀阻，致气、血、痰浊相互搏结为积。肝络郁阻不通，则右胁疼痛；痰浊内蕴，阻滞中焦，则脘腹胀满；胃气上逆则恶心呕吐。脂肪肝病机以痰、瘀、滞为关键，故治宜化痰理气。方取当归行血祛瘀，生山楂消积化瘀，制香附、青皮、乌药、木香行气疏郁，泽泻利水渗湿，加入姜半夏、莪术加强化痰、活血散积之力。全方共奏行滞化痰、祛瘀散结之功。

［方剂来源］卢建明．通瘀煎加味治疗脂肪肝48例．河北中医，2000，22（3）：198

17．消脂方

［药物组成］炒莱菔子、王不留行、厚朴、炒枳壳各12 g，莪术、山楂、麦芽各15 g，虎杖、决明子、泽泻、丹参各30 g，生姜、

法半夏各9 g。

[随症加减] 辨证加减使用。

[功效主治] 理气化痰，化积消脂。

[治疗方法] 每日1剂，水煎分2次服。

[临床运用] 治疗57例患者中，治愈24例，好转27例，未愈6例，总有效率89.5%。

[心得体会] 脂肪肝一般属于积证的范畴，病理特点以湿、热、滞、瘀为纲，纵观治疗全程，实多虚少，积滞之实贯穿病机始终。本方以炒莱菔子、厚朴、炒枳壳、法半夏、麦芽理气宽中，消食健脾，绝痰湿化生之源；王不留行、莪术、虎杖、丹参活血化瘀，消积通络，行滞散瘀。结合临床辨证加减，共奏消脂化积之效。

[方剂来源] 陈庭明. 自拟消脂方治疗脂肪肝57例浅析. 青海医药杂志， 2000，30（10）：63

18. 消脂疏肝汤

[药物组成] 柴胡15 g，白芍12 g，陈皮10 g，枳壳10 g，川芎12 g，香附12 g，山楂30 g，半夏9 g，制胆南星9 g，制何首乌12 g，熟大黄6 g，郁金12 g，炙甘草6 g。

[功效主治] 疏肝理气，化痰降脂。

[治疗方法] 每日1剂，水煎分2次于早晚饭后温服，15日为1个疗程，用4~6个疗程。穴位注射配合中药消脂疏肝汤内服。用复方丹参注射液注射穴位：内关、三阴交、太冲。

[临床运用] 治疗50例患者中，痊愈25例，显效15例，好转7例，无效3例。

[心得体会] 血脂由水谷化生并随津液敷布流行，且以气为动力，若气机不畅，则津液难以流行敷布，痰浊内生，气血失调，血脂亦即不为人体所用，易于蓄积而为病。而肝者为气机之枢纽，故脂肪肝之病机主要是由于肝失疏泄，气机不畅，因此治以疏肝理气为原则。用复方丹参注射液局部穴位注射可疏肝理气、活血化瘀通络、健脾和胃。配用四逆散为基本方加减而成的消脂疏肝汤。方中柴胡、陈

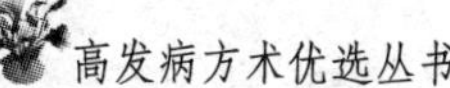

皮、枳壳、香附、郁金等可疏肝理气，使气机和畅；白芍可敛阴柔肝；半夏、制胆南星可燥湿祛痰；山楂、熟大黄取其降血脂之功；炙甘草可调和诸药。针药结合使肝疏泄条达、脏腑功能正常、气血调和。

［方剂来源］杨光升，司桂芬．穴位注射配自拟中药治疗脂肪肝50例．黑龙江中医药，1998，（3）：39

19．柴胡疏肝散加味

［药物组成］柴胡10 g，白芍12 g，枳壳10 g，川芎12 g，香附10 g，山楂20 g，泽泻20 g，郁金15 g。

［随症加减］痰湿困阻型加二陈汤；瘀血阻滞型加血府逐瘀汤。

［功效主治］疏肝理气，活血降脂。

［治疗方法］每日1剂，水煎服，2个月为1个疗程。

［临床运用］治疗68例患者中，治愈31例，显效17例，有效19例，无效1例，总有效率98.5%。

［心得体会］脂肪肝系因过食肥甘厚味，伤及脾胃，致使气机不畅，出入升降失常，湿聚生痰，由痰致瘀，久病入络导致血脉瘀滞。古今医家均强调气机不畅是致病的重要因素，故以柴胡疏肝散疏肝解郁，条畅气机，以治其本。现代药理学研究证明，山楂、泽泻均有促进脂类物质代谢和抑制体内脂类物质吸收及降低血中脂类物质水平的作用，以治其标。实践证明，柴胡疏肝散加味治疗脂肪肝，临床效果满意。

［方剂来源］黄治江，戴志军，黄青．柴胡疏肝散加味治疗脂肪肝68例．中华实用中西医杂志，2003，3（16）：371

20．健脾疏肝消脂汤

［药物组成］柴胡、大黄各10 g，党参、郁金、泽泻各15 g，决明子、山楂、丹参各30 g。

［随症加减］胁肋疼痛者加延胡索、白芍；上腹痞满者加枳实、鸡内金；乏力者加仙鹤草、黄芪。

［功效主治］疏肝健脾，活血消脂。

[治疗方法] 每日1剂，水煎分早晚服，3个月为1个疗程。2个疗程后复查B超、血脂，并判断治疗结果。

[临床运用] 治疗38例患者中，临床治愈20例，有效15例，无效3例，总有效率为92.1%。

[心得体会] 脂肪肝多由于饮食不节，过食膏粱厚味，内伤脾胃，脾失健运，水谷不能转化精微，聚而为痰为浊，为膏为脂。另一方面，由于嗜酒过度，情志失调，既能导致气机郁滞，血行不畅，又能横逆克脾，使脾失健运，内生痰浊，最终使过多的浊脂积于肝内。因而痰浊瘀血是本病的病因病机，肝脾失调是本病的主要病理基础，而疏肝健脾治则为主要的治疗方法之一。健脾疏肝消脂汤取党参健脾补气以健脾运；泽泻、决明子健脾舒肝，泄浊降脂；柴胡、郁金、大黄疏肝解郁利胆；丹参、郁金疏肝养血活血；山楂具有养血活血、消除肉食积滞的作用。全方共奏疏肝理气、健脾化湿、活血祛瘀之功。

[方剂来源] 文汉英，刘芸，杨小玲. 健脾疏肝消脂汤治疗脂肪肝38例. 现代中医药，2003，（2）：23

21. 降脂保肝汤

[药物组成] 香附、白术、枸杞子各9 g，党参、赤芍、五味子各12 g，泽泻、山楂各15 g，丹参18 g，柴胡6 g。

[功效主治] 疏肝健脾，活血降脂。

[治疗方法] 每日1剂，水煎分3次温服，2个月为1个疗程。

[临床运用] 治疗34例患者中，显效16例，有效10例，无效8例，总有效率为76.5%。

[心得体会] 中医认为“年老多肾虚”，人至老年，肾气渐衰，脾失健运，水谷精微变生湿浊，沉积于肝，肝失疏泄，造成肝脾失和，痰湿阻滞，气滞血瘀的病理改变。降脂保肝汤中柴胡、香附疏肝理气；党参、白术、泽泻健脾利湿；丹参、山楂、赤芍活血化瘀；枸杞子、五味子补益肝肾。诸药合用，共奏补肾健脾化湿、疏肝理气活血之功效。临床应用本方治疗老年脂肪肝获显著疗效。

[方剂来源] 陈健宗，等. 降脂保肝汤治疗老年脂肪肝34例. 安

徽中医学院学报，1998，17（6）：25

22. 大柴胡汤

［药物组成］柴胡12 g，黄芩6～9 g，半夏9 g，芍药15 g，枳实6～9 g，大黄12 g，丹参15 g，决明子20 g，山楂12 g。

［功效主治］疏肝利胆，泻浊降脂。

［治疗方法］每日1剂，水煎分早晚2次温服，30日为1个疗程，治疗1～2个疗程，中间可休息7～10日。治疗期间禁食肥甘厚腻食品，禁饮酒。

［临床运用］治疗18例患者中，治愈5例，显效8例，有效4例，无效1例，总有效率为94.4%。

［心得体会］脂肪肝的发生与肝胆脾等诸脏功能失调密切相关，脾主运化，由于饮食不节，嗜酒无度，过食肥甘厚味，损伤脾胃，脾失健运，痰浊内生，郁久化热，使血行不畅，壅滞于脉为病。肝主疏泄，胆为中精之府，能分泌胆汁，净脂化浊。若肝气郁结，疏泄失职，胆气郁遏，则清净无能，脂浊难化，肝木乘土，则脾胃运化功能障碍，升降失常，清浊难分，诸因合而为患，导致脂肪肝。大柴胡汤具有疏肝利胆，清泻腑实之功能。方中柴胡、枳实能疏肝利胆，理气解郁；半夏能燥湿化痰；黄芩能清肝经之郁热；大黄可涤除体内之实邪积滞，使脂腻邪浊下走大肠，排出体外；加山楂能和胃消食降脂；决明子能清肝降脂，再加丹参可增强活血化瘀，防止肝之脂浊沉积。本方加减能使肝内部郁结得以疏解，痰浊脂腻得以祛除，湿热积滞得以清化，达到净化肝脏浊瘀滞、恢复肝胆脾脏器功能的目的。

［方剂来源］黄河清，程坚，程丽雪．大柴胡汤加减治疗脂肪肝．光明中医杂志，1996，（5）：50

23. 疏肝化瘀汤

［药物组成］柴胡10 g，郁金15 g，枳壳15 g，赤芍15 g，白术15 g，丹参20 g，山楂20 g，女贞子20 g，茵陈20 g，白花蛇舌草30 g。

［随症加减］胁痛甚者加大腹皮、木香；纳差者加麦芽、谷芽；

恶心者加半夏、厚朴；乏力者加黄芪；大便溏薄者加苍术、薏苡仁。

［功效主治］疏肝化瘀降脂。

［治疗方法］每日1剂，水煎分早晚温服，2个月为1个疗程。2个疗程后统计疗效。

［临床运用］治疗45例患者中，治愈14例，显效27例，无效4例，总有效率91.1%。

［心得体会］脂肪肝多因肝脾失调，痰浊阻滞，结于肝脉所致。疏肝化瘀汤中柴胡、郁金、丹参、赤芍疏肝解郁，行气活血；山楂、白术、枳壳健脾化痰，宽中消胀。现代药理研究证明：柴胡、郁金具有良好的保肝利胆作用，对肝脏损伤有明显抗损伤作用，并有增强免疫及降脂作用；丹参、赤芍可改善肝脏血流，促进肝损伤的修复，抑制肝内纤维增生，防止肝硬化的发生和发展，并能增加组织细胞的通透性，而利于清除肝内脂类的瘀积，因此具有较好疗效。

［方剂来源］吴泽忠．疏肝化瘀汤治疗脂肪肝45例．实用中医药杂志，2003，19（5）：234

24．消脂散

［药物组成］柴胡15 g，白芍15 g，当归15 g，白术18 g，茯苓18 g，隔山消18 g，香附12 g，郁金12 g，佛手片12 g，泽泻30 g，山楂60 g，甘草3 g。

［随症加减］肝区疼痛明显者加川楝子15 g，延胡索12 g；食欲差者加建曲、麦芽各25 g；腹胀者加大腹皮、厚朴各12 g；瘀血重，舌有瘀点者加三棱8 g，桃仁10 g；气虚短气，乏力者加黄芪30 g，党参20 g。

［功效主治］疏肝化湿，化瘀消脂。

［治疗方法］每日1剂，煎服。疗程最短16日，最长48日。

［临床运用］治疗18例患者中，治愈14例，好转3例，无效1例，总有效率94.5%。

［心得体会］脂肪肝属中医胁痛、积聚、黄疸范畴，系肝郁气滞，湿阻瘀积而成。消脂散用柴胡、香附、佛手片疏肝解郁，行气导

滞；白术、茯苓、隔山消健脾除湿；泽泻利水化湿；当归、郁金性味平和，活血化瘀而不伤肝，增强肝脏血运，消除积聚脂肪；重用山楂磨消肉食，消化脂肪；白芍柔肝；甘草调和诸药，制约其他药对肝脏的攻伐作用，保护肝脏。诸药合用，气行湿化瘀消，积聚肝内脂肪得以消除。

［方剂来源］魏传余，周林红．消脂散治疗脂肪肝18例．实用中医药杂志，1994，（1）：15

25．祛脂肝汤

［药物组成］茵陈、丹参、山楂各30 g，何首乌20 g，木瓜、郁金、泽泻各15 g，法半夏10 g。

［随症加减］ALT升高者加田基黄15 g，HBV-M阳性者加叶下珠30 g，虎杖15 g。

［功效主治］疏肝利胆，祛痰化浊。

［治疗方法］每日1剂，煎取汁300 mL，分2次口服，20剂为1个疗程，一般用2～4个疗程。与煎剂同时服用绞股蓝胶囊，每次3粒，每日3次。

［临床运用］治疗30例患者中，治愈9例，显效12例，有效9例，总有效率为100%。

［心得体会］祛脂肝汤中丹参、郁金疏肝解郁，行气导滞，活血化瘀；山楂磨积消食，与丹参配伍行瘀消脂；法半夏、木瓜、泽泻利湿化痰祛浊；茵陈利胆降脂；何首乌滋阴养血；绞股蓝具有降低血脂、改善血黏度的功效。诸药合用，共奏疏肝利胆、祛痰化浊而消脂之效。

［方剂来源］叶陶．祛脂肝汤合绞股蓝治疗脂肪肝30例．中西医结合肝病杂志，1998，8（1）：53

26．消脂汤

［药物组成］生山楂、丹参、茵陈、莱菔子各30 g，泽泻、柴胡、何首乌各10 g，陈皮、半夏各15 g，水蛭（研末另服）1.5 g。

［随症加减］胁疼者加延胡索、白芍；腹胀纳差者加鸡内金、佛

手。

［功效主治］疏肝利胆，祛痰化瘀。

［治疗方法］每日1剂，水煎分2次服，同时口服金水宝，1个月为1个疗程，治疗3个疗程。

［临床运用］治疗52例患者中，临床治愈30例，显效10例，有效8例，无效4例，总有效率92.9%。

［心得体会］脂肪肝其病在肝，病机上强调痰瘀同源，治疗方面宜祛痰化瘀以图降脂复肝。消脂汤中柴胡、莱菔子能疏肝解郁，行气导滞；生山楂消食化积，配丹参、水蛭活血化瘀消除肝脏脂肪；何首乌则可养血滋阴清肝经之热，有降血脂的作用；泽泻利水化湿；茵陈有利胆降脂、促进脂肪代谢之功效；陈皮、半夏健脾化痰。诸药配伍有疏肝利胆、化瘀祛痰之功效，因此可促进脂肪代谢，促进肝功能恢复正常。金水宝具有降低血清胆固醇、甘油三酯和脂质过氧化物作用，配合中药口服，使疗效更加显著。

［方剂来源］闫志新. 消脂汤合金水宝治疗脂肪肝52例. 新疆中医药，1998，16（3）：63

27. 桃核承气汤合保和丸

［药物组成］以桃核承气汤冲服保和丸治疗。基本方：桃仁15 g，大黄12 g，芒硝6 g，桂枝6 g，炙甘草10 g，丹参20 g，柴胡15 g。

［随症加减］高血压者加牛膝12 g，菊花15 g，石决明15 g；肝区胀闷不适者加郁金12 g，川楝子12 g。

［功效主治］活血化痰，消食导滞。

［治疗方法］水煎300 mL，分2次服，同时冲服保和丸1粒，每日1剂，1个月为1个疗程。

［临床运用］治疗48例患者中，临床治愈26例，有效17例，无效5例，总有效率89.6%。

［心得体会］脂肪肝多因饮酒过度或嗜食肥甘厚味而滋生痰浊，痰浊阻滞，气机不畅，血脉瘀阻，致使气、血、痰、浊互相搏结而发

病。在桃核承气汤合保和丸中，桃仁入肝经，活血化瘀；大黄、芒硝荡涤湿瘀之邪，且能软坚散结；桂枝疏通经络，宣导瘀湿痰浊。用汤药冲服丸剂可达徐徐收功之效。

［方剂来源］李少松，张英丽．桃核承气汤合保和丸治疗脂肪肝48例临床分析．黑龙江中医药，2003，（2）：21

28．消脂复肝汤

［药物组成］丹参、山楂各20 g，草决明、何首乌各15 g，柴胡、赤芍、白芍、苍术、法半夏各12 g，枳壳、党参各10 g，甘草5 g。

［随症加减］乏力者加黄芪、茯苓；纳差者加麦芽、鸡内金；胁肋痛甚者加郁金、延胡索；有黄疸、转氨酶升高者加茵陈、垂盆草；痰盛者加佩兰、薏苡仁；血压高者加石决明。

［功效主治］疏肝健脾，化痰祛瘀消脂。

［治疗方法］每日1剂，水煎，分2次服，3个月为1个疗程。

［临床运用］治疗26例患者中，显效14例，有效9例，无效3例。

［心得体会］脂肪肝可归于积聚、胁痛范畴。多由于过食肥甘厚味，或饮酒过多，酒食内伤，或体丰痰盛，或七情内伤，或肝炎病后调理失当，致肝失疏泄，脾失运化，水谷不能化生精微，聚而为湿为痰，瘀阻肝络，留滞肝脏而成。因而疏肝健脾、燥湿化痰、祛瘀通络为治疗大法。在此基础上，结合辨证有所侧重，进行变通。方中四逆散疏肝理气，缓急止痛，党参健脾祛湿；法半夏、苍术燥湿健脾化痰；草决明、山楂化瘀消脂泄浊。诸药合用，使脾健肝疏，痰湿无滋生之源，肝络无瘀阻之患，则脂肪无堆积之虞。

［方剂来源］张玉层．消脂复肝汤治疗脂肪肝26例．中医研究，2002，10（15）：5

29．消脂饮

［药物组成］生山楂、瓦楞子各30 g，虎杖根、白术、鸡内金、地鳖虫、枸杞子、泽泻各10 g，枳壳、决明子、郁金、何首乌各12 g，丹参20 g。

［功效主治］清肝化瘀降脂。

［治疗方法］每日1剂，水煎分2次服，3个月为1个疗程。

［临床运用］治疗25例患者中，痊愈10例，好转12例，无效3例，总有效率88%。

［心得体会］本方重用生山楂、决明子、何首乌消食降脂；地鳖虫、瓦楞子、丹参化瘀散结；虎杖根、泽泻、枸杞子清热利湿，泻火解毒；佐以枳壳、郁金疏肝解郁，共同起到降血脂、清湿热、利肝胆、逐血瘀的作用。本方具有保护肝细胞、改善血脂代谢的作用。

［方剂来源］朱肖鸿．消脂饮治疗脂肪肝临床观察．浙江中西医结合杂志，2000，10（4）：227

30．清热利湿健脾化痰方

［药物组成］茵陈30 g，黄芩15 g，虎杖15 g，郁金15 g，苍术10 g，泽兰15 g，泽泻15 g，姜黄15 g，桃仁15 g，杏仁15 g，薏苡仁30 g，丹参15 g。

［随症加减］腹胀显著者加厚朴10 g，陈皮6 g；大便黏滞不畅者加制大黄15 g；头晕、腰酸劳累后加重者加夏枯草15 g，黄精15 g，当归9 g；口苦口干明显者加田基黄15 g，碧玉散30 g。

［功效主治］清热利湿，化痰活血。

［治疗方法］按传统中医煎煮法，每日1剂，分3次口服，总疗程为6个月。

［临床运用］治疗30例患者中，显效17例，有效12例，无效1例，总有效率96.7%。

［心得体会］方中茵陈、黄芩、虎杖清热利湿；苍术、泽泻、薏苡仁健脾化痰；郁金、姜黄疏肝解郁；丹参、泽兰活血化瘀。纵观整方，并无传统之降脂消食之品，而是从疾病的病因入手，以清热利湿化痰为主，疏肝健脾、活血化瘀为辅，从整体出发，调节患者五脏六腑之功能。

［方剂来源］蔡红．清热利湿健脾化痰方治疗肥胖性脂肪肝30例．福建中医药，2003，34（4）：10

31．消脂清肝合剂

［药物组成］山楂、泽泻、茯苓、丹参、红花、枸杞子、绞股蓝、柴胡各15 g，三棱、莪术各10 g，制大黄6 g。

［随症加减］兼胁痛胀不舒者加川楝子、枳壳各10 g，延胡索15 g；肝大者加鳖甲10 g；恶心者加藿香、佩兰各10 g；口苦者加黄芩、栀子各10 g。

［功效主治］化瘀散结，消脂清肝。

［治疗方法］每日1剂，水煎取汁200 mL，上、下午分服，1个月为1个疗程，连续服用3个月。

［临床运用］治疗35例患者中，显效18例，有效13例，无效4例，总有效率88.6%。

［心得体会］方中泽泻清热利湿；茯苓健脾益气；三棱、莪术、丹参、红花化瘀散结；柴胡行气以助血运湿化；山楂消食；制大黄降脂化瘀；枸杞子、绞股蓝降低肝内脂质。诸药合用，共奏化痰、化瘀散结、利湿清热、行气之功，使肝内脂肪渐消，气血运行，肝功能恢复，疾病向愈。

［方剂来源］崔悦．消脂清肝合剂治疗脂肪肝35例．实用中医药杂志，2003，19（2）：70

32．茵陈丹参降脂方

［药物组成］茵陈30 g，丹参、赤芍、山药、山楂各20 g，泽泻、车前草各15 g，柴胡、郁金、防己各10 g，大黄6 g，甘草3 g。

［功效主治］疏肝祛湿，活血化瘀。

［治疗方法］每日1剂，分2次煎服，1个月为1个疗程。

［临床运用］治疗35例患者中，痊愈17例，有效15例，无效3例，总有效率91.4%。

［心得体会］方中以茵陈、丹参为主药，疏肝祛湿，活血化瘀；赤芍、柴胡、郁金行气活血开郁；大黄通腑导滞；泽泻、车前草、防己利水渗湿；山药、山楂健脾和胃消食。全方合用有疏肝祛湿化痰、活血化瘀行气、健脾和胃、消食之功用。

[方剂来源]周小平．茵陈丹参降脂方治疗脂肪肝35例．陕西中医，2001，22（1）：8

33．疏肝健脾方

[药物组成]姜半夏12 g，党参、白术、郁金、生麦芽各15 g，白芍、香附、茵陈各25 g，丹参、决明子各20 g，泽泻、生山楂各30 g。

[随症加减]肝郁气滞、血脉瘀阻、瘀滞症状偏重者，可选加黄连、黄芩、藿香、佩兰、瓜蒌之类。

[功效主治]疏肝健脾，活血利湿。

[治疗方法]水煎服，每日1剂，连续服1个月。

[临床运用]治疗60例患者中，治愈34例，显效21例，有效4例，无效1例。

[心得体会]脂肪肝由于饮酒过度或嗜食肥甘厚味，酒食内伤而滋生痰浊，痰湿阻滞，使气机瘀滞，血脉瘀阻，致气、血、痰、浊互相搏结，聚滞为积，肝郁气滞。肝失疏泄可致胁肋发胀，抑郁烦闷，肝病传脾，脾失健运；气血不足可致身倦乏力，腹胀便溏，舌质淡、舌暗、苔白腻等，属肝郁脾虚证候。临床采用疏肝解郁、健脾利湿、益气活血等方法治疗，常可取得满意疗效。

[方剂来源]王春艳．疏肝健脾方治疗脂肪肝60例．中医药信息，2000，5（3）：7

34．活血解毒降脂汤

[药物组成]姜黄、泽泻、决明子各15 g，生山楂、何首乌、苦参、鸡骨草各30 g，赤芍12 g，蒲黄9 g，生甘草6 g。

[随症加减]有两胁胀痛不适者加延胡索、制香附、川楝子；口苦口腻和胸膈不舒者加生薏苡仁、豆蔻、郁金、茯苓；腰酸膝软和两腿乏力者加桑寄生、杜仲、黄精、续断。

[功效主治]解毒利湿，活血散瘀。

[治疗方法]水煎服，每日1剂，疗程8周。

[临床运用]治疗57例患者中，显效29例，有效24例，无效4

例，总有效率92.98%。

［心得体会］病毒性肝炎合并脂肪肝属中医胁痛、积聚等范畴，多表现出湿热、瘀毒、痰交结的复杂病因，故治疗应以解毒利湿清热、疏肝活血散瘀为主。活血解毒降脂汤方中姜黄能明显降低试验性高脂血症，抑制血小板聚集，增加利胆及肝脏解毒作用；而泽泻可减少脂肪含量；蒲黄、决明子活血祛浊，可抑制外源性脂质的吸收；生山楂、何首乌健脾化湿，可干扰内源性脂质的合成；苦参、鸡骨草解毒清热降酶；赤芍祛瘀活血通络。诸药共用，相辅相成，故取得明显疗效。

［方剂来源］王奕．活血解毒降脂汤治疗慢性病毒性肝炎合并脂肪肝57例．吉林中医药，2003，8（2）：30

35. 化痰活血降脂汤

［药物组成］丹参、生山楂、泽泻各3 g，赤芍、炒槐米、黄精各18 g，柴胡12 g，荷叶、桃仁、鳖甲各9 g。

［随症加减］腹胀明显者加莱菔子9 g；恶心重者加半夏9 g；右胁疼痛者加白芍12 g。

［功效主治］清肝利胆，化痰活血。

［治疗方法］每日1剂，水煎分2次服。嘱患者戒酒，减少食量。疗程为3个月。

［临床运用］治疗40例患者中，18例获临床治愈，12例显效，6例有效，4例无效，总有效率为90%。

［心得体会］脂肪肝多因长期过食肥甘，膏粱厚味，酗酒无度，以致肝经湿热蕴结，聚而成痰，痰浊阻滞经络而产生瘀血。痰浊、瘀血、食积互结，壅滞肝经而致病。其病机主要是肝经湿热，食积内阻，故治以清利肝胆湿热、化浊祛瘀、活血化瘀、行气。自拟化痰活血降脂汤中重用生山楂，既能活血又可化痰浊；泽泻祛痰化浊，清热利湿，行痰饮；丹参、赤芍、桃仁活血化瘀通络；柴胡疏肝理气；黄精滋养精血，利湿而不伤阴，活血而不耗血；荷叶、炒槐米利湿化浊；鳖甲软坚散结。方中诸药多有良好的降血脂作用。

[方剂来源] 窦中华. 化痰活血降脂汤治疗脂肪肝40例. 中国民间疗法，2003，7(11)：7

36. 清热泻胆汤

[药物组成] 紫草、大黄、甘草各10 g，枳实、半夏、黄芩、滑石、黄芪各12 g，金钱草、茜草、丹参各16 g，虎杖20 g，生山楂30 g。

[功效主治] 清热利胆，解毒疏肝，祛痰化瘀。

[治疗方法] 水煎服，每日1剂，1个月为1个疗程，治疗2个疗程。

[临床运用] 治疗60例患者中，治愈28例，有效26例，无效6例，总有效率为90%。

[心得体会] 脂肪肝为肝内脂肪含量过多而引起肝细胞脂肪变性所致的疾病，长期大量饮酒或过食肥甘厚味为其主要致病因素，其次为肝病后调摄不当。发病率脑力劳动者高于体力劳动者，城市患者高于乡村患者。中医认为，嗜酒日久，热毒内生，损及脾胃，伤及肝胆，进而滋生痰浊，壅滞气机，瘀阻脉络，致热毒、气血、痰瘀互结于胁下而发病。采用清热泻胆汤为主治疗脂肪肝可降低血脂，促进肝内脂肪消退，改善脂肪代谢。方中紫草、金钱草、枳实、大黄、滑石、甘草清热泻胆；茜草、丹参、生山楂活血化瘀和消脂，可改善肝脏血液循环，增加肝血流量，促进脂肪在肝脏的氧化而降低脂肪含量；枳实、半夏可消食化痰化积，与大黄合用可有效降低血清中胆固醇及甘油三酯含量，从而保护肝脏细胞免受损害；黄芪有明显的降血糖作用，能阻止糖原减少，保护肝脏细胞；虎杖能清肝之郁热。诸药合用，共奏清热解毒、疏肝利胆、降脂祛痰、化瘀、健脑、和胃之功，故临床上取得较好的疗效。

[方剂来源] 任贵贤，等. 清热泻胆汤治疗脂肪肝疗效观察. 河北中医，2002，12(24)：12

37. 降脂清肝汤

[药物组成] 泽泻20～30 g，川芎10～15 g，大黄10～15 g，生

山楂20～30 g，丹参15～20 g，草决明20～30 g，虎杖10～15 g，栀子10～15 g，生何首乌15～20 g，玉竹15～20 g。

［随症加减］腹胀明显者加枳壳12 g，炒莱菔子15 g，槟榔10 g；恶心严重者加法半夏6 g，竹茹10 g；肝区不适、右胁痛较重者加川楝子12 g，龙胆草12 g，赤芍15 g；吞酸者减山楂用量，加乌贼骨10 g；大便每日超过3次者减大黄、虎杖、生何首乌的用量，加苍术12 g，白术15 g；转氨酶高者加夏枯草15 g，五味子6 g，并加重栀子的用量至20 g。

［功效主治］利湿降脂，清肝活血。

［治疗方法］水煎服，每日1剂，分2次服，连服2周。2周后改隔日1剂，再服2周。然后将上方共研为细末，用蜜调服，每日早晚各服6 g，连续用药5个月为1个疗程。

［临床运用］治疗33例患者中，临床治愈17例，显效11例，有效3例，无效2例，总有效率为93.9%。

［心得体会］方中重用泽泻利湿降浊。现代药理研究提示，泽泻具有抗脂肪肝、阻止类脂质在血清内滞留或渗透到动脉内壁的作用，促进血浆中胆固醇的运输和清除，抑制血中胆固醇，缓和粥样动脉硬化。大黄活血祛瘀，通腑降浊，荡涤肠胃，推陈出新，可促进脂类排泄，减少吸收，具有降低胆固醇和双向调节脂质代谢的作用。川芎为血中之气药，能助清阳之气，和大黄配伍，一升一降起到升清降浊的作用。生山楂消食健脾，散瘀血，配丹参行肝经之瘀，降低血液黏稠度，消除肝内堆积的脂肪。栀子泄热利湿，配草决明、虎杖清肝经之热，配泽泻加强其利湿作用。生何首乌、玉竹滋养精血。本方利湿而不伤阴，活血而不耗血，有较好的降脂作用。

［方剂来源］崔素英，赵章水. 自拟降脂清肝汤治疗脂肪肝33例. 广西中医药，1996，19（3）：4

38. 大柴胡汤加减

［药物组成］柴胡12 g，黄芩6～9 g，半夏9 g，芍药15 g，枳实6～9 g，大黄6～12 g，丹参15 g，决明子20 g，山楂15 g。

[随症加减] 胸胁满闷者加郁金10 g；脘痞呕恶者加茯苓15 g，陈皮6 g；纳减乏力者加黄精15 g，山药20 g；口干口苦便秘者，大黄增至12 g，加生地黄15 g；肝区疼痛者加川楝子10 g，延胡索10 g；肝功能异常者加蒲黄9 g，茵陈15 g。

[功效主治] 疏肝利胆，泻滞降脂。

[治疗方法] 每日1剂，分早晚2次服，30日为1个疗程，治疗1~2个疗程，疗程间可休息7~10日。

[临床运用] 治疗18例患者中，治愈5例，显效8例，有效4例，无效1例，总有效率94.4%。

[心得体会] 大柴胡汤有疏肝利胆、清泻腑实之功能。方中柴胡、枳实能疏肝利胆，理气解郁；半夏能燥湿化痰；黄芩能清肝经之郁热；大黄可涤除体内之实邪积滞，使脂腻邪浊能下走大肠，排出体外，加山楂和胃消食降脂，决明子清肝降脂，再加郁金、丹参可增强活血化瘀之功，防止肝之脂浊沉积。故运用本方加减，使肝内郁结得以疏解，痰浊脂腻得以祛除，湿热积滞得以清化，达到净化肝脏痰浊瘀滞、恢复肝胆脏器功能的目的。

[方剂来源] 黄海清，程坚，程丽雪. 大柴胡汤加减治疗脂肪肝. 光明中医杂志，1996，（3）：50

39. 肝脂消煎剂

[药物组成] 柴胡、泽泻、郁金、香附、鸡内金各10 g，大黄6 g，何首乌、决明子、丹参、山楂各15 g，黄芪20 g，白术12 g。

[功效主治] 疏肝活血，健脾降脂。

[治疗方法] 加水800 mL，煎至200 mL，每日1剂，分早晚2次服，30日为1个疗程，连续服用8周，服药期间停用其他西药。

[临床运用] 39例患者用药8周后，显效10例，有效22例，无效7例，总有效率82.1%。

[心得体会] 肝脂消煎剂选大黄、山楂、丹参活血化瘀；黄芪、何首乌补气养血；白术、鸡内金健脾消积；柴胡、决明子、香附、郁金疏肝清肝；泽泻利湿，使水湿从小便而解。全方有健脾、活血化

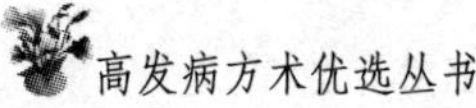

瘀、利湿化痰、疏肝理气之功效。

［方剂来源］王文生．肝脂消煎剂治疗脂肪肝39例临床观察．河北中医，2000，22（2）：107

40．消脂保肝汤

［药物组成］山楂30 g，泽泻、枳椇子、丹参各20 g，鸡内金、苍术、白术、制大黄、川芎、柴胡各10 g，郁金15 g。

［随症加减］胁肋疼痛者加延胡索、白芍；上腹痞满者加枳实、急性子；乏力者加仙鹤草、黄芪。

［功效主治］疏肝健脾，化湿祛瘀，降脂。

［治疗方法］每日1剂，水煎分2次温服，3个月为1个疗程，服药期间停用其他治本病的药物。

［临床运用］治疗60例患者中，治愈33例，好转19例，无效8例，总有效率为86.7%。

［心得体会］消脂保肝汤重用山楂、泽泻、枳椇子、鸡内金消滞利湿，降脂；柴胡、郁金、制大黄疏肝解郁利胆；苍术、白术健脾化湿；丹参、川芎、制大黄活血祛瘀，散结生新。全方共奏疏肝理气、健脾化湿、活血祛瘀之功，使肝脾得调，湿化瘀祛，气血畅利，故获良效。

［方剂来源］张显耀．消脂保肝汤治疗脂肪肝60例.新中医，2000，（11）：32

41．保肝降脂汤

［药物组成］决明子、败酱草、生山楂各30 g，苍术、白术、茯苓、泽泻各15 g，半夏、厚朴各12 g。

［随症加减］肝区痛者加川楝子、延胡索各10 g；便溏者加炒薏苡仁30 g，木香6 g；失眠多梦者加炒酸枣仁15 g。

［功效主治］健脾化湿，降脂保肝。

［治疗方法］水煎服，每日1剂，分2次服，3个月为1个疗程。

［临床运用］治疗120例患者中，治愈75例，有效38例，无效7例，总有效率为94.2%。

［心得体会］保肝降脂汤中苍术、白术、茯苓善健脾助运，淡渗利湿；半夏燥湿化痰；厚朴宽中理气；决明子、生山楂、泽泻、败酱草均有明显降血脂、抗脂肪肝作用，其中生山楂又能化瘀祛浊，败酱草又有保肝降酶作用。

［方剂来源］王心祥，渠彦．自拟保肝降脂汤治疗脂肪肝120例．安徽中医临床杂志，2002，14（5）：363

42．降脂复肝汤

［药物组成］黄芪15 g，白术15 g，茯苓15 g，醋柴胡10 g，郁金15 g，泽泻15 g，山楂30 g，草决明30 g，何首乌30 g，丹参15 g，昆布10 g，海藻10 g。

［功效主治］疏肝健脾，利湿化瘀，降脂复肝。

［治疗方法］水煎服，每日1剂，分2次服。疗尔健胶囊2粒，每日3次口服。7日为1个疗程，共4个疗程。

［临床运用］治疗64例患者中，治愈46例，显效11例，有效5例，无效2例，总有效率为96.87%。

［心得体会］脂肪肝病机为痰瘀互结，肝脾肺肾功能失调。病位在肝，其制在脾。治疗宜疏肝健脾，利湿化瘀。降脂复肝汤选用黄芪、白术、茯苓健脾利湿，升举阳气，健脾使生痰无源属治本，利湿给痰湿之邪去路属治标；醋柴胡、郁金疏肝解郁，利胆降脂；泽泻利水化湿；草决明清肝胆之热；山楂磨积消食；丹参活血化瘀，消化脂肪；何首乌补肝肾益精血，有降低肝脂肪功能；昆布、海藻消痰结，散积聚，有利于肝脏病变的改善。

［方剂来源］李留建，李存敬，陶国运．降脂复肝汤合疗尔健治疗脂肪肝64例．中国中医药信息杂志，2000，7（3）：65

43．平脂益肝汤

［药物组成］党参15 g，白术9 g，茯苓12 g，柴胡10 g，郁金15 g，山楂30 g，泽泻20 g，丹参30 g，当归15 g，白及15 g，海藻12 g，昆布12 g。

［随症加减］胁肋疼痛者加白芍15 g，延胡索12 g；上腹胀满者

加厚朴9 g；神疲乏力者加黄芪20 g；血压高者加石决明20 g；转氨酶高者加垂盆草30 g；有黄疸者加茵陈20 g。

［功效主治］健脾疏肝，利湿化瘀，平脂益肝。

［治疗方法］水煎服，每日1剂，分2次温服，60日为1个疗程，连续治疗2个疗程。

［临床运用］治疗36例患者中，治愈8例，显效20例，有效5例，无效3例，总有效率91.67%。

［心得体会］平脂益肝汤以党参、白术、茯苓益气健脾化利湿；柴胡、郁金疏肝解郁利胆；山楂、泽泻消滞利湿；丹参、当归、白及、海藻、昆布活血化瘀，软坚散结生新。现代药理研究证明，本方能清除血脂，促进排脂，改善微循环，增加血流量，有明显的保肝护肝作用。

［方剂来源］邹兵．自拟平脂益肝汤治疗脂肪肝36例．国药论坛，2001，16（5）：26

44．清肝祛脂汤

［药物组成］茯苓、何首乌、布渣叶各15 g，生薏苡仁、泽泻、丹参各20 g，柴胡12 g，郁金、玄明粉（包煎）各10 g，鲜荷叶30 g。

［随症加减］偏痰湿中阻者去何首乌加胆南星、砂仁、瓜蒌、扁豆；偏肝郁气滞者去泽泻加延胡索、白芍、川楝子、生麦芽；偏瘀血阻络者加桃仁、赤芍。

［功效主治］清肝健脾，化湿活血，祛脂。

［治疗方法］每日1剂，煎取汁300 mL，分早晚服，2个月为1个疗程。

［临床运用］治疗35例患者中，治愈12例，显效13例，有效8例，无效2例，总有效率为94.28%。

［心得体会］清肝祛脂汤中茯苓、生薏苡仁健脾化湿，使湿去痰消；柴胡疏肝解郁，行气导滞；泽泻利水渗湿；丹参活血祛瘀，可消除积聚之脂肪；玄明粉清泄胃肠，推陈致新；何首乌滋养精血，使之利湿而不伤阴，活血而不耗血；鲜荷叶升清降浊；布渣叶具有较好的

消食积、祛腹胀之功效。

［方剂来源］黄彬. 自拟清肝祛脂汤治疗脂肪肝35例. 四川中医，2003，21（4）：26

45. 去脂化浊汤

［药物组成］泽泻50 g，法半夏10 g，白术10 g，山楂30 g，鸡内金20 g，丹参20 g，当归10 g，虎杖10 g，补骨脂20 g，草决明30 g，黄芪30 g。

［功效主治］健脾化湿，清肝活血，去脂化浊。

［治疗方法］水煎服，每日1剂，连服3个月。

［临床运用］治疗36例患者中，治愈17例，显效8例，有效4例，无效7例，总有效率为80.6%。

［心得体会］去脂化浊汤方中重用泽泻化湿利水；法半夏化湿健胃；白术、黄芪健脾化湿；山楂、鸡内金消食去脂；草决明、虎杖清利肝经；丹参、当归、虎杖、山楂活血化瘀；补骨脂温肾化浊。诸药合用，共起去脂化浊之功。

［方剂来源］赵仙铭，李伟林. 去脂化浊汤治疗脂肪肝36例. 河北中西医结合杂志，1998，7（11）：1786

46. 消胀调肝汤

［药物组成］三棱、莪术、炮穿山甲（代用品）各12 g，丹参、生白术、生山药、生薏苡仁、焦山楂、泽泻、大腹皮各30 g，郁金、香附、乌药各15 g。

［随症加减］肠鸣便溏、遇冷则甚者，白术、山药、薏苡仁改为炒用；舌苔厚腻、口苦而黏者加藿香10 g，龙胆草15 g；大便干结者加大黄（后下）10 g。

［功效主治］疏肝健脾，利湿化痰，祛瘀通络。

［治疗方法］水煎服，每2日1剂，3个月为1个疗程。

［临床运用］治疗64例患者中，治愈45例，显效10例，有效7例，无效2例，总有效率为96.88%。

［心得体会］肝郁脾虚、痰浊瘀血阻滞是脂肪肝的主要病机，治

宜疏肝健脾、利湿化痰、祛瘀通络。消胀调肝汤中三棱破血中之瘀结，莪术行血中之郁滞，两者配伍消瘀散结、行气消积；丹参、郁金活血化瘀，解郁理气；炮穿山甲（代用品）善走窜，有祛瘀通络、软坚散结之功；香附、乌药入肝经畅肝气，走少腹畅大肠，共奏行气活血之效；生白术、生山药、生薏苡仁、焦山楂可健脾胃，杜痰湿之源；泽泻、大腹皮利水湿，直折痰浊。

［方剂来源］韩伟锋，张影，李素领．消胀调肝汤治疗肥胖性脂肪肝64例．浙江中医杂志，2000，8（1）：28

47．导痰汤加减

［药物组成］姜半夏、青皮、陈皮、茯苓、胆南星、生姜各10 g。

［随症加减］湿浊中阻型加地龙10 g；脾虚湿滞型加黄芪、白术各10 g；痰瘀互结型加丹参、蟅虫各10 g；脾肾阳虚型加肉桂5 g，白芥子10 g；肝肾阴虚型加何首乌20 g，山楂10 g。

［功效主治］消痰化瘀，健脾补肝肾。

［治疗方法］水煎取汁200～300 mL，等量分2次于上、下午口服，疗程为6个月。

［临床运用］治疗40例患者中，治愈11例，好转22例，无效7例，总有效率为82.5%。

［心得体会］导痰汤始见于《济生方》，功能化痰，行气开郁；主治头目眩晕，痰饮留积，胸膈痞塞，胸胁胀满，坐卧不安，饮食不思。今分别加用咸寒之地龙，健脾之黄芪及白术，温阳之肉桂及白芥子；化瘀通络之蟅虫及丹参，补肝肾阴之何首乌，酸甘化阴之山楂，因而起到健脾化湿、活血化瘀、温补肝肾之效，能消除脂肪肝的痰、瘀和肝肾亏损。

［方剂来源］陈汉诚．导痰汤加减治疗脂肪肝疗效观察．中国中西医结合杂志，2001，21（6）：457

48．平脂达肝汤

［药物组成］党参10 g，白术15 g，茯苓15 g，半夏10 g，柴胡

10 g，白芍30 g，枳壳12 g，决明子15 g，大黄6 g，泽泻20 g，山楂20 g，丹参20 g，生何首乌10 g。

［随症加减］大便溏及痰湿盛者去生何首乌、大黄及决明子；血压高者加杭菊花；肝功能异常、表面抗原阳性者加茵陈、虎杖。

［功效主治］理气健脾，化痰活血。

［治疗方法］每日1剂，煎汁300 mL，分2次口服，1个月为1个疗程，连服2个疗程。

［临床运用］治疗35例患者中，治愈10例，显效14例，有效10例，无效1例，总有效率91.1%。

［心得体会］平脂达肝汤方中以柴胡、白芍、枳壳、生何首乌柔肝理气；党参、白术、茯苓、半夏健脾化痰；泽泻、决明子利湿泄浊；丹参、大黄活血化瘀；山楂活血消食化积。全方共收理气健脾、化痰活血之功。

［方剂来源］刘小林．自拟平脂达肝汤治疗脂肪肝疗效观察．广西中医药，2000，（5）：7

49．健脾化浊汤

［药物组成］党参、茯苓、泽泻、海藻、葛根各15 g，黄芪、生山楂各30 g，苍术、白术、玫瑰花、柴胡各10 g，丹参20 g。

［随症加减］偏郁热者加黄柏10 g，栀子12 g；阴虚者加枸杞子、玉竹各15 g；气滞者加合欢皮10 g，香附15 g。

［功效主治］健脾化浊，化瘀活血。

［治疗方法］每日1剂，文火浓煎2次，混合后共取汁300 mL，分早、中、晚3次温服。1个月为1个疗程，连续治疗2个疗程。服用中药汤剂期间停用其他降糖、降脂中西药物。所有患者为2型糖尿病合并脂肪肝者。

［临床运用］治疗38例患者中，显效17例，有效18例，无效3例，总有效率92.11%。

［心得体会］脾虚、痰湿、瘀滞为脂肪肝的主要发病机制，其中以脾虚失运为本，痰湿、瘀滞为标。治宜健脾启中、祛浊扬清，使痰

湿、瘀血得以化解，方可使血糖下降、脂肪肝消除。健脾化浊基本方中，黄芪、党参、茯苓、白术健脾益气，启动中枢，改善脾虚症状，降血糖，防止肝脏脂肪浸润，增强机体免疫功能；苍术、泽泻渗利湿浊，既降血糖，又化解肝脏脂肪；丹参、生山楂活血通经，抑制血小板凝集，改善微循环；玫瑰花、海藻利气祛痰，化瘀消肿，降脂提神；葛根升发脾胃清阳，可增强降脂功能；柴胡疏肝调经，理脾助运而畅气机。

［方剂来源］雷福云．健脾化浊汤治疗2型糖尿病合并脂肪肝38例．湖北中医杂志，2001，23（6）：18

50．降脂清肝汤

［药物组成］草决明20 g，泽兰20 g，柴胡10 g，郁金10 g，丹参15 g，鸡内金10 g，荷叶10 g，山楂15 g，茯苓10 g，白术10 g，白豆蔻10 g，薏苡仁20 g，葛根10 g，瓜蒌20 g。

［功效主治］清肝降脂，健脾行瘀。

［治疗方法］每日1剂，分2次口服，同时静脉点滴甘利欣。1个月为1个疗程，连用2个疗程。

［临床运用］治疗150例患者中，显效92例，有效49例，无效9例，总有效率94%。

［心得体会］脂肪肝发病主要与湿热、瘀血有关。方中草决明、泽兰、荷叶清肝降脂；白豆蔻、白术、茯苓、薏苡仁健脾祛湿；丹参、鸡内金、山楂活血化瘀，抑制脂质和胆固醇的合成；葛根、瓜蒌理气祛痰；柴胡、郁金疏肝理气，促进胆固醇排泄。诸药合用，共奏清肝降脂、健脾行瘀之功。

［方剂来源］乔治．中药降脂清肝汤和甘利欣治疗脂肪肝150例，天津中医，2001，18（5）：10

51．疏肝健脾方

［药物组成］姜半夏12 g，党参、白术、郁金、生麦芽各15 g，白芍、香附、茵陈各25 g，丹参、决明子各20 g，泽泻、生山楂各30 g。

［随症加减］脾胃积热、痰浊偏盛者可选加黄连、黄芩、藿香、佩兰、苍术、瓜蒌；肝郁气滞、血脉瘀阻、瘀滞症状偏重者可选加川芎、三棱、莪术、王不留行、木香、青皮、厚朴、枳壳，酌减泽泻、姜半夏、茵陈的用量或不用。

［功效主治］疏肝健脾，利湿活血。

［治疗方法］每日1剂，煎汁300 mL，分2次口服，1个月为1个疗程。

［临床运用］治疗38例患者中，显效25例，有效11例，无效2例，总有效率94.7%。

［心得体会］疏肝健脾方中党参对肝脏的损伤有保护作用，特别是对脂肪肝伴乙型肝炎的患者有提高网状内皮系统的吞噬作用，提高机体的抗病能力；丹参、决明子配伍有降低血清胆固醇、甘油三酯的作用；泽泻能干扰外源性TC的吸收，又能影响内源性TC的代谢；丹参能改善肝脏功能，促进肝脾回缩和变软；决明子有干扰脂质合成和抑制TC沉积的作用。

［方剂来源］吴国潘．疏肝健脾方治疗脂肪肝疗效分析．江西中医药，2001，32（6）：24

52. 保肝降脂方

［药物组成］半夏10 g，何首乌12 g，白毛藤30 g，车前子10 g，泽泻10 g，黄精15 g，黄芪30 g，丹参15 g，柴胡9 g，枸杞子15 g，绞股蓝15 g，山楂15 g，决明子15 g，赤芍10 g，茵陈15 g。

［随症加减］大便秘结者加大黄（后下）10 g。

［功效主治］补肾祛瘀，清肝降脂。

［治疗方法］每日1剂，分上、下午各服1次，3个月为1个疗程。

［临床运用］治疗60例患者中，治愈8例，显效25例，好转25例，无效2例，总有效率96.7%。

［心得体会］保肝降脂方中黄芪、丹参补气养血，固本扶正，可降酶降浊，改善肝脏蛋白的代谢，软肝健脾，具有调节机体免疫平衡等多种功能；枸杞子能降低肝内脂质；泽泻、山楂淡渗利湿，消食活

血，有降低血脂及抗脂肪肝作用；大黄通脏攻下，活血祛瘀，用以治疗高脂血症，降低甘油三酯；白毛藤、茵陈能保肝祛湿。诸药配合起到健脾补肾、疏肝理气、活血祛瘀、清热祛湿的作用。

[方剂来源] 伊春锦. 配合保肝降脂方治疗脂肪肝60例. 中国中西医结合杂志，2003，23（2）：142

53. 消脂理肝汤

[药物组成] 党参15 g，炒白术10 g，茯苓10 g，柴胡10 g，香附12 g，半夏15 g，陈皮10 g，竹茹10 g，丹参20 g，赤芍15 g，草决明15 g，山楂30 g。

[随症加减] 胁痛明显者加延胡索10 g，郁金15 g；口干口苦、小便黄、大便干结者加茵陈30 g，大黄10 g；转氨酶增高明显者加垂盆草30 g，五味子10 g；口渴、尿频者加麦冬15 g，石斛10 g。

[功效主治] 健脾疏肝，化痰散瘀。

[治疗方法] 每日1剂，分2次于早、晚餐前30 min口服，30日为1个疗程，连续治疗3个疗程。

[临床运用] 治疗42例患者中，治愈10例，显效21例，有效7例，无效4例，总有效率90.5%。

[心得体会] 消脂理肝汤方中党参、炒白术、茯苓益气健脾化湿；柴胡、香附疏肝理气；半夏、陈皮、竹茹燥湿化痰；丹参、赤芍活血化瘀；草决明清泻肝热；山楂有消食散瘀之功。现代药理研究证明，本方诸药配伍具有消脂理肝作用。

[方剂来源] 闻留瑞，李清杰. 自拟消脂理肝汤治疗脂肪肝42例. 时珍国医国药，2003，14（2）：94

54. 健脾活血方

[药物组成] 丹参、炒白术、泽泻、川郁金各9 g。

[功效主治] 健脾疏肝，化痰散瘀。

[治疗方法] 每日1剂，分2次服，30个月为1个疗程。

[临床运用] 治疗52例患者中，治愈7例，有效31例，无效14例，总有效率73.08%。

[心得体会] 健脾活血方以炒白术健脾燥湿化痰、丹参活血化瘀为君药，辅以疏肝活血通络的川郁金、淡渗利湿的泽泻等。现代药理学研究证明，方中多味中药具有抗肝脂肪变性和调节血脂的作用。

[方剂来源] 何东仪，胡义扬，薛惠明. 健脾活血方治疗脂肪肝的临床疗效观察. 中国中西医结合消化杂志，1998，9（1）：35

55. 清浊降脂汤

[药物组成] 黄芪30 g，何首乌20 g，柴胡10 g，草决明15 g，泽泻20 g，海藻15 g，绞股蓝30 g，法半夏10 g，胆南星10 g，大黄6 g，山楂20 g，葛根20 g，丹参30 g，郁金10 g，姜黄10 g。

[随症加减] 胁痛、嗳气者加川芎、香附；口干口苦、舌苔黄腻者加茵陈、栀子；口干咽燥、舌红少苔、脉细者加枸杞子、女贞子、熟地黄；胁肋刺痛、舌紫、脉涩者加桃仁、红花、地龙等。

[功效主治] 化痰祛瘀，清浊降脂。

[治疗方法] 每日1剂，分2次温服，3个月为1个疗程。

[临床运用] 治疗47例患者中，治愈17例，好转27例，无效3例，总有效率93.6%。

[心得体会] 清浊降脂汤从化痰、利尿、通腑、祛瘀四途分门逐寇。方中黄芪健脾益气，助脾健运而消痰湿，何首乌补精养血，使水湿得利而不伤阴耗血，两药同用扶正固本；法半夏、胆南星化痰除湿；泽泻渗泻水道；海藻利水泻热去浊；大黄通腑利胆，推陈致新；山楂味酸入肝经，化痰消积；葛根、丹参、郁金、姜黄等活血祛瘀；柴胡疏肝理气，引诸药直达肝经，从而达到治疗目的。

[方剂来源] 谭剑霞，陶琼. 清浊降脂汤治疗脂肪肝47例. 湖南中医杂志，2000，16（1）：35

56. 降脂保肝汤

[药物组成] 柴胡10 g，陈皮6 g，枳壳10 g，当归10 g，丹参30 g，郁金10 g，赤芍10 g，白术10 g，茯苓10 g，泽泻30 g，草决明20 g，法半夏10 g，山楂30 g。

[随症加减] 胁痛明显者加醋玄胡15 g，川楝子10 g；纳差厌油

者加神曲15 g，麦芽10 g；肝阴不足者加女贞子10 g，旱莲草10 g；肝经郁热明显者加牡丹皮10 g，栀子10 g。

［功效主治］疏肝健脾，化瘀降脂，导滞保肝。

［治疗方法］每日1剂，水煎分2次温服，2个月为1个疗程。

［临床运用］治疗42例患者中，治愈24例，好转14例，无效4例，总有效率90.5%。

［心得体会］降脂保肝汤中，柴胡、陈皮、枳壳疏肝解郁，行气导滞；当归、丹参、郁金、赤芍活血化瘀，软坚；白术、茯苓、泽泻、法半夏健脾除湿，化痰散结；草决明清泻肝经郁热；山楂善消肉食积滞，且味酸入肝经，用来消除肝中脂肪。此方治疗脂肪肝疗效显著。

［方剂来源］贺大胜．降脂保肝汤治疗脂肪肝42例．湖南中医药导报，1998，4（6）：26

57．三仙温胆汤

［药物组成］生山楂、熟山楂各60 g，炒麦芽20 g，炒神曲15 g，陈皮5 g，茯苓、法半夏、竹茹、枳壳各10 g，甘草6 g。

［随症加减］若气郁腹胀者加莱菔子30 g，青皮10 g；湿重苔白者加白豆蔻9 g，苍术10 g；热重者加茵陈、川楝子各10 g；舌有瘀点者加延胡索10 g，三七5 g；气阴两虚者加西洋参5 g，麦冬、石斛各10 g；中气不足者合四君子汤。

［功效主治］疏肝健脾，化痰导滞。

［治疗方法］每日1剂，水煎服，连服15日为1个疗程。

［临床运用］治疗28例患者中，治愈26例，有效2例，总有效率达100%。

［心得体会］脂肪肝的病因病机是长期进食肥甘厚味或因病后情志失调及某些因素引起，使脾失健运，湿热结聚成痰，肝失疏泄，痰湿瘀结阻于肝络。治疗上按其虚实情况，加入养肝柔肝之品，标本兼治，以达治疗目的。此外，尚需节制饮食，戒膏粱厚味、辛辣刺激之物，多食蔬菜瓜果，注意起居，以期取得更好的疗效。

［方剂来源］李晓玲．中西医结合治疗脂肪肝28例．实用中医内科杂志，2003，17（2）：87

58. 归芍四逆汤

［药物组成］当归、白芍、白术、茯苓、泽泻各10 g，柴胡5 g，枳壳、山楂、丹参各15 g，甘草3 g。

［随症加减］脾胃弱者加党参、黄芪各15 g；湿重苔白厚者加苍术、法半夏各10 g；热重者加茵陈、栀子各15 g；肝区胀闷者加郁金10 g，茜草、海螵蛸各15 g；血压高者加石决明60 g，草决明30 g。

［功效主治］疏肝健脾，化痰祛瘀。

［治疗方法］每日1剂，水煎服，15日为1个疗程。

［临床运用］治疗28例患者中，治愈16例，有效8例，无效4例，总有效率85.7%。

［心得体会］归芍四逆汤由当归芍药散合四逆散加减而成。当归芍药散有养血疏肝、健脾利湿之功；四逆散有疏肝解郁、健脾行滞作用。方中当归、白芍、丹参养血活血祛瘀，改善微循环，增加血流量；白术、茯苓、泽泻健脾利湿，使痰无滋生之源；柴胡疏肝散结，防止肝脂肪变及纤维增生；山楂活血化瘀消血脂；枳壳行气消痰；法半夏燥湿化痰。诸药合用，使脾能健运，肝得条达，湿、痰无滋生之源，肝络无瘀阻之患，脂肪无蓄积之灾。

［方剂来源］林伟霖．归芍四逆汤治疗脂肪肝28例．新中医，1999，23（11）：27

59. 降脂护肝饮

［药物组成］决明子20 g，枳壳12 g，丹参15 g，泽泻12 g，山楂10 g，佛手10 g，白芍15 g，党参15 g，柴胡6 g，法半夏6 g。

［随症加减］若湿重者加薏苡仁、石菖蒲；热重者加茵陈、连翘；恶心呕吐者加竹茹、芦根；肝区疼痛者加郁金、川楝子；血压高者加石决明、牛膝；阴虚者加女贞子、龟板；中气虚者加黄芪、山药。

［功效主治］健脾化痰，散瘀降脂。

［治疗方法］每日1剂，水煎分2次服，30日为1个疗程。

［临床运用］治疗68例患者中，显效41例，有效21例，无效6例，总有效率91.2%。

［心得体会］降脂护肝饮方中决明子降脂泄浊；黄芪、党参、山药、泽泻益气健脾祛湿，消瘀降脂；白芍、丹参养血活血祛瘀，改善微循环；枳壳行气消痰；法半夏燥湿化痰；柴胡疏肝散结，防止肝脂肪变及纤维增生。诸药合用使脾能健运，痰湿无滋生之源，肝得疏泄，肝络无瘀阻之患，脾健肝疏，脂肪无堆积之虞。

［方剂来源］李向顺. 降脂护肝饮治疗脂肪肝68例. 河南中医，2003，23（7）：36

60. 平胃散加减方

［药物组成］苍术15 g，白术15 g，厚朴10 g，半夏10 g，丹参15 g，泽泻30 g，炒枳壳10 g，生黄芪15 g，夏枯草15 g，生蒲黄15 g，山楂20 g，制何首乌15 g。

［随症加减］肝区痛者加郁金10 g，柴胡10 g；恶心者加竹茹10 g；肝阴虚者加女贞子、山萸肉；肝阳上亢者加白蒺藜。

［功效主治］健脾化痰，活血降脂。

［治疗方法］每日1剂，水煎分2次服，30日为1个疗程。

［临床运用］治疗30例患者中，显效19例，好转9例，无效2例，总有效率93.3%。

［心得体会］脂肪肝因长期进食膏粱厚味过甚，肝炎后期调养不当，伤及脾气，湿热久恋不去，化热炼液为痰。病机多属脾虚痰湿交阻，肝胆失于疏泄所致。治以健脾、燥湿化痰之法。以燥湿去痰的平胃散为基础，加用丹参、生蒲黄、山楂活血化瘀，以达降脂作用；加用制何首乌、泽泻补肾利湿。

［方剂来源］马素云. 中医治疗脂肪肝30例. 实用中医内科杂志，1996，10（3）：40

61. 化浊降脂方

［药物组成］生黄芪30 g，陈皮12 g，苍术12 g，茯苓20 g，泽泻

20 g，丹参30 g，郁金20 g，莪术12 g，赤芍20 g，姜黄12 g，生山楂30 g，何首乌15 g，枸杞子15 g。

［随症加减］肝区痛甚者加川楝子、延胡索；纳差者加神曲、麦芽；谷丙转氨酶异常者加垂盆草、田基黄；肝脾肿大者加炙鳖甲、穿山甲（代用品）。

［功效主治］化浊健脾，活血化瘀祛脂。

［治疗方法］每日1剂，煎汁400 mL，分2次服，连续服用2个月为1个疗程。

［临床运用］治疗58例患者中，治愈21例，显效26例，有效8例，无效3例，总有效率94.8%。

［心得体会］方中生黄芪、陈皮、苍术、茯苓健脾化浊；泽泻利水除湿，通利脾胃，与苍术配伍，可利水消浊健脾，使清阳之气上升，浊阴之气下降；丹参凉血活血养血，与生黄芪配伍补气养血，气血同调；赤芍、姜黄、郁金、莪术入肝经，行气导滞，活血化瘀；生山楂磨积消食，化解脂肪，增入补肝肾、益精血之何首乌、枸杞子，以防利湿伤阴耗血之弊。全方共奏化浊健脾、活血化瘀祛脂之效，达到排浊降脂的目的。

［方剂来源］骆丽娟．自拟化浊降脂方治疗脂肪肝临床观察．上海中医药杂志，2000，（11）：20

62．疏肝活血软坚散结汤

［药物组成］党参、当归、山楂、郁金各15 g，泽泻、法半夏、苍术、海藻、昆布、陈皮、厚朴、白芍各12 g，丹参30 g，柴胡、甘草各9 g。

［随症加减］肝区痛甚者加姜黄10 g；血压高者加石决明60 g或草决明30 g；有黄疸者加茵陈20 g。

［功效主治］疏肝活血，软坚散结。

［治疗方法］每日1剂，水煎分2次服，30日为1个疗程，连用3～4个疗程。

［临床运用］治疗36例患者中，治愈15例，有效18例，无效3

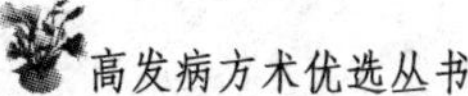

例，总有效率91.7%。

［心得体会］舒肝活血软坚散结汤由逍遥散合平胃散加减而成。逍遥散疏肝解郁，平胃散燥湿运脾、行气导滞。现代药理学研究证实，山楂、当归、丹参、郁金、泽泻、柴胡具有降血糖抗脂肪肝的作用，可作为用于脂肪代谢的不同环节，如通过干扰外源性胆固醇的吸收，抑制内源性胆固醇的代谢，干扰脂质合成，抑制胆固醇沉积，增加胆固醇排泄等发挥作用。方中当归、白芍养血活血祛瘀，改善微循环，增加血流量；苍术、厚朴、法半夏燥湿健脾化痰；海藻、昆布消痰软坚散结，防止肝脂肪变及纤维增生。

［方剂来源］徐荣花，艾中华，陈丽娟. 疏肝活血软坚散结汤治疗脂肪肝36例. 新中医，2001，33（2）：58

63. 益气活血化瘀汤加减方

［药物组成］党参、生黄芪、丹参各15 ~ 30 g，白术、柴胡、白芍、生大黄、红藤、漏芦各10 g，郁金、生山楂、泽泻各30 g。

［随症加减］痛甚者加佛手、延胡索、木香；阴虚火旺者加枸杞子、沙参、百合、黄芩；纳差者加神曲、鸡内金。

［功效主治］益气健脾，活血化瘀。

［治疗方法］每日1剂，水煎服，30日为1个疗程，疗程间休息3 ~ 5日，连用3个疗程。

［临床运用］患者治疗3个疗程后，显效15例，有效38例，无效7例，总有效率88.3%。

［心得体会］方中党参、白术、生黄芪益气健脾；柴胡、丹参、郁金、红藤、漏芦等行气活血，化瘀散结；生山楂、泽泻、白术消食化湿；柴胡、白芍疏肝柔肝。诸药合用，共奏益气健脾、活血化瘀之功，达到改善临床症状、恢复肝功能、降低血脂的目的。

［方剂来源］杜玲，丁连全. 益气活血化瘀汤治疗脂肪肝的探讨. 现代中西医结合杂志，1999，8（10）：1633

64. 二陈汤加味

［药物组成］半夏、丹参、茯苓、柴胡、白术、白芍各15 g，山

楂、乌梅各18 g，泽泻10 g，陈皮、甘草各8 g。

［功效主治］健脾化痰，疏肝化瘀。

［治疗方法］每日1剂，水煎3次，煎取汁500 mL，分4次温服，30日为1个疗程。

［临床运用］28例患者经治疗2个疗程后，临床治愈9例，好转16例，无效3例。

［心得体会］二陈汤加味中，柴胡、陈皮疏肝解郁；半夏燥湿化痰；白术、茯苓健脾助运；丹参、山楂活血化瘀，疏通肝络；白芍、乌梅养血柔肝。诸药合用，使脾胃健运，肝得条达，湿痰无滋生之源，肝络无瘀阻之患。

［方剂来源］夏宝林．二陈汤加味治疗脂肪肝28例．中国民间疗法，2003，11（7）：43

65．保和丸加味

［药物组成］神曲、山楂、莱菔子、泽泻、白术各15 g，法半夏10 g，陈皮6 g，连翘12 g，田七末（冲）、甘草各5 g。

［功效主治］消食化瘀，健脾化浊。

［治疗方法］清水煎2次，分2次服，每日1剂，4周为1个疗程，2～3个疗程评定疗效。

［临床运用］治疗54例患者中，显效25例，有效16例，好转8例，无效5例，总有效率90.7%。

［心得体会］方中山楂为君，消一切饮食积滞，尤善消肉食油腻之积，行瘀破滞；神曲消食健脾，更化酒食陈腐之积；莱菔子下气消食，长于消谷面之积；佐以法半夏、陈皮行气化滞，和胃降浊；白术、泽泻健脾利湿，驱痰排浊；痰瘀日久易于化热，故又佐连翘以清热；田七末活血化瘀，消瘀散结。综观全方，消中有补，温中兼有清热，健脾消积，驱浊化痰，疏肝化瘀，可以长期用药，使脾健运，积食消，痰浊去，肝中浊脂清，脂肪肝自然能愈。

［方剂来源］吴建一，李瑞轩．保和丸加味治疗脂肪肝54例．辽宁中医杂志，2003，30（5）：384

66. 健肝汤

[药物组成] 乌梅10 g，女贞子15 g，五味子10 g，山楂30 g，何首乌15 g，炒枣仁15 g，泽兰30 g，丹参15 g，草决明30 g，厚朴10 g，砂仁6 g，生甘草10 g。

[随症加减] 肝区疼痛明显者加郁金、青皮；大便干结者加大黄；腹饱胀、频繁呃逆者加旋覆花、生赭石；乏力明显者加生黄芪；便稀者加山药、薏苡仁。

[功效主治] 补肝和血，降脂。

[治疗方法] 每日1剂，水煎服，共煎300 mL，分早晚2次服，连续服用40日。

[临床运用] 治疗50例患者中，显效37例，有效10例，无效3例，总有效率94%。

[心得体会] 中医认为：肝为刚脏，体阴而用阳，肝藏血。酒乃大辛大温之品，最易耗伤肝之阴血，因此补养肝阴、补肝和血乃是治疗此病之根本。方中乌梅、女贞子、五味子、何首乌、炒枣仁、山楂酸敛养阴，补肝降酯；丹参、泽兰、山楂、草决明补肝和血降脂；长期大量饮酒，除伤害肝之阴血外，也极易损伤脾胃，使脾胃升降功能失调，厚朴、砂仁理脾胃调中焦，恢复脾胃升降斡旋之功能，使清者升，浊者降，有利于血脂之消除和肝体的恢复；生甘草调和诸药。

[方剂来源] 董怀文，王书军．健肝汤治疗酒精性脂肪肝50例．中西医结合杂志，2001，11（2）：110

67. 降脂护肝冲剂

[药物组成] 茯苓25 g，山楂30 g，菊花15 g，泽泻20 g，海带10 g，草决明20 g，五味子15 g，提取后制成冲剂。

[功效主治] 利湿降脂护肝。

[治疗方法] 口服每次10 g，每日3次，3个月为1个疗程，服药期间不必特殊调整饮食。

[临床运用] 治疗105例患者中，高胆固醇血症56例，用药后49例恢复正常，105例中有98例肝B超检查恢复正常。

［心得体会］血脂代谢紊乱是脂肪肝的主要发病危险因素。方中的山楂含有降脂酶，能分解脂肪，降低血脂，还有减少肝脏脂肪存贮和沉积的作用；茯苓和泽泻含胆碱和卵磷脂，有分解和氧化脂肪的作用；草决明和海带均有降低血脂和中和脂肪的作用。

［方剂来源］符朝岩，刁秀兰，张立志．降脂护肝冲剂治疗脂肪肝的临床研究．辽宁中医杂志，2000，27（12）：551

68．加味五子衍宗汤

［药物组成］枸杞子、菟丝子、覆盆子、五味子、车前子、山楂、丹参各20 g，生大黄6 g，黄精、莱菔子、草决明、何首乌各15 g。

［功效主治］柔肝补肾，消积降脂。

［治疗方法］每日1剂，水煎400 mL，分2次口服，3个月为1个疗程，治疗期间戒酒。

［临床运用］治疗42例患者中，显效30例，有效9例，无效3例，总有效率92.8%。

［心得体会］脂肪肝病因多与饮食不节，过食肥甘厚腻，饮酒，起居无常，体质因素有关。病机特点多为肝郁气滞，肝胆疏泄失常，气、血、食、瘀阻滞，日久化热，耗伤肝肾之阴精。加味五子衍宗汤中覆盆子、菟丝子、枸杞子、何首乌、五味子、山楂、黄精酸敛养肝阴，补肾精，降脂；草决明、丹参养血活血，柔肝降脂；生大黄、车前子、莱菔子行气消食，化痰降脂。

［方剂来源］欧琴，何坚．加味五子衍宗汤治疗脂肪肝42例．陕西中医，2003，24（7）：587

69．柔肝泻脂饮

［药物组成］何首乌20 g，枸杞子12 g，生地黄12 g，虎杖30 g，菝葜30 g，泽泻20 g，丹参30 g，莪术20 g，白芥子10 g，生山楂15 g。

［功效主治］养阴柔肝，活血祛痰。

［治疗方法］每日1剂，分2次服，12周为1个疗程。

［临床运用］治疗20例患者中，治愈3例，显效4例，有效10例，无效3例。

［心得体会］脂肪肝是一种慢性疾病，其病因病机主要为感受湿热疫毒，或为过食肥甘厚味，食饮醇酒，过于安逸等引起肝经湿热瘀阻和日久肝肾亏所致，属本虚标实之证。治疗上除活血祛痰外，时时不忘扶正养阴，使标本兼治，方能收效。方中何首乌、枸杞子、生地黄养阴柔肝治其本；蒺藜、泽泻、白芥子、虎杖等疏肝化痰；丹参、莪术活血消瘀治其标。

［方剂来源］陈琼，肖泸生，何颂华．柔肝泻脂饮治疗脂肪肝临床观察．辽宁中医杂志，1999，26（8）：360

70．消脂汤

［药物组成］桑寄生、何首乌、巴戟天各12 g，象贝母、白芥子、赤芍各15 g，枳壳、郁金各9 g，泽泻、草决明、丹参各30 g。

［随症加减］兼脾虚者加苍术、白术各15 g；兼食积者加焦山楂、焦麦芽、焦神曲各15 g；兼湿热者加栀子15 g；ALT升高者加垂盆草60 g。

［功效主治］疏肝益肾，活血除湿。

［治疗方法］每日1剂，水煎服，30日为1个疗程，一般连用3个疗程。

［临床运用］68例患者中，临床治愈23例，显效26例，有效17例，无效2例，总有效率97%。

［心得体会］脂肪肝病因多与饮食不节，起居无常，体质因素有关。病机特点为肝脾肾不足，肝胆疏泄失调，湿、气、血、食、瘀阻滞。脂肪肝患者出现胁腹胀闷、纳差、嗳气、倦怠乏力、头晕腰酸、舌胖大或紫暗等，正是一派肝郁脾虚、肾亏兼有痰浊留聚、气滞血瘀、湿热交阻之征象，故应疏肝益肾、健脾除湿，佐以活血之法，方用消脂汤。方中桑寄生、何首乌、巴戟天补肝健脾益肾；象贝母、白芥子、泽泻化痰除湿；枳壳、郁金、草决明疏肝理气；赤芍、丹参活血柔肝。全方消中寓补，补中有消，用之对证，祛邪不伤正，扶正不

留邪。

［方剂来源］祝峻峰，李卫山. 消脂汤治疗脂肪肝68例. 中西医结合肝病杂志，2001，11（2）：109

71. 益肾清肝汤

［药物组成］淫羊藿15 g，菟丝子20 g，女贞子20 g，枸杞子20 g，何首乌15 g，决明子15 g，白芍30 g，虎杖30 g，泽泻20 g。随症加减。

［功效主治］益肾清肝消脂。

［治疗方法］每日1剂，水煎，分早晚2次服，2个月为1个疗程，一般用1～2个疗程。服药期间要求戒酒，进食高蛋白、低脂肪、富含维生素类食物。

［临床运用］32例患者中，临床治愈12例，有效17例，无效3例，总有效率90.6%。

［心得体会］痰、湿、瘀是形成脂肪肝的条件，其病机可概括为肝失疏泄，气滞血瘀；脾失健运，痰浊内生。方中以淫羊藿、菟丝子、枸杞子、女贞子滋补肝肾，益气助阳，温而不燥，甘润和缓；何首乌、决明子、白芍清热凉肝养血；泽泻淡渗利湿；虎杖清热解毒，活血化瘀。诸药配合，共奏益肾消脂复肝功效。

［方剂来源］蒋晓霞，严桐. 益肾清肝汤治疗脂肪肝临床观察. 河北中西医结合杂志，1999，8（6）：944

72. 消脂复肝汤

［药物组成］木香、槟榔、青皮、陈皮、鳖甲（先煎0.5 h）各10 g，丹参、何首乌、草决明各20 g，泽泻、山楂、荷叶各30 g。

［随症加减］肝郁气滞者加郁金、柴胡、乌药、香附；气滞痰湿者加法半夏、厚朴、胆南星、浙贝母、鸡内金；气滞血瘀者加延胡索、桃仁、郁金、红花、三棱、莪术；气虚水湿者加黄芪、茯苓、猪苓、车前子、益母草。在临床中还可根据病情灵活加减。

［功效主治］行气导滞，化瘀消积。

［治疗方法］每日1剂，水煎分2次服，1个月为1个疗程，服药3

个月评估疗效。服药期间停用其他治疗本病的药物。

［临床运用］80例患者中，治愈32例，显效35例，有效8例，无效5例，总有效率93.7%。

［心得体会］脂肪肝主要病因为情志郁结、饮食失调、久病体虚等，其病机为气滞肝郁，痰湿内停，瘀血阻络，脂质沉积于肝内。临床中用辨病辨证相结合的方法在古方木香槟榔丸、木香顺气丸、六磨汤、大七气汤、膈下逐瘀汤等具有疏肝解郁、行气消聚、导滞消积、理气化痰、活血化瘀通络功效的基础上，从中选取并通过现代药理研究和临床实践证实具有降脂、降胆固醇、恢复肝功能、抗脂肪肝的药物，组成以木香、槟榔、青皮、陈皮、泽泻、山楂、草决明、何首乌、丹参、鳖甲为主的消脂复肝汤。荷叶、山楂、草决明、泽泻这4种药具有利水、消积、软坚散结的作用，配合行气导滞药木香、槟榔、青皮、陈皮，活血化瘀药丹参，加强消除积聚的作用。药物治病攻伐不可太过，加上能软坚散结、消除积聚，又具滋阴潜阳的鳖甲，固护正气，更辅以既能降低胆固醇，治高血脂症，又能补肝益肾、养血涩精的何首乌，使全方具有行气导滞、化瘀消积之功，而又不致攻伐太过，损伤正气。

［方剂来源］郑颍俊．消脂复肝汤治疗脂肪肝80例．陕西中医，2003，24（1）：36

73．疏肝利胆汤

［药物组成］茵陈30 g，丹参30 g，黄芪30 g，补骨脂30 g，生山楂30 g，陈皮15 g，半夏15 g，大黄9 g，甘草6 g。

［随症加减］如HBV－M阳性者加用虎杖20 g。

［功效主治］疏肝利胆，化瘀补肾。

［治疗方法］每日1剂，每剂煎400 mL，分2次服，1个月为1个疗程，一般用1～3个疗程。

［临床运用］36例患者中，临床治愈10例，有效17例，好转9例，总有效率100%。

［心得体会］疏肝利胆汤有清利湿热、活血化瘀、疏肝利胆、健

脾和胃及滋补肝肾之作用。现代医学研究发现，茵陈有促进胆汁分泌作用，在增加胆汁分泌作用的同时还增加了胆汁中胆酸和胆红素的排泄，还可使胆汁中胆脂质含量降低，另外对肝炎病毒有抑制作用，对肝脏病理损伤有恢复作用；与大黄合用除有改善胆汁分泌作用外，亦有降低血清胆固醇作用。生山楂除有消食化积作用外，与陈皮合用有降低血清胆固醇作用。黄芪有明显降血糖作用，能防止肝糖原减少而保护肝脏。丹参有扩张血管、改善血液循环、增加肝血流量等作用。

［方剂来源］钟玉方，等．中药治疗36例脂肪肝的疗效观察．承德医学院学报，1998，15（1）：46

74．益肾消脂汤

［药物组成］淫羊藿、补骨脂、炒牡丹皮、生鸡内金、柴胡各10 g，杜仲、茯苓、生山楂、鸡骨草、苍术、白术各15 g，决明子20 g。

［功效主治］补肾健脾，化湿活血，疏肝消脂。

［治疗方法］每日1剂，水煎服。

［临床运用］治疗30例患者中，临床控制16例，显效10例，有效3例，无效1例，总有效率96.67%。

［心得体会］脂肪肝的病机，中医多认为是脾虚肝郁、痰湿瘀阻所致。脾肾两虚为病之本，痰湿、血瘀、肝郁是病之标，故方选淫羊藿、补骨脂、杜仲补肾益精；炒牡丹皮、生山楂活血化瘀；茯苓、苍术、白术健脾化湿；生鸡内金消积；柴胡、鸡骨草疏肝理气；决明子清肝通便。全方既重补肾治本，又佐以疏肝化湿以治标，标本同治，故获良效。

［方剂来源］王丽萍，沈国良．益肾消脂汤治疗脂肪肝30例．浙江中医杂志，2001，36（6）：241

75．消脂护肝汤

［药物组成］泽泻30 g，生山楂30 g，柴胡12 g，丹参30 g，生鳖甲（先煎）15 g，蒲黄10 g，枳实12 g，何首乌15 g，海藻15 g，路路通15 g，绞股蓝30 g。

［功效主治］清热除湿，祛瘀除积。

［治疗方法］每日1剂，水煎服，疗程为90～120日。

［临床运用］治疗50例患者中，治愈率为78%，总有效率为98%。

［心得体会］脂肪肝病因病机为感受湿热疫毒，过食肥甘厚味，嗜酒，过于安逸等引起肝经湿阻热郁、瘀积。消脂护肝汤具有清热除湿，祛瘀除积之功效。方中重用泽泻除水湿；生山楂、丹参、蒲黄消瘀积；路路通疏通瘀滞之经路，增强消除水湿之功效；生鳖甲消散瘀结之癥瘕，并有养阴清热之作用；疏肝解郁、升阳透热之柴胡，配行气消痞、理脾导滞之枳实，一升一降，条达肝气，疏散郁热；绞股蓝有清热解毒之功；海藻有利水泄热之效；增入补肝肾、养精血之何首乌，以防利湿伤阴耗血之弊。现代药理研究证实，泽泻、山楂、柴胡、丹参、海藻、绞股蓝、何首乌均有降血脂作用，其中柴胡能降ALT，丹参、海藻可缩小肝脏，绞股蓝有南方“人参”之称，有延缓衰老和减肥作用。

［方剂来源］项凤英．消脂护肝汤治疗脂肪肝50例疗效观察．上海中医药杂志，1996，4：41

76．益肾洗肝化脂汤

［药物组成］何首乌、枸杞子、女贞子、草决明、葛根、郁金、山楂各15 g，茵陈20 g，泽泻、丹参各30 g，海藻、酒大黄、槐米各10 g。

［功效主治］益肾洗肝，泄毒化瘀祛脂。

［治疗方法］每日1剂，水煎分2次温服，1个月为1个疗程，连续用3个疗程。

［临床运用］治疗40例患者中，临床治愈15例，显效14例，有效7例，无效4例，总有效率90%。

［心得体会］长期过量饮酒，酒精使肝脏脂肪酸氧化减少，脂肪运转利用失衡，肝微循环障碍，肝内脂质蓄积而发生酒精性脂肪肝。益肾洗肝化脂汤中茵陈、泽泻利水化湿，清热化痰；葛根、山楂解酒

毒，除酒积；丹参、郁金、海藻活血通络，疏肝散结；酒大黄、草决明、槐米荡浊消积，清肝泄热，以通为补而健脾；何首乌、枸杞子、女贞子甘滋润肾，益精护肝。全方洗肝化浊，解酒泄毒，软坚祛脂，益肾护肝，正合酒精性脂肪肝的病因病机。

［方剂来源］董子强．益肾洗肝化脂汤治疗酒精性脂肪肝40例临床研究．河南中医，1998，22（3）：29

77．降脂化痰汤

［药物组成］柴胡9 g，茯苓12 g，陈皮7 g，半夏10 g，炒白术15 g，茵陈12 g，郁金12 g，丹参15 g，生山楂30 g，何首乌15 g，枸杞子15 g，草决明12 g，生甘草7 g。

［随症加减］胸闷胁痛者加瓜蒌15 g，赤芍12 g，延胡索9 g；痰湿化热、口干烦躁者加石菖蒲12 g，黄柏10 g，白花蛇舌草15 g；肝阳上亢、头晕耳鸣者加生石决明15 g，钩藤12 g，菊花9 g；脾胃虚弱、脘腹胀满者加黄芪15 g，党参12 g，砂仁5 g；肾阳偏虚、畏寒肢冷者加肉苁蓉15 g，巴戟天12 g，肉桂5 g；肾阳偏虚、心烦失眠者加熟地黄30 g，黄精12 g，百合10 g。

［功效主治］健脾益肾，燥湿化痰，消积散瘀。

［治疗方法］每日1剂，水煎服。

［临床运用］64例患者中，临床治愈13例，显效22例，有效21例，无效8例，总有效率为87.5%。

［心得体会］脂肪肝患者多体胖，关于肥胖的病机，历代医家认为与气虚、痰、湿、瘀有关。脾为后天之本，生化之源，主运化水谷精微，脾之健运有赖于肝之疏泄正常；肾为先天之本，脾之健运有赖于肾之温养；脾脏本虚或肾虚及脾，均可使健运失调，水谷肥甘之品无以化生气血，酿痰生湿，肾虚则气化功能减弱，无力助脾化生精微，则湿聚浊积，气血瘀阻，致痰湿瘀浊滞留肌肤之间。脾肾虚是本病的病理基础，先、后天之本不足使脏腑的功能失调，终致气血运行更趋紊乱，久必成瘀，出现一系列的症状。因此，痰湿、痰浊是脂肪肝的病因，根据脂肪肝的病理特点，采用标本兼治

的方法，组成降脂化痰汤，健脾益肾，燥湿化痰，消积散瘀，并结合现代药理研究，选用有祛脂作用的中药，促进脂肪代谢。方中柴胡舒畅肝气，畅达气机；炒白术补脾益气，燥湿实脾；配合“二陈汤”燥湿化痰、理气和中；茵陈行滞化痰，利湿排浊为治脾胃湿热之要药；郁金为血中气药，能理气分之郁滞，散血中之瘀阻；配合生山楂、丹参消积散瘀，化积调中；何首乌、枸杞子、草决明填精益肾，调整阴阳。

［方剂来源］董秀敏，苏国贤，郑迎新．降脂化痰汤治疗脂肪肝64例临床疗效观察．中国民间疗法，1997，（5）：28

78．涤脂复肝汤

［药物组成］黑牵牛子、白牵牛子各15 g，制何首乌10 g，生山楂30 g，泽泻10 g，萆薢15 g，柴胡10 g，丹参20 g，茵陈20 g。

［随症加减］右上腹胀痛甚者加郁金、青皮；刺痛甚者加参三七、红花；舌苔厚腻者加草果、制苍术；气虚者加党参、生黄芪；大便干燥者加川大黄、当归；头晕如蒙者加仙鹤草、钩藤；头痛者加蔓荆子、川芎。

［功效主治］祛痰化脂，泄浊软坚，滋补肝肾。

［治疗方法］每日1剂，水煎服，20日为1个疗程。

［临床运用］48例患者中，痊愈28例，有效14例，无效6例，总有效率87.5%。

［心得体会］脂肪肝病因繁多，但主要是过食脂肪类食物及长期大量酗酒，导致脾失健运，肝失疏泄，痰浊蕴结于体内，停积于肝脏，使肝络损伤瘀结而成。涤脂复肝汤主要取牵牛子涤痰逐水；萆薢分清泌浊，泄脂外出；茵陈治酒疸，荡涤肠胃；泽泻补肾泻火，行痰饮；生山楂消肉积，散瘀血；丹参去瘀生新，软肝散瘀；制何首乌为养血益肝、固精益肾的滋补良药；柴胡一为疏肝解郁，一为药入病所。全方补中有泻，泻而不伤，共奏祛痰化脂、泄浊软坚、滋补肝肾之功。

［方剂来源］杨林．涤脂复肝汤治疗脂肪肝48例．中医药研究，

1997，13（3）：21

79. 逆脂方

［药物组成］葛根、黄精、丹参、赤芍、黄芪、草决明、山楂各20 g，地龙、郁金、炒泽泻各15 g，柴胡9 g，地鳖虫6 g。

［随症加减］脾气虚甚者加白术、茯苓、党参；阴虚者加麦冬、玄参；血瘀甚者加桃仁、红花、炮穿山甲（代用品）、三棱；气滞者加青皮、枳壳；痰浊者加半夏、川贝母；湿盛者加防己、苍术；肾气虚者加山萸肉、制何首乌。

［功效主治］健脾益气，行气化瘀，消癥祛积。

［治疗方法］每日1剂，水煎2次，混匀，早、中、晚餐后温服。配以饮食调节和生活方式调节。

［临床运用］68例患者中，治愈56例，好转11例，无效1例，总有效率98.53%。

［心得体会］针对脂肪肝本虚标实的病变本质特性，确立扶正祛邪、标本兼治的治则，筛选制订逆脂方。方中黄芪、黄精健脾扶正，益气固本，且助健脾运而消痰湿；葛根、丹参、赤芍、地龙、郁金、地鳖虫活血祛瘀，消癥祛积；草决明、山楂、炒泽泻，配以葛根、黄精、丹参、郁金、柴胡，据现代药理研究表明，具有明显降脂作用；柴胡疏肝理气并引诸药入肝经。本方能使浸润于肝的脂肪得以消散，使已成之脂肪肝可逆性消失。疗程中配以饮食调节和生活方式调节，能有效地去除引发本病的诱因，阻断发病之源，亦属治本之法。佐以该法，不但能提高逆脂方的主治功效，而且使本病经逆脂综合法治愈后不致复发，从而取得良好的远期疗效。

［方剂来源］兰启防．逆脂综合法治疗脂肪肝68例．湖南中医药导报，1998，4（9）：27

80. 软肝化脂汤

［药物组成］丹参、山楂、葛根各30 g，鳖甲、茯苓各15 g，柴胡、白芍、胆南星各12 g，半夏、竹茹、枳实各10 g，陈皮6 g。

［功效主治］活血化瘀，祛痰化积。

［治疗方法］每日1剂，水煎早晚分服，1个月为1个疗程，治疗期间禁酒。另每隔3日给患者自血光量子治疗1次，10次为1个疗程。

［临床运用］36例患者中，痊愈25例，好转10例，无效1例，总有效率97.2%。

［心得体会］软肝化脂汤以丹参、山楂、葛根活血化瘀，化积解毒为主药，佐以加味温胆汤清热利湿祛痰。药理研究表明，中药丹参具有清除毒性自由基、抑制正常及损伤肝细胞脂质过氧化的作用，能增强肝细胞SOD活力，减轻肝细胞变性坏死。自血光量子疗法可以促进碳氧血红蛋白解离，并使血红蛋白充分变氧合血红蛋白；红细胞受紫外线照射后氧合速度增快，3～5 min即可达到最高氧饱和度，而且能保持30日不变，能促进体内红细胞生长速度，使红细胞弹性增加，氧的弥散半径扩大，能改善组织微循环和氧利用，使肝脏因代谢旺盛而产生的缺氧状态得以改善，能使线粒体合成ATP增加，保证肝组织的能量供应。临床上运用中药配合自血光量子治疗酒精性脂肪肝取得了比较满意的疗效。

［方剂来源］陈关良．中药配合自血光量子治疗酒精性脂肪肝36例．实用中医药杂志，1997，（6）：21

81．降脂汤

［药物组成］生山楂、丹参、莱菔子各30 g，何首乌、草决明各20 g，泽泻、郁金、半夏、木瓜各10 g，陈皮6 g。

［随症加减］若肝郁气滞者加柴胡、川楝子、延胡索、白芍各10 g；痰湿困脾者加苍术、茯苓、竹茹各10 g；瘀血内阻者加泽兰叶、赤芍各10 g，桃仁、红花各6 g；肝肾两虚者加生地黄、桑寄生、杜仲各15 g，山药30 g。

［功效主治］祛瘀消积化脂，行气化痰。

［治疗方法］每日1剂，水煎分2次温服，30日为1个疗程。同时配合针刺，主穴取丰隆、足三里、三阴交、阳陵泉、内关，采用补虚泻实的手法。辨证选加穴位，15次为1个疗程。

［临床运用］32例患者中，临床治愈5例，显效15例，有效7例，

无效5例，总有效率84.38%。

［心得体会］降脂汤方中生山楂消食化积，与丹参配合，祛瘀消积化脂；郁金、莱菔子疏肝解郁，行气导滞；泽泻、草决明利水化湿，清泻肝火；半夏、陈皮健脾化痰；何首乌滋阴养血，祛痰化浊。现代药理研究证实，生山楂、丹参、草决明、泽泻、半夏有降血脂的作用；泽泻可使血清中胆固醇及肝脂肪含量下降；何首乌可以减少胆道胆固醇的吸收，防止其在肝内沉积；丹参可以促进脂肪在肝中的氧化而降低脂肪的含量，同时可以改善肝脏微循环，回缩肝脏。针刺丰隆既可化有形之痰，又可化无形之痰，可调理脾胃，促进运化，豁其痰浊，以杜绝生痰之源，配合内关，更加强了和胃降痰浊之效；足三里可调理脾胃功能，配合三阴交，可泻阳明、太阴之湿，扶助脾胃运化输布功能；阳陵泉有清化湿热之功效。

［方剂来源］李洁，许佳年，张琴．针药结合治疗脂肪肝32例临床观察．湖南中医药导报，1999，5（6）：17

82．护肝降脂饮

［药物组成］生山楂、何首乌、泽泻、葛根、草决明各30 g，茵陈、生大黄、丹参、黄精各20 g，柴胡、白芍、莱菔子、香附各10 g。

［功效主治］疏肝利胆，清肝泄热，活血化瘀。

［治疗方法］每日1剂，水煎分3次温服，28日为1个疗程。4个疗程后评定疗效。

［临床运用］32例患者中，治愈19例，显效7例，有效4例，无效2例，总有效率93.8%。

［心得体会］脂肪肝多因肥胖、长期过量饮酒、肝炎等引起肝脏内脂肪量增加，造成肝细胞肿胀，甚至发展为肝硬化。临床以25～45岁为多见。中医认为，脂肪肝病位在肝，病机上强调痰瘀同源，治疗上祛痰化瘀并重。方中柴胡、香附、白芍、莱菔子等疏肝解郁，行气导滞，柔肝止痛；生山楂磨积消食，配丹参行肝经之瘀，消化脂肪；何首乌、黄精滋阴养血，使之利湿而不伤阴，活血而不耗血；草决

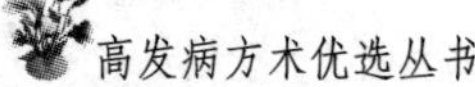

明、葛根清肝经之热；泽泻利水化湿；茵陈有利胆降脂之功，能促进脂肪代谢；生大黄通腑润肠，疏通导滞，降浊。诸药配伍，共奏疏肝利胆、清肝泄热、活血化瘀之功，使气行湿化，瘀血清，腑气通，积聚肝内的脂肪得以消除。

［方剂来源］高宽明．护肝降脂饮治疗脂肪肝32例临床观察．四川中医，2002，20（12）：20

83．化痰散瘀方

［药物组成］王不留行20 g，丹参12 g，泽兰10 g，胆南星10 g，土茯苓15 g，郁金10 g，枳实6 g，草决明15 g，生山楂10 g。

［随症加减］肝郁气滞型加醋柴胡10 g，川楝子12 g，香附10 g；痰湿蕴结型加皂角刺6 g，虎杖15 g，泽泻15 g；气虚瘀结型加桃仁10 g，红花6 g，黄芪20 g，当归10 g。

［功效主治］活血化瘀，化痰除浊。

［治疗方法］每日1剂，水煎2次，早晚分服，30日为1个疗程，治疗2个疗程。

［临床运用］60例患者中，治愈30例，好转27例，无效3例，总有效率95%。

［心得体会］目前西医治疗脂肪肝尚无特殊方法，一般多采用补充维生素、祛脂等支持疗法治疗。中医认为，脂肪肝属肝癖、积聚等范畴，根据病因病机，治疗多从瘀湿、瘀血论治，拟祛湿化痰、活血化瘀为治疗大法。方中王不留行、丹参、泽兰通肝脾化瘀血，活血养血；胆南星、土茯苓祛湿化痰浊；郁金、枳实加强疏肝利胆之功；草决明清肝热，生山楂祛瘀消积，二者合用可降血脂。全方共奏活血化瘀、祛湿除浊之功。

［方剂来源］曾亚庆，曾杰莉．化痰散瘀方治疗脂肪肝60例．中国中西医结合脾胃杂志，1999，7（2）：113

84．活血化瘀方

［药物组成］丹参15 g，泽兰10 g，王不留行15 g，赤芍10 g，郁金10 g，山楂15 g，延胡索15 g。

[随症加减] 气滞血瘀型加柴胡10 g，川楝子12 g，枳实15 g；痰湿阻络型加制胆南星10 g，土茯苓15 g，茵陈15 g，虎杖15 g；气虚瘀阻型加黄芪30 g，白术10 g，枸杞子15 g。

[功效主治] 活血化瘀，祛痰化浊。

[治疗方法] 每日1剂，水煎2次，早晚分服，40日为1个疗程。

[临床运用] 40例患者中，治愈20例，好转18例，无效2例，总有效率95%。

[心得体会] 活血化瘀基本方中，丹参、泽兰、王不留行、赤芍活血化瘀，通肝脾经脉；延胡索、郁金疏肝理气；山楂祛瘀消滞。全方以活血化瘀为主，配以化痰祛湿、理气通络、益气健脾等法，共奏活血化瘀、祛痰化浊之功。

[方剂来源] 陆霞，伊春锦. 活血化瘀方治疗脂肪肝40例. 福建中医药，2001，32（6）：32

85. 化痰活血方

[药物组成] 半夏、陈皮、泽泻、大黄、虎杖、生山楂、莪术各12 g，茯苓、薏苡仁各15 g，丹参30 g，姜黄10 g。

[功效主治] 化痰散结，活血化瘀。

[治疗方法] 水煎服，每日1剂，分早、晚2次服，2个月为1个疗程。

[临床运用] 治疗90例患者中，显效66例，有效16例，无效8例，总有效率91.1%。

[心得体会] 方中半夏、茯苓、陈皮、泽泻、薏苡仁健脾利湿，化痰散结；大黄、虎杖、生山楂、丹参、姜黄、莪术活血化瘀，消积软坚。药理研究表明，泽泻、生山楂、姜黄、莪术、丹参能改善肝脏微循环，促进肝内脂肪新陈代谢，减少脂肪蓄积，回缩肝脏，恢复肝功能。

[方剂来源] 何太清，纪延龙. 化痰活血方治疗脂肪肝疗效观察. 河北中医，2000，22（6）：422

86. 化浊清肝汤

［药物组成］胆南星15 g，泽泻30 g，法半夏12 g，姜黄15 g，莪术20 g，郁金15 g，川芎9 g，制大黄12 g，生山楂12 g，荷叶30 g，决明子30 g，葛根30 g。

［随症加减］肝区痛甚者加川楝子、延胡索；纳差者加神曲、麦芽；肝肾不足者加女贞子、制黄精；肝脾肿大者加炙鳖甲、穿山甲（代用品）。

［功效主治］化痰消脂，活血行瘀。

［治疗方法］每日1剂，水煎，分早、晚2次服，3个月为1个疗程。对糖尿病、高血压病、冠心病患者保持原有的治疗用药。

［临床运用］治疗78例患者中，临床治愈22例，显效24例，有效14例，无效18例，总有效率76.9%。

［心得体会］脂肪肝的发生与中医的痰、瘀密切相关，故治疗采取化痰祛瘀降脂法。化浊清肝汤方中胆南星、泽泻、法半夏豁痰泄浊，使痰无滋生之源；姜黄、郁金、莪术入肝经行气化滞，活血化瘀，配川芎引药上达巅顶而又有较强的活血化瘀功能，故痰瘀同治之力更强；生山楂、制大黄消积导滞，行气通腑，化解脂肪；葛根升清降浊。诸药合用，共奏化痰消脂、活血行瘀之功。

［方剂来源］段立峰．化浊清肝汤治疗脂肪肝78例临床观察．河北中医，2003，25（4）：247

87. 泽黄汤

［药物组成］泽泻30 g，大黄20 g，何首乌30 g，生山楂30 g，丹参30 g。

［功效主治］利湿，化瘀，扶正祛邪。

［治疗方法］每日1剂，水煎服，3个月为1个疗程。要求戒酒。

［临床运用］患者BLT及ALT复常率较明显，分别为71.4%和82.3%；白蛋白、β-球蛋白复常也明显，分别为68.8%和72.2%。

［心得体会］病毒性肝炎合并脂肪肝临床上较常见，且越来越受到重视。其临床表现常被慢性病毒性肝炎所掩盖，除具有一般慢性肝

炎症状、体征外，并有肝功能、蛋白代谢及血脂异常。对本病的发病机制，中医认为：本虚标实，湿、瘀、虚为主要病因，故治疗重在祛湿、化瘀和扶正。泽黄汤选用泽泻旨在利湿，降低血中胆固醇而抗脂肪肝；大黄通腑泻下，活血祛瘀，用以治疗高脂血症，降低甘油三酯和β－脂蛋白；何首乌养血扶正，可阻止脂质在肝内沉积；丹参、生山楂活血通络，改善肝脏循环，减轻肝组织内甘油三酯含量，降脂及改善蛋白代谢。诸药合用，利湿、化瘀、扶正祛邪，既能护肝、降酶、退黄、改善蛋白代谢，又能防止脂质在肝内沉积，从而使受损肝细胞尽快得以恢复。

［方剂来源］张本奇，徐瑞平. 泽黄汤治疗慢性病毒性肝炎合并脂肪肝. 新乡医学院学报，1997，14（3）：315

88. 化痰祛瘀方

［药物组成］泽泻15 g，决明子30 g，丹参15 g，郁金15 g，生山楂30 g，荷叶10 g，虎杖30 g。

［随症加减］大便不通者加大黄或芦荟；肝区胀痛者加延胡索；失眠者加炒枣仁、远志；谷丙转氨酶升高者加垂盆草、龙胆草、平地木；舌质黯红者加水蛭；血热者加水牛角；胆红素升高者加田基黄、茵陈；嗜酒者加葛花；乙型肝炎者加白花蛇舌草、叶下珠；高血压者加钩藤、葛根；冠心病者加全瓜蒌、白檀香；胆囊炎者加蒲公英、栀子；胆结石者加鸡内金、穿山甲片（代用品）；糖尿病者加天花粉、山萸肉。

［功效主治］行气解郁，化痰散结，活血消瘀。

［治疗方法］每日1剂，水煎服，3个月为1个疗程。

［临床运用］60例患者中，治疗1个疗程15例，2个疗程28例，3个疗程17例。治疗后B超复查脂肪肝消失，各项指标均恢复正常21例，B超复查脂肪肝程度由重度、中度降至轻度，各项指标均有所改善28例，总有效率81.7%。

［心得体会］脂肪肝由痰瘀互阻，脂浊积聚，肝失疏泄，脉络不和所致。治疗当活血化瘀，疏肝和络，化痰降脂。方中泽泻味甘淡性

寒，入三焦经，利水湿行痰饮，现代药理认为，可抑制外源性甘油三酯、胆固醇的吸收，影响内源性胆固醇及甘油三酯的合成而抗脂肪肝；决明子味苦、甘、咸，性微寒，入肝、肾经，能清肝化浊，现代药理研究证实，可降低血清胆固醇，预防动脉粥样硬化；丹参、郁金味苦性微寒，入心、肝经，能活血通络，疏肝经之瘀，散肝中之结；荷叶入肝、脾经，祛痰散瘀；虎杖性味苦平，利湿破瘀，清肝利胆。全方共奏行气解郁、化痰散结、活血消瘀之功。

［方剂来源］徐瑛．化痰祛瘀方治疗脂肪肝60例．辽宁中医杂志，2001，28（10）：612

89．祛湿活血方

［药物组成］泽泻、炒苍术、三七、茵陈、柴胡、厚朴、白术、何首乌。

［随症加减］腹胀、纳差明显者加炒莱菔子、炒麦芽；恶心、呕吐者加法半夏、生姜；肝区胀痛者加佛手、川楝子；脾虚甚者加黄芪、山药；湿热重者加龙胆草、车前草。

［功效主治］祛湿活血，疏肝健脾。

［治疗方法］每日1剂，水煎2次，煎液混合，分早晚温服，30日为1个疗程，用药3个疗程。

［临床运用］治疗56例患者中，临床治愈26例，显效20例，有效7例，无效3例，总有效率94.6%。

［心得体会］脂肪肝是由中性脂肪在肝内蓄积过多所致的常见的弥散性肝病之一。根据脂肪肝的病因病机特点，其主要责之于肝、脾、肾三脏气化无权，但以肝脾为主。脂肪肝的临床表现为肝失条达，脾不健运，痰湿内停，瘀血阻络证候为最常见，虽然虚实兼夹，但以邪实为主，痰湿、瘀血在脂肪肝的发生发展中起关键作用。因此，以祛湿活血为主立法，选用炒苍术、泽泻、茵陈祛湿运脾以绝痰源；三七活血化瘀通络；柴胡、厚朴疏肝理气解郁；白术、何首乌益气健脾，滋养肝肾。现代研究表明，泽泻、茵陈、何首乌、柴胡等均有较好的降脂作用，诸药合用，治疗脂肪肝收到较好的临床效

果。

［方剂来源］杨钦河．祛湿活血方为主治疗脂肪肝56例．新中医，2002，34（2）：60

90．破瘀化浊方

［药物组成］茶树根30 g，柴胡、半夏、陈皮、桃仁各9 g，茵陈15 g，炒川大黄、红花各6 g，八月札、当归、川楝子各12 g，莪术、丹参各18 g。

［随症加减］恶心、纳呆者加鸡内金、生山楂各15 g，神曲9 g；肝功能异常者加垂盆草30 g，栀子12 g，龙胆草6 g，虎杖根15 g；肝区胀痛显著者加延胡索、徐长卿各12 g。

［功效主治］理血化瘀，峻化痰浊。

［治疗方法］每日1剂，水煎分2次温服。8周为1个疗程，未愈进行第2个疗程，最长不超过3个疗程。

［临床运用］治疗120例患者中，显效：第1个疗程10例，第2个疗程23例，第3个疗程30例；有效：第1个疗程8例，第2个疗程17例，第3个疗程15例；无效：17例，总有效率85.8%。

［心得体会］从脂肪肝的临床症状、体征及舌象、脉象来看，大多属于痰浊血瘀兼气滞之证型。从邪正两方面来看，则多为实证、里实。破瘀化浊方具有理血化瘀、峻化痰浊的功能，其主要药物茶树根对降低胆固醇、甘油三酯具有一定作用，对血液流变学的改善有良好效果，加入活血化瘀类药物，可显著增强本方的破瘀功能，再益以疏肝理气之药，对因脂肪肝引发的胁痛、恶心有良好的缓解作用。脂肪肝早期一般可无任何症状，仅在体检时发现有脂肪肝存在或肝内脂肪浸润，部分病人表现为肝功能异常，胆红素升高，舌象、脉象亦无特异性改变，根据这一特点，制定本方亦从辨证出发，针对脂质代谢紊乱的病机入手，促使脂质无以攀附，加速排泄，所以临床能取得一定疗效。

［方剂来源］杨佩兰，周荣根．破瘀化浊方治疗脂肪肝120例．四川中医，2000，18（2）：30

91．活血化浊汤

［药物组成］柴胡、苍术、法半夏、生蒲黄（包煎）各10 g，茵陈、泽泻、生山楂、丹参、决明子各20 g，生薏苡仁、制何首乌各30 g，郁金15 g。

［随症加减］肝区疼痛者加玄胡10 g，姜黄12 g；口苦黏、苔黄腻者加龙胆草6 g，藿香10 g，生大黄15 g；肝功能异常者加垂盆草20 g，平地木30 g，虎杖15 g；恶心纳差者加陈皮6 g，砂仁4 g（分冲），生麦芽30 g。

［功效主治］疏肝运脾，化痰祛浊，活血通络。

［治疗方法］每日1剂，水煎，分2次温服。

［临床运用］治疗50例患者中最短75天、最长120天，结果治愈16例，显效19例，有效10例，无效5例，总有效率90%。

［心得体会］方中柴胡、郁金、茵陈疏肝解郁，利胆祛脂；苍术、生薏苡仁、法半夏、泽泻运脾利湿化痰祛浊，以绝生痰之源；生蒲黄、丹参、生山楂活血行瘀，消脂通络；制何首乌、决明子滋养阴血，清肝泄浊。诸药合用，共奏疏肝运脾、化痰祛浊、活血通络之功。

［方剂来源］宋力伟．活血化浊汤治疗脂肪肝50例．四川中医，2000，18（7）：25

92．化瘀涤浊汤

［药物组成］丹参30 g，川芎、郁金、泽泻、茵陈各12 g，半夏、莪术、槟榔、鸡内金各10 g，胆南星6 g。

［随症加减］脾胃虚弱者加党参、白术、白扁豆；湿热内蕴者加黄芩、薏苡仁、虎杖、白蔻仁；肾精亏损者加生地、女贞子、旱莲草、白芍。

［功效主治］活血化瘀，荡涤痰浊。

［治疗方法］水煎服，每日1剂，2个月为1个疗程。治疗1～2个疗程后统计疗效。

［临床运用］67例患者中，治愈24例，显效17例，有效23例，无

效3例，总有效率95.52%。

［心得体会］方中丹参活血化瘀；川芎、郁金疏肝活血通络，并为引经药；莪术、槟榔行气导滞，化痰散结；泽泻、茵陈利湿化浊；半夏、胆南星燥湿涤痰；更以鸡内金消食滞，助运化。诸药合用，共奏活血化瘀、荡涤痰浊之功。

［方剂来源］王巧明．化瘀涤浊汤治疗脂肪肝67例临床观察．浙江中医杂志，2001，（8）：338

93. 化瘀泄浊汤

［药物组成］丹参、生山楂、黄芪各30 g，海藻、决明子、泽泻、制何首乌各20 g，枸杞子15 g，制大黄、柴胡各10 g。

［随症加减］气虚便溏者去决明子、制大黄，加党参、白术、薏苡仁；肝肾阴虚者加黄精、女贞子；气滞为甚、胁痛腹胀者加郁金、枳壳；瘀结较甚、肝脾肿大者加桃仁、莪术、赤芍、白芍；湿邪较重、胸闷呕恶者去黄芪、枸杞子；苔白腻者加苍术、陈皮、法半夏；苔黄腻者加黄芩、栀子、法半夏；伴高血压者加石决明、益母草。

［功效主治］化瘀泄浊，健脾疏肝。

［治疗方法］每日1剂，水煎服。同时适当锻炼，禁酒。限制脂肪类食物饮食，糖尿病患者继续服用降糖药控制血糖。

［临床运用］ 46例患者中，治愈15例，显效13例，好转10例，无效8例，总有效率82.6%。

［心得体会］方中丹参、生山楂、海藻健脾化瘀散结；制大黄、决明子、泽泻清肝化瘀泄浊；枸杞子、制何首乌滋补肝肾；黄芪、柴胡健脾疏肝。诸药合用，共奏化瘀泄浊散结、健脾疏肝滋肾之效，补泻并施，标本兼治，相得益彰。

［方剂来源］孙菱娟，顾晓明，席彪．化瘀泄浊汤治疗脂肪肝46例疗效观察．江西中医药，2000，31（4）：15

94. 降脂化浊汤

［药物组成］泽泻15 g，淡海藻20 g，生山楂20 g，大荷叶15 g，法半夏10 g，陈皮6 g，草决明15 g，紫丹参15 g，广郁金12 g。

［随症加减］肝功能异常者加白花蛇舌草30 g，龙胆草20 g；肝阴不足者加炙鳖甲10 g，龟板10 g；肝区隐隐作痛者加醋柴胡10 g，八月札12 g，参三七粉2 g；气虚痰浊重者加生黄芪12 g，苍术12 g；肝脏肿大者加生牡蛎30 g，莪术10 g。

［功效主治］祛痰化浊，活血通络。

［治疗方法］每日1剂，水煎服，45日为1个疗程。

［临床运用］治疗30例患者中，治愈6例，显效10例，有效12例，无效2例。

［心得体会］脂肪肝病机多为痰浊壅结、瘀血阻络。降脂化浊汤意在祛痰化浊、活血通络而达到降脂、降酶、回缩肝脏、改善肝功能。方中重用泽泻降脂，配以淡海藻、陈皮、法半夏祛痰化浊，大荷叶降浊升清；生山楂、紫丹参、广郁金活血通络，祛其肝经之瘀；草决明清泻肝经之热。全方既有中医辨证施治，又充分选用现代药理证明具有降脂、降酶、回缩肝脏、改善肝功能之品，诸药配伍，共奏祛痰化浊、活血通络之功。

［方剂来源］花根才，袁晴，周琴花．降脂化浊汤治疗脂肪肝30例．上海中医药杂志，1995，11（8）：13

95. 化痰利湿调气活血方

［药物组成］金钱草、茵陈、泽泻、草决明、山楂、茯苓、瓜蒌、丹参、生黄芪、黄精各15 g，陈皮、半夏、郁金、红花、柴胡各10 g。

［功效主治］化痰利湿，调气活血。

［治疗方法］每日1剂，水煎分2次早晚服，2个月为1个疗程。观察时间不超过2个疗程。

［临床运用］治疗32例患者中，治愈10例，显效5例，有效14例，无效3例，总有效率90.6%。

［心得体会］肝炎后脂肪肝有独特的病理特点。由于肝炎治疗不彻底，湿热不清，湿伤脾阳，运化失司，聚湿生痰，热伤阴血，灼津成痰，痰湿互结，阻滞血脉，血液运行不畅，终致湿、痰、瘀交阻

而成痞块。病程一般较长，少则几个月，多则几年，甚至十几年，正邪长期交争，正气已虚，实邪不去，多为虚实夹杂之证。基于上述认识，治当化痰利湿、调气活血，选用金钱草、茵陈等15味中药组成方剂。其中金钱草、茵陈、泽泻、草决明清热利湿，金钱草、茵陈皆入肝胆经，为历来治肝胆湿热之要药；草决明清肝经热；郁金、山楂、丹参、红花活血化瘀，郁金兼可利胆退黄；陈皮、茯苓、半夏、瓜蒌化痰；柴胡、郁金疏肝理气；生黄芪、黄精、茯苓益气健脾，既照顾到病人正虚的一面，又通过健脾而利于水湿的运化，与柴胡、郁金共同起到调气的作用。

［方剂来源］苏经格. 化痰利湿调气活血方治疗32例肝炎后脂肪肝临床观察. 北京中医，1997，（2）：11

96. 祛湿化痰理气活血方

［药物组成］白术20 g，茯苓20 g，泽泻12 g，生山楂15 g，草决明5 g，川郁金15 g，柴胡9 g，丹参15 g，泽兰12 g。

［随症加减］胁痛甚者加川楝子；腹胀明显者加炒莱菔子；恶心重者加半夏；肝脾肿大者加生牡蛎、莪术。

［功效主治］化痰祛湿，理气活血。

［治疗方法］每日1剂，水煎400 mL分2次口服，2个月为1个疗程。

［临床运用］56例患者中，痊愈18例，显效24例，有效10例，无效4例，总有效率92.86%。

［心得体会］方中白术、茯苓健脾化痰祛湿；泽泻利水除湿；生山楂祛瘀消积；草决明清肝热；川郁金、柴胡入肝经行气导滞，活血化瘀；丹参活血养血。诸药合用，共奏化痰祛湿、理气活血之效。

［方剂来源］陈利群，王维谆. 祛湿化痰理气活血方治疗脂肪肝临床观察. 江西中医药，2001，32（3）：22

97. 消脂健肝汤

［药物组成］姜半夏、陈皮、枳实、竹茹、茯苓、桃仁各15 g，丹参20 g，山楂30 g，柴胡10 g。

［随症加减］胁肋胀痛者酌加郁金、川楝子、延胡索，枳实改枳壳；纳呆、腹胀、便溏者加厚朴、焦三仙、白术、山药；舌苔厚腻者酌加苍术、白术、白蔻仁、佩兰、泽泻；肝脾肿大者酌加鳖甲、生牡蛎、三棱、莪术；转氨酶较高者配合水飞蓟素片、齐墩果酸片或“强力宁”静脉滴注。

［功效主治］化湿理气，活血化瘀。

［治疗方法］每日1剂，水煎分2次早晚服，3个月为1个疗程。

［临床运用］治疗50例患者中，显效31例，有效15例，无效4例，总有效率92%。

［心得体会］脂肪肝治疗应重视痰湿、气滞、瘀血，本方以“温胆汤”为主方，方中山楂有消食积、散瘀血、驱绦虫之功，主治肉积、癥瘕、痰饮、痞满等；丹参、桃仁活血化瘀；柴胡、枳实疏肝理气。全方共奏健脾化湿、理气解郁、活血化瘀之功。

［方剂来源］林泉，林秀芳．自拟消脂健肝汤治疗脂肪肝50例．福建中医药，2001，32（1）：28

98．降脂汤

［药物组成］柴胡、制大黄各10 g，生白术、泽泻各15 g，何首乌、赤芍、决明子各20 g，生山楂、丹参各30 g。

［随症加减］谷丙转氨酶升高者加垂盆草30 g；大便干结者去制大黄加生大黄8 g；有胆囊结石者加海金沙30 g，郁金15 g；胆红素升高者加田基黄20 g；有糖尿病者配合降糖药使用。

［功效主治］疏肝祛湿，活血化瘀。

［治疗方法］每日1剂，水煎服，连服2个月为1个疗程。

［临床运用］治疗68例患者中，基本治愈19例，显效26例，有效12例，无效11例，总有效率83.8%。

［心得体会］治疗脂肪肝，中医根据病因病机，多采用祛湿化痰、活血化瘀，兼以养肝、疏肝健脾。降脂汤方中制大黄活血化瘀，清理肠胃；赤芍、丹参活血化瘀，有改善微循环的作用；何首乌、决明子能养肝清热；生白术、生山楂、泽泻能健脾化湿；柴胡疏肝解

郁。诸药合用，具有疏肝祛湿、活血化瘀、养血柔肝之效。

［方剂来源］刘正宽．降脂汤治疗脂肪肝68例．湖北中医杂志，2002，24（1）：26

99．肝脂康胶囊

［药物组成］金钱草、泽泻各30 g，半夏12 g，姜黄、生山楂、青皮、茯苓各15 g，大黄10 g，三七6 g。

［功效主治］化痰祛瘀，利胆降浊。

［治疗方法］每次3粒，每日3次，2个月为1个疗程。

［临床运用］62例患者中，治愈24例，显效18例，有效16例，无效4例，总有效率93.55%。

［心得体会］肝脂康胶囊中泽泻、半夏化痰利湿降浊，为君药；姜黄、三七、生山楂活血化瘀消积，为臣药；青皮、茯苓疏肝健脾，金钱草、大黄通腑利胆降浊，共为佐使药。全方合用，共奏疏肝健脾、化痰祛瘀、利胆降浊之功。

［方剂来源］党中勤．肝脂康胶囊治疗脂肪肝62例．陕西中医，2003，24（7）：589

100．降脂冲剂

［药物组成］丹参60 g，生山楂60 g，郁金20 g，三七20 g，大黄15 g，甘草10 g。

［功效主治］活血化瘀，降脂。

［治疗方法］每日3次，每次1包（每包9 g），30日为1个疗程。

［临床运用］治疗60例患者中，治愈39例，显效11例，有效9例，无效1例，总有效率98.3%。

［心得体会］脂肪肝临床表现多样，轻者可无症状，重者常胁痛或腹胀，纳少乏力，恶心呕吐，甚则出现黄疸、肝硬化。主要病机为瘀血、脂质结于胁下。降脂冲剂全方有活血化瘀、降脂之功。

［方剂来源］朱文元，刘芳．降脂冲剂治疗脂肪肝．山东中医杂志，2001，20（9）：574

101. 大黄泽泻丸

［药物组成］生大黄、泽泻、制桃仁各600 g，草决明、地龙各300 g，鲜山楂900 g。

［功效主治］活血祛瘀，除湿祛痰。

［治疗方法］每日3次，每次9 g，饭后服，3个月为1个疗程。

［临床运用］治疗32例患者中，痊愈21例，有效6例，无效5例，总有效率为84.3%。

［心得体会］方中生大黄苦寒沉降，能推陈出新，凉血逐瘀通经；泽泻甘淡性寒，能清热利湿，适应于痰饮诸证；制桃仁味甘性平，有活血祛瘀、润肠通便等功效；草决明、地龙、鲜山楂具有除湿祛痰、活血化瘀的作用。

［方剂来源］王玉茹．大黄泽泻丸治疗脂肪肝32例临床观察．湖南中医杂志，1998，14（3）：11

102. 参苓白术散

［药物组成］茯苓、薏苡仁、山楂各20 g，党参、白术、丝瓜络、泽泻各15 g，丹参、郁金、柴胡、延胡索、三棱、莪术各12 g，砂仁、大黄各9 g，甘草6 g。

［功效主治］疏肝健脾，清热利湿，活血化瘀，软坚散结。

［治疗方法］每日1剂，水煎温服，每日2次，30日为1个疗程，2个疗程结束后评定疗效。用药期间禁烟酒，忌食辛辣、油腻之品。

［临床运用］86例患者中，治愈42例，显效26例，好转14例，无效4例。

［心得体会］《证治准绳·积聚》曰："初者治其始感之邪与留结之客者，除之、散之、行之。"本方用党参、白术、砂仁健脾益气，固本扶正；柴胡、延胡索、丝瓜络疏肝行气，解郁通络；丹参、郁金、三棱、莪术活血化瘀，软坚散结；茯苓、薏苡仁、泽泻利水渗湿，排浊祛脂；山楂善消肉积，消导降脂；大黄涤荡肠胃，清热除脂；甘草调和诸药，引药归经。诸药合用，共奏疏肝健脾、清热利湿、活血化瘀、软坚散结之功，使肝疏气行，脾健湿祛，热清痰化，

瘀去络畅，则肝脏脂肪得以祛除，故脂肪肝自愈。

[方剂来源] 华刚，李相杰，管爱芬. 参苓白术散加减治疗脂肪肝86例. 光明中医，2009，24（9）：1724～1725

103. 逍遥散

[药物组成] 柴胡10 g，枳实10 g，白术10 g，茯苓10 g，生山楂15 g，当归15 g，生蒲黄30 g，草决明30 g，泽兰15 g，地龙10 g，海藻10 g。

[功效主治] 疏肝健脾，祛湿化痰，活血通络。

[治疗方法] 每日1剂，煎2次，取汁300 mL，每次100 mL，每日3次，口服。

[临床运用] 58例患者中，痊愈21例，有效32例，无效5例。

[心得体会] 本病以气血痰湿凝滞、瘀阻肝经为主要病机特点，所以治疗要疏肝理气、祛湿导滞、活血化瘀。笔者使用逍遥散加减治疗，方中柴胡疏肝理气；枳实理气行滞；茯苓、白术健脾燥湿；泽兰活血化瘀降浊；草决明清肝，泻浊，润肠通便；海藻消痰软坚，降脂祛浊；地龙活血化瘀通络；生山楂消食化积，活血散瘀，为消油腻肉食积滞之要药。诸药相合，共奏疏肝健脾、祛湿化痰、活血通络之功。

[方剂来源] 罗文. 逍遥散加减治疗非酒精性脂肪肝58例. 蛇志，2008，20（3）：193～194

104. 化痰汤

[药物组成] 法半夏20 g，枳实12 g，泽泻、茯苓各10 g，陈皮、山楂、大腹皮、竹茹、神曲、丹参各15 g，甘草6 g。

[功效主治] 健脾祛湿，化痰散瘀。

[治疗方法] 每日1剂，水煎，分2次服，1个月为1个疗程，共治疗3个疗程。

[临床运用] 53例患者中，治愈8例，显效23例，有效15例，无效7例，总有效率86.79%。

[心得体会] 方中法半夏燥湿化痰、降逆止呕为主药；竹茹化痰

止呕；枳实、大腹皮行气消痰，使痰随气下，佐以陈皮理气化痰；茯苓、泽泻健脾渗湿，使湿去痰消；山楂、神曲消食导滞，且山楂善消油腻之积；丹参活血化瘀；甘草健脾和胃，并调和诸药。诸药合用，使肝木条达，脾土健运，气机宣通，血脉畅行，湿、痰、瘀得除，脂浊难凝，则其病可除。

［方剂来源］浦忠平，花海兵，袁士良．化痰汤治疗非酒精性脂肪肝53例．浙江中西医结合杂志，2009，19（5）：312～313

105. 柴胡茵陈汤

［药物组成］柴胡、郁金、何首乌、地龙各12 g，荷叶、鸡内金各10 g，泽泻、茵陈、草决明、丹参各15 g，山楂30 g。

［功效主治］祛湿化痰，疏肝利胆，活血化瘀。

［治疗方法］每日1剂，水煎2次，分早晚各服150 mL，3个月为1个疗程。

［临床运用］65例患者中，显效28例，有效14例，无效23例。

［心得体会］柴胡、郁金疏肝利胆，清利湿热；山楂、鸡内金消积降脂；茵陈、泽泻甘淡渗湿，化浊降脂；草决明、荷叶清肝明目，润肠通便，降血脂；何首乌滋养肝肾，有显著降低血清胆固醇作用；丹参、地龙活血化瘀，能改善组织微循环，促进肿大肝脾回缩；柴胡、郁金、山楂、何首乌、泽泻具有降脂抑脂抗脂肪肝作用。诸药合用，可促进脂质降解，从而达到降脂化瘀护肝之功效。

［方剂来源］韩树颖．柴胡茵陈汤治疗脂肪肝65例．山西中医，2007，23（5）：20～21

106. 四生降脂方

［药物组成］ 生黄芪40 g，生山楂15 g，生草决明15 g，生荷叶15 g，薏苡仁15 g，焦神曲15 g，丹参20 g。

［功效主治］消导，祛湿，理气，活血，化瘀。

［治疗方法］每日1剂，门诊煎药，每袋150 mL，早晚各服1袋，服用12周。

［临床运用］64例患者中，痊愈22例，显效26例，有效9例，无

效7例。

［心得体会］方中生黄芪为君，具有补气升阳、利水祛湿之功，本病根本为脾虚健运不全，故重用生黄芪以补中益气，健脾利湿，使脾健则湿化，同时利小便，则湿有去路，扶正而不留邪；臣以薏苡仁有健脾化湿、清热祛痰之功；生山楂入肝、脾、肾经，可消导酒食、陈腐之积，活血化瘀消脂；生荷叶归心、肝、胃、脾经，主治饮食积滞、腹胀，有清热除湿、祛暑的功效，可清血中之郁热，清痰浊；生黄芪、生山楂、生草决明、生荷叶合用，有清肝火、解肝郁、健脾土、祛湿浊、化痰瘀之妙用；佐以丹参凉血活血，化瘀生新；焦神曲消食导滞。诸药相合共奏消导、祛湿、理气、活血、化瘀之功，正中脂肪肝之病因病机。

［方剂来源］王京齐，张景，薛凤敏．四生降脂方治疗非酒精性脂肪肝64例临床观察．北京中医药，2008，27（3）：207～208

107. 山海神茵汤

［药物组成］生山楂30 g，海藻、茵陈、神曲、泽泻各20 g，茯苓、半夏、陈皮、何首乌、决明子、莱菔子各15 g，丹参10 g。

［功效主治］化湿清脂，消食导滞，柔肝解郁。

［治疗方法］每日1剂，水煎分2次口服，12周为1个疗程。

［临床运用］58例患者中，治愈30例，显效23例，无效5例。

［心得体会］生山楂、神曲、茯苓、陈皮、莱菔子宗保和丸之意，消食导滞，健脾除湿；海藻一味，性微苦咸，据《海药本草》云："主宿食不消，五鬲痰壅，水气浮肿"，其有降血脂、降血黏度之功；泽泻运脾除湿以绝痰源；茵陈清肝泻浊；何首乌、决明子清肝明目，润肠；丹参行气活血化瘀。诸药合用，化湿清脂，消食导滞，柔肝解郁，以达降脂护肝之效。

［方剂来源］姚轶，耿昌海．山海神茵汤治疗非酒精性脂肪肝58例疗效观察．山西中医，2009，25（7）：12～13

108. 枳实消痞汤

［药物组成］枳实15 g，党参25 g，干生姜5 g，炙甘草5 g，麦芽

15 g，神曲15 g，茯苓15 g，白术15 g，法半夏10 g，厚朴12 g，黄连10 g。

［功效主治］行气消痞，祛湿化痰。

［治疗方法］每日1剂，水煎服，疗程12周。

［临床运用］30例患者中，有效24例，显效4例，无效2例。

［心得体会］枳实消痞汤方出自《兰室秘藏》，为消痞化积之代表方，原为脾虚气滞，寒热互结之心下痞满，不欲饮食，倦怠乏力，大便不调而设。方中枳实行气消痞；厚朴行气降满；黄连清热燥湿而降痞；法半夏、神曲辛温散结和胃，干生姜温中祛寒，三味相伍，辛开苦降之力尤佳，共助枳实、厚朴行气开痞；素体脾虚，用党参扶正健脾；白术、茯苓健脾祛湿化痰；麦芽消食和胃；炙甘草和药益脾。诸药合用，共奏消痞祛积、健脾和胃之效。

［方剂来源］蒋俊民. 枳实消痞汤治疗痰湿内阻型非酒精性单纯性脂肪肝临床研究. 世界中医药，2009，4（5）：246～247

109. 扶元调脂汤

［药物组成］黄芪30 g，何首乌20 g，山楂15 g，泽泻15 g，丹参15 g，郁金15 g，白术20 g，鳖甲散（冲服）6 g。

［功效主治］振奋元气，理气化瘀，消食祛湿。

［治疗方法］每日1剂，水煎服，每次150 mL，每日2次。

［心得体会］笔者经多年临床体会到，本病的发生与元气的盛衰密切相关。本病发生发展的过程是元气逐渐耗损的过程，而肝脾肾功能失调，气血津液运行障碍，痰瘀食脂气聚积体内，皆元气虚损之故。元气足，则诸脏腑功能旺，气血津液运行正常；元气衰，则诸脏腑功能弱，病理性产物亦随之而生。“人以元气为本”，而元气既禀赋于先天之精气，又赖后天水谷精气之培养，与肾脾胃功能关系甚密。基于上述认识，自拟扶元调脂汤，方中黄芪、何首乌、白术补益元气以振奋脏腑功能；郁金、丹参、泽泻理气化瘀除湿；山楂消食化积，活血散瘀；并仿“四乌鲗骨-芦茹丸”制成鳖甲散以软坚散结。诸药合用，共奏振奋元气、理气化瘀、消食祛湿之效。

［方剂来源］金钊，金华．扶元调脂汤治疗非酒精性脂肪肝35例．中医研究，2007，20（1）：24～25

第四节 肝硬化优选方

1．防己猪苓汤

［药物组成］黄芪30～60 g，炒白术40 g，猪苓30 g，汉防己40 g，大腹皮30 g，陈皮10 g，桂枝9～15 g，川椒9 g，丹参15 g，泽兰15 g，海藻40 g，莪术10 g。

［功效主治］消胀利水，健脾理气。

［治疗方法］上药每日1剂，水煎，早晚分服。配合螺内酯80 mg，每日3次，以每日尿量超过入量500 mL为原则，逐渐增加剂量，每日最大量600 mg。

［临床运用］30例患者经治疗后，显效13例，有效11例，无效6例，总有效率80%。

［心得体会］肝硬化腹水属中医臌胀病范畴，以肝、脾、肾三脏功能失调致气虚、气滞、血瘀、水停为其病理特点。现代药理研究表明，黄芪、防己、丹参、猪苓具有促进肝细胞再生，防止或逆转肝纤维化作用，间接缓解门静脉高压；白术、黄芪能提高血清蛋白水平，纠正白蛋白与球蛋白比例，促进钠的排泄作用；猪苓、汉防己、大腹皮、泽兰能增加尿量，减少腹水；黄芪、猪苓还能增加免疫功能，升高白细胞及血小板；海藻能促进炎症渗出物的吸收，并能使病态组织崩溃和溶解；莪术有一定抗炎和抗病毒功效，改善肝脏微循环，帮助肝细胞再生和修复；川椒小量口服，对大鼠有利尿作用；桂枝有利尿作用，其作用方式可能似汞撒利；螺内酯大剂量应用可以利尿，并有降低醛固酮水平后门静脉压作用，能较为迅速地减少腹水而无明显副作用，有利于患者坚持中医治疗。

［方剂来源］聂丹丽．防己猪苓汤合大量安体舒通治疗肝硬化腹

水30例．陕西中医学院学报，2000，23（3）：15

2．愈肝煎

［药物组成］黄芪40 g，当归10 g，白术30 g，丹参30 g，郁金10 g，炙鳖甲10 g，茵陈15 g，大腹皮15 g，土茯苓20 g，三棱10 g，党参30 g，谷芽15 g，麦芽15 g，车前子（包煎）15 g。

［功效主治］益气健脾，疏肝理气，软坚散结。

［治疗方法］水煎，每日1剂，早晚分服。配合护肝药治疗。

［临床运用］24例患者经治疗后，显效9例，有效12例，无效3例，总有效率87.5%。

［心得体会］肝硬化病机特点为本虚标实，虚实错杂。本方针对其病因病机，采用黄芪、白术、党参、谷芽、麦芽益气健脾，以振奋脏腑功能；郁金疏肝理气；当归、丹参、鳖甲、三棱活血化瘀，软坚散结；茵陈清利肝胆湿热；大腹皮、车前子利水；土茯苓解毒。现代药理研究证实，黄芪、白术等益气健脾药有调整机体免疫功能，提高血清蛋白，增强抗病能力；当归、丹参、三棱等活血化瘀药能促进肝脏血液循环，降低门静脉高压，提高肝脏蛋白质代谢功能，并能抑制肝细胞炎症，促进肝细胞修复；郁金、茵陈能修复肝功能的损害，恢复肝功能；大腹皮、车前子等利水渗湿药能保护肝脏，增强肾血流量，促进利尿作用。诸药合用，疗效显著。

［方剂来源］贺香毓．愈肝煎治疗肝硬化腹水24例总结．湖南中医杂志，2003，19（2）：11

3．疏肝活血汤

［药物组成］当归12 g，赤芍15 g，牡丹皮12 g，白术9 g，茯苓24 g，柴胡12 g，香附12 g，郁金18 g，延胡索9 g，鳖甲21 g，穿山甲（代用品）10 g，泽泻10 g，车前子（另包）15 g。

［随症加减］转氨酶增高者加五味子20 g；总胆红素增高者加茵陈30 g。

［功效主治］疏肝活血，行气化瘀。

［治疗方法］加水1 000 mL左右，水煎取汁约400 mL，早晚分

服，1个月为1个疗程。

［临床运用］30例患者，经服药1个月后，近期治愈15例，显效4例，有效7例，无效4例，有效率86.7%。

［心得体会］肝硬化腹水按祖国医学理论多起因于黄疸、饮酒过度、情志抑郁伤及肝脾，但二者常相互影响，肝气郁遏既久，势必克制脾土，所谓“见肝之病，当知传脾”，脾胃既病，肝木又乘虚侵，故起病虽殊，而后是同。肝脾俱病，脾胃运化失职，清阳不升，水谷之精微就不能转输以排泄于体外，于是清浊相混。同时肝气郁滞，血气凝聚，隧道因而壅塞，可以形成臌胀。病延稍久，肝脾日虚，进而累及肝肾亦虚，肾阳不足，无以温养脾土，肾阴亏虚，肝木亦少滋荣，而肝脾愈虚；另一方面，肾与膀胱互为表里，肾气虚则膀胱气化不利，水、浊、血瘀壅结更甚，故实者愈实，致病情陷入危境。本方具有协调肝脾行气活血化瘀的作用，方中柴胡、郁金、香附疏肝理气，行气解郁，使气行则血行；当归、赤芍、牡丹皮、白术、延胡索活血化瘀，行气清热；穿山甲（代用品）、鳖甲通经活络，育阴破癥；白术、茯苓、泽泻、车前子健脾除湿，甘淡利水。诸药相互为用，共奏疏肝健脾、行气化瘀之效。总之，臌胀病不论湿热蕴结，肝脾血瘀，肝肾阴虚，水不去，胀不消，饮食差。尿量增加，腹胀减轻，饮食恢复，水谷精微输布全身，肝脾得养，功能恢复，脾为后天之本，则生机再现。

［方剂来源］杨现省．疏肝活血汤治疗肝硬化腹水30例．河南中医学院学报，2004，19（6）：54

4．扶正消臌汤

［药物组成］杏仁15 g，生黄芪45 g，生白术30 g，大腹皮15 g，生大黄10 g，牵牛子10 g，丹参30 g。

［随症加减］黄疸者加茵陈30 g，栀子10 g，广金钱草30 g；腹胀难忍者加青皮10 g，生麦芽30 g，莱菔子10 g；脾脏大有出血倾向者加三七粉（冲服）3 g，鳖甲15 g，白及15 g；总蛋白质、清球蛋白比例倒置者加黄精12 g，鳖甲30 g，穿山甲（代用品）10 g；形寒肢冷、

阳虚症状明显者加制附子4 g，桂枝10 g；伴有胸水者加生麻黄（先入久煎）30 g，葶苈子10 g；顽固性腹水者加醋甘遂（研末空腹冲服）0.5 g，车前子（包煎）60 g。

［功效主治］健脾利湿，行气消水。

［治疗方法］每日1剂，每剂2煎，取汁300 mL，早、中、晚分3次口服，30日为1个疗程。

［临床运用］42例患者共治疗2个疗程，一级疗效24例，二级疗效8例，三级疗效4例，无效6例。

［心得体会］肝硬化腹水在中医上属臌胀，以水停、血瘀、气滞为标实，脾虚为本，故有“肝病传脾”、“水唯畏土”之明训。脾虚失其运化之职，使清阳不升，水谷之精微不能输布以奉养五脏。浊阴不降，水湿不能转输以排泄体外，蕴结中焦而成臌胀。故其治疗以疏通三焦为立方之本，而三焦中又以中焦为枢纽，因而取大剂生黄芪、生白术以健脾益气，运化中焦，虽不言泻而泻在其中，又大剂生黄芪、生白术兼有利水功效，则相得益彰；杏仁宣发肺气，通利上焦，有“提壶揭盖”之妙；牵牛子、生大黄通利下焦，给邪以出路，又配丹参养血活血；大腹皮行气利水，使气、血、水三者和，三焦通，则腹水除。

［方剂来源］阎陪林．扶正消臌汤治疗肝硬化腹水42例．实用中医内科杂志，2000，14（1）：17

5．参七二甲散

［药物组成］人参500 g，三七300 g，制穿山甲（代用品）400 g，制鳖甲500 g，白术500 g，丹参300 g，鸡内金200 g，牡丹皮200 g，生白芍200 g，郁金300 g。

［随症加减］腹水伴有黄疸者，加茵陈适量代茶饮。

［功效主治］健运中州，化瘀消水。

［治疗方法］上药研末，每次15 g，每日2次，3个月为1个疗程。

［临床运用］45例患者，治愈7例，显效20例，有效15例，无效3

例。

［心得体会］肝硬化腹水为“臌胀”，多为湿热疫毒、酒毒药毒长期侵淫肝脏，肝病及脾，肝脾同病则清阳不升，浊阴不降，水湿不能运化而成臌胀，其脾虚为其本，水湿瘀结为标。选人参、白术、鸡内金健脾和胃，扶正祛邪；穿山甲（代用品）、鳖甲软肝散结，穿山甲（代用品）走而不守，又有开通隧道之意；三七、丹参活血止血；郁金行气解郁，祛瘀止痛；牡丹皮、生白芍柔肝敛阴，又防人参之热性。诸药共奏健运中州、化瘀消水之功效。药用散剂，意在缓图，便于服用。

［方剂来源］宋卫东．参七二甲散治疗肝硬化腹水45例．吉林中医药，2005，25（2）：16

6．加减鳖甲煎丸

［药物组成］鳖甲240 g，黄芪240 g，射干30 g，黄芩20 g，柴胡60 g，干姜30 g，大黄30 g，芍药50 g，桂枝30 g，葶苈子10 g，石韦（去毛）30 g，厚朴30 g，牡丹皮50 g，瞿麦20 g，半夏10 g，人参10 g，地鳖虫（熬）50 g，炙阿胶30 g，炙蜂房40 g，桃仁20 g，当归60 g，茯苓60 g，丹参60 g。

［随症加减］湿热壅盛者加垂盆草、茵陈各20 g，佩兰、虎杖、白花蛇舌草各12 g，板蓝根、车前子各30 g，厚朴9 g，土茯苓15 g；脾肾阳虚者加益智仁10 g，淫羊藿12 g，白术15 g，薏苡仁30 g，扁豆30 g，陈皮15 g，厚朴9 g；肝肾阴虚者加枸杞子15 g，石斛12 g，牡丹皮10 g，栀子6 g，麦冬12 g，天花粉12 g，天麻10 g，沙苑子12 g；腹水量多、尿少者加炒牵牛子5 g，研末冲服，腹水消半即停；齿出血者加白茅根30 g，藕节30 g，仙鹤草30 g；酒精性肝硬化者加葛根15 g，何首乌15 g，黄精15 g；胆汁性肝硬化者加柴胡10 g，茵陈20 g，广金钱草9 g。如血浆蛋白过低，清、球蛋白倒置严重者，可考虑输血或血浆。

［功效主治］行气逐水。

［治疗方法］上药研末，炼蜜为丸，每丸6 g，每日3次，每次1

丸。

［临床运用］30例患者，治愈11例，显效7例，有效7例，无效5例。

［心得体会］肝硬化属“臌胀”，治当活血化瘀，消除癥瘕。鳖甲煎丸是张仲景治疟母名方，其行气逐水活血之力颇著，然本病正虚为本，邪实为标，不耐攻伐。为防更伤正气，故酌情去紫葳、赤硝等攻伐之品，加黄芪、当归、茯苓等补益之品及活血祛瘀较缓的丹参，并重用黄芪、鳖甲，变偏于攻遂的原方为以扶正调理为主之剂。

［方剂来源］周培奇. 加减鳖甲煎丸为主治疗肝硬化腹水30例. 安徽中医临床杂志，2003，15（2）：98

7. 过路黄腹水草汤

［药物组成］过路黄30 g，腹水草30 g，茵陈20 g，栀子15 g，丹参10 g，大黄15 g， 伏牛花12 g，六月雪12 g，茯苓12 g，猪苓10 g，泽泻10 g，山药10 g。

［随症加减］胸胁闷胀痛较甚者加柴胡、香附、郁金、青皮；腹胀较重、尿少者加厚朴、苍术、大腹皮、枳壳；脘腹坚满、青筋显露、面色晦暗黧黑者加三棱、莪术、鳖甲、赤芍、当归；大便色黑者加参三七、茜草、侧柏叶；齿鼻出血者加鲜白茅根、藕节、仙鹤草。黄疸消失，肝功能正常，腹水减少后改服过路黄15 g，腹水草15 g，茵陈10 g，煎水当茶服。

［功效主治］清热解毒，健脾运湿。

［治疗方法］ 每日1剂，水煎，早晚分服，2个月为1个疗程。

［临床运用］110例患者，黄疸消失，肝功能正常，清、球蛋白比正常，腹水消失者45例；黄疸及肝病面容腹胀减轻，腹水减少者30例；无效35例。

［心得体会］肝硬化属“黄疸”、“臌胀”范畴，可因外感湿热疫毒、内伤酒食不节、劳倦、情志刺激、病后继发等引起，病位在肝脾。肝病则疏泄不行，气滞血瘀，横逆乘脾，脾病则运化

失健，水湿内聚，病延日久，累及与肾，肾关开合不利，水湿不化，则脾满愈甚，肝、脾、肾三脏功能失调，气滞、血瘀、水湿内停，相互为因，错杂为病，而形成臌胀，预后差。治则先分清虚实，标本之主次。

过路黄又名地蜈蚣，性平，味淡，能清热解毒，利尿消肿，治黄疸、水肿；腹水草又名仙人搭桥，性寒，味苦，能逐水消肿，清热解毒，治臌胀，小便不利，大便不通，配茵陈汤清利湿热，佐以通下；伏牛花、六月雪清热解毒，退黄；茯苓、山药、猪苓、泽泻健脾运湿；丹参活血化瘀。通方具有行气、活血、利水之效，攻伐祛邪不伤正，扶正不恋邪。腹水消退后，继以解毒清热，利湿，培补正气，以巩固疗效。

［方剂来源］舒军．过路黄腹水草汤治疗肝硬化110例．实用中医内科杂志，2005，19（2）：148

8．芪术丹莪别腹汤

［药物组成］生黄芪20 g，生白术20 g，丹参20 g，莪术10 g，炒鳖甲10 g，大腹皮20 g，郁金15 g，地鳖虫10 g，红花10 g，附子20 g。

［随症加减］黄疸指数增高者加茵陈、地耳草；纳差者加山药、炒麦芽；阴虚者去附子、地鳖虫，加北沙参、枸杞子；胁痛者加枳壳、柴胡、延胡索；脾胃虚弱者加炒山药、炒薏苡仁；HBsAg阳性者加虎杖、板蓝根、土茯苓。

［功效主治］健脾益气，祛瘀逐水。

［治疗方法］每日1剂，水煎，早晚分服。

［临床运用］62例患者，痊愈32例，显效18例，有效7例，无效5例。

［心得体会］方中生黄芪、生白术、丹参必用。生黄芪益气健脾，运阳利水；生白术健脾利湿；丹参养血祛瘀而不伤正；附子温胃散寒；炒鳖甲、地鳖虫软坚散结；莪术除“积聚之气”；大腹皮行气导滞，腹水消退。宜调理肝脾为本，加强营养，注意休息，避免劳

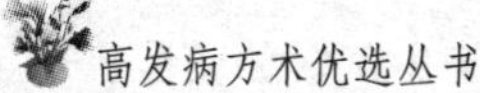

累。

［方剂来源］杨红卫．益气健脾活血治疗肝硬化腹水62例临床总结．光明中医，2000，15（88）：47～48

9．参七汤

［药物组成］人参10～15 g，三七（吞服）5～10 g，丹参10～15 g，当归10～15 g，地鳖虫（吞服）10 g，半边莲10～15 g，鳖甲（研粉吞服）10 g，黄芪10 g，白术10 g，茯苓15 g，枳壳10 g，厚朴10 g，山药10 g，肉桂（吞服）3 g，麦芽10 g，砂仁6 g，猪苓15～20 g，车前子15～20 g。

［随症加减］阴虚火旺者去肉桂，加沙参10 g，麦冬10 g，玉竹10 g；脾肾阳虚者加附片（先煎）10 g，干姜10 g，椒目5 g；心肝火旺者加黄连6 g，淡竹叶10 g。

［功效主治］行气逐水，养血活血。

［治疗方法］每日1剂，水煎，早晚分服。

［临床运用］102例患者，显效34例，好转46例，无效19例，恶化3例。

［心得体会］中医认为本病多因气血两亏，气机逆乱，气水血毒结聚，故而治水不如治气，治气须治血，治气当行气补气，治血当行血补血。方中人参甘温，大补气血；当归辛温，补血行血；三七甘苦温，行气补血补气。全方能有效消除或缓解腹水、水肿、腹胀、纳呆、乏力、少尿等临床症状和体征，尤其在缩短消除腹水时间及远期疗效方面更为理想。

［方剂来源］秦龙腾．参七汤为主治疗肝硬化腹水102例．湖南中医杂志，2002，18（4）：25

10．苍牛防己汤

［药物组成］苍术、白术、川牛膝、怀牛膝、汉防己各30 g。

［随症加减］白术轻证用30 g，重证用60 g，湿盛者生用，阴虚者炙用，脾虚者炒用。湿热较甚，伴有黄疸、舌苔黄厚腻者，重用茵陈30 g，并酌加黄芩15 g，大黄9 g；腹胀甚者加大腹皮20 g，厚朴15 g；

肝区疼痛不适者加醋柴胡、郁金、延胡索各10 g；气虚甚者重用黄芪30 g，加党参15 g，鸡血藤30 g；肝肾阴虚者加生地黄、麦冬各10 g；脾肾阳虚者加附片、淫羊藿、巴戟天各10 g。

[功效主治] 健脾利湿，疏肝活血。

[治疗方法] 每日1剂，水煎，早晚分服，饭前服，4周为1个疗程。

[临床运用] 62例患者，45例治愈，14例好转，3例无效。

[心得体会] 方中苍术、白术健脾；川牛膝、怀牛膝疏肝，活血利尿；汉防己行水。药味虽少，但量大力专，取效迅捷。

[方剂来源] 李玉春. 苍牛防己汤治疗肝硬化腹水62例. 浙江中医杂志，2002，（3）：104

11. 下瘀术牛汤

[药物组成] 苍术、白术、川牛膝、怀牛膝、汉防己各30 g，制大黄、桃仁、地鳖虫各9 g。

[随症加减] 伴有黄疸者加茵陈、栀子；肝肾阴亏者加黄精、枸杞子；肝肾阳虚者加附子、肉苁蓉。

[功效主治] 健脾利湿，活血化瘀。

[治疗方法] 每日1剂，水煎，早晚分服。

[临床运用] 47例患者，2～5个疗程后，29例治愈，15例显效，2例有效，1例无效。

[心得体会] 方中苍术、白术健脾益气，佐以燥湿；汉防己胜湿利水，有通利小便之功；川牛膝、怀牛膝、地鳖虫、桃仁、制大黄入肝经，破血逐瘀，软坚散结。诸药配伍，共奏扶脾土、散瘀血、化瘀积、通利水道之功，组方攻中有补，补而不腻。

[方剂来源] 常春莉. 下瘀术牛汤治疗肝硬化腹水47例. 浙江中医杂志，2000，（4）：147

12. 消水护肝汤

[药物组成] 鳖甲15 g，穿山甲（代用品）12 g，鸡内金10 g，牡蛎30 g，郁金15 g，当归15 g，丹参15 g，柴胡10 g，黄芪30 g，生白

术30 g，茯苓30 g。

［随症加减］出血者加藕节炭、紫珠、仙鹤草、茜草；腹泻者加山药、扁豆；肝区痛者加延胡索、白芍；纳呆恶心者加焦三仙、竹茹、半夏；腹水重者加大腹皮、车前子。

［功效主治］活血化瘀，益气健脾，软坚利水。

［治疗方法］每日1剂，水煎，早晚分服。

［临床运用］9例患者，治愈2例，显效6例，好转1例。

［心得体会］方中丹参、当归、郁金活血化瘀，疏肝解郁；黄芪、生白术、茯苓益气健脾，扶正祛邪，大量生白术有很强的利水作用，配黄芪、茯苓更加强其利水作用；鳖甲、穿山甲（代用品）、鸡内金、牡蛎能活血化瘀，软坚散结；柴胡疏肝解郁，疏通脏腑气血，引药入病所。诸药合用，共奏活血化瘀、益气健脾、软坚利水之功。

［方剂来源］赵芬桃．中西医结合治疗肝炎后肝硬化腹水9例．甘肃中医学院学报，2005，22（1）：29 ~ 30

13．泻心汤加减

［药物组成］大黄10 g，黄芩、黄连、白及各12 g。

［随症加减］热炽盛者加大蓟、小蓟、侧柏叶、牡丹皮、栀子、地榆；肝火犯胃者加龙胆草、栀子、柴胡、木通、泽泻、车前子、生地黄、甘草；兼见肝肾阴虚者加生地黄、阿胶、墨旱莲、白茅根、茜草根、麦冬、枸杞子、鳖甲；兼脾气虚者，去黄连，重用黄芪，加党参、炒白术、炒蒲黄、炮姜炭、山药、茯苓、炙甘草。

［功效主治］清热泻火，收敛止血。

［治疗方法］每日1剂，水煎，早晚分服。

［临床运用］15例患者，8例显效，5例有效，2例无效。

［心得体会］方中重用大黄以速降冲逆之胃气，气降则血降，故可治疗急暴吐血，配以黄芩、黄连苦寒泄热，主治心胃火炽、迫血妄行之吐血便血；白及苦干涩，具有收敛止血、生肌消肿之效。诸药合用，共奏清热泻火、收敛止血之效。

［方剂来源］利霞．泻心汤加减治疗肝硬化并上消化道出血15例疗效观察．浙江中医杂志，2002，（1）：10

14．鳖甲三虫汤

［药物组成］炙鳖甲30 g，地龙10 g，地鳖虫10 g，水蛭（研末分2次吞服）3 g，炒白芍30 g，炒白术15 g，半枝莲30 g，六月雪12 g，牵牛子10 g，猪苓10 g，厚朴10 g。

［随症加减］湿热内蕴者加茵陈、栀子、广金钱草、虎杖；气虚者加黄芪、党参、黄精；阴虚者加生地黄、龟板、石斛；脾肾阳虚者加干姜、益智仁、淫羊藿。

［功效主治］软肝化瘀，攻下逐水。

［治疗方法］每日1剂，水煎，早晚分服，3个月为1个疗程，一般2个疗程。

［临床运用］37例患者，显效19例，有效15例，无效3例。

［心得体会］方中炙鳖甲既走血分，又走气分，既可软坚散结，又可入肝抑邪，使病邪去，癥积得消，实为治疗肝硬化之良药；水蛭、地鳖虫、地龙破血逐瘀，通经利水道；炒白芍补肝血、养肝阴，炒白术健脾补气，二药补养肝脾；半枝莲、六月雪疏肝活血，清热解毒；厚朴、猪苓、牵牛子行气消胀，攻下逐水，其中牵牛子药性滑利，气味雄烈，降泻而走气分，通三焦，逐肺气，利水道，则善于泄水湿消肿满，为消腹水要药。

［方剂来源］胡晓峰．鳖甲三虫汤治疗肝硬化腹水37例．光明中医，2002，17（98）：57～58

15．消臌逐水方

［药物组成］白花蛇舌草、半枝莲、茵陈、黄芪、茯苓皮、大腹皮、鳖甲、陈葫芦各30 g，当归、赤芍、白芍、党参、丹参、海藻、鸡内金、木瓜各15 g，白术、柴胡、枳实、青皮、陈皮、木香、郁金、桃仁、红花、莪术、葶苈子、牵牛子、商陆、大黄、黄芩各10 g。

［功效主治］疏肝理气，活血化瘀，软坚散结。

［治疗方法］每日1剂，水煎，早晚分服，3个月为1个疗程。

［临床运用］220例患者，显效189例，有效28例，无效3例。

［心得体会］方用白花蛇舌草、半枝莲、黄芩以清热解毒，清除体内邪毒，抑制病毒复制；葶苈子泻肺降气，逐水消肿；牵牛子、商陆、陈葫芦、大黄利水通便，前后分消；当归、赤芍、郁金、桃仁、红花、丹参活血化瘀，改善肝脏微循环，促进肝细胞再生和修复；用鳖甲、鸡内金、莪术、海藻能软坚散结，去积聚癥瘕，改善肝硬化；鳖甲和鸡内金共用具有增加清蛋白作用，恢复肝功能（鸡内金还有消滞利水作用），与当归、丹参、赤芍、红花共用能预防肝纤维化；白芍敛阴柔肝，防止久病伤阴；茵陈清肝利胆，利尿退黄，配大黄以增强疗效；柴胡、枳实、青皮、陈皮、大腹皮、木香、茯苓皮具有疏肝利胆、排水、散郁解滞作用；党参、黄芪、白术有益气健脾的作用；用木瓜以健脾行水，舒筋通络。全方共奏疏肝理气、活血化瘀、软坚散结、清热解毒、益气健脾、养血柔肝、调补肝肾之功。

［方剂来源］宋文昭．消鼓逐水方治疗肝炎后肝硬化腹水220例，中医研究，2004，17（3）：40～41

16．益气消水汤

［药物组成］黄芪30～60 g，党参、茯苓、益母草、炙鳖甲各15～30 g，白术15～100 g，泽泻、地鳖虫、莪术、三棱各6～10 g，炮穿山甲（代用品）、甘草各6～10 g，蝉蜕10 g。

［随症加减］热重或有黄疸者加茵陈、赤芍、栀子、大黄；湿重者加苍术、薏苡仁、厚朴；气滞者加大腹皮、枳实、木香；纳呆者加山楂、鸡内金；阴虚者加制附子、干姜、淫羊藿、桂枝；胁痛者加延胡索、郁金；出血者加茜草、三七粉；胸水者加葶苈子；转氨酶高者去黄芪、党参加板蓝根、蒲公英、马鞭草；清蛋白低者重用白术；HBsAg阳性者加白花蛇舌草、土茯苓。

［功效主治］益气活血，利水消肿。

［治疗方法］每日1剂，水煎，早晚分服。

［临床运用］160例患者，一级疗效98例，二级疗效43例，三级疗效14例，无效5例。

［心得体会］肝硬化属“臌胀”范畴，本病多为本虚标实之症，气虚血瘀为病之本，所以益气扶正，活血化瘀，能扩张肝脾血管，改善肝血循环，增加肝血流量，防止肝细胞坏死加速病灶的吸收和修复。泽泻、益母草利水消肿。外用逐水药敷脐，利水不伤正，以助汤药。诸药合用，相得益彰，共奏益气活血、利水消肿之功。

［方剂来源］宋绍如．益气消水汤为主治疗肝硬化腹水160例．四川中医，2003，21（5）：35～36

17. 抗纤软肝汤

［药物组成］丹参30 g，炙鳖甲（先煎）15 g，赤芍15 g，柴胡10 g，当归10 g，三棱10 g，莪术10 g，黄芪39 g，鸡内金10 g。

［随症加减］湿热明显者加茵陈、白花蛇舌草；若气虚明显者加党参、白术；肝阴不足者加沙参、麦冬等灵活应用。

［功效主治］活血化瘀，行滞止痛。

［治疗方法］每日1剂，水煎，早晚分服，3个月为1个疗程。

［临床运用］47例患者，显效37例，有效8例，无效2例。

［心得体会］方中丹参活血化瘀，赤芍化瘀行滞止痛，炙鳖甲软坚散结，再以当归、三棱、莪术养血活血，根据中医“养正则积自除”加黄芪、鸡内金健脾扶正，软坚化积。

［方剂来源］王东红．抗纤软肝汤治疗肝纤维化47例．现代中医药，2004，（2）：27～28

18. 五香软肝散

［药物组成］沉香30 g，香附30 g，牵牛子30 g，五灵脂30 g，杏仁30 g，地鳖虫30 g，制大黄15 g，桃仁60 g，三七参30 g，生鳖甲30 g，连翘60 g，女贞子60 g，红参30 g，黄芪60 g，白术60 g。

［随症加减］湿热重者加茵陈、薏苡仁、黄连等；阴虚者加青蒿、石斛、生地黄、山萸肉；ALT升高者加龙胆草、茵陈、车前子、

夏枯草；黄疸者加茵陈、赤芍、葛根、瓜蒌；残黄者加青黛、莪术、明矾；腹水者加大腹皮、车前子、茯苓、猪苓；消化道出血轻者加白及、蒲黄或云南白药胶囊，重者配合西药治疗。

［功效主治］疏肝理气，补气健脾，养血化瘀。

［治疗方法］上药研末，每包9 g，每次1包，每日3次，1个月为1个疗程。

［临床运用］300例患者，痊愈228例，好转65例，未愈7例。

［心得体会］方中沉香、香附、牵牛子、五灵脂理气活血，消痰利水，升清降浊；地鳖虫、桃仁、三七参、生鳖甲可增强活血化瘀之功；连翘、制大黄清热解毒泻泄；女贞子养肝柔肝；红参、黄芪、白术补气健脾；杏仁宣泄气机，并有软坚散结之功。全方相配疏肝理气，补气健脾，养血化瘀，使三焦气化正常，清升浊降，邪气除而气血复，故病愈。

［方剂来源］陈书杰．五香软肝散治疗肝炎肝硬化300例．国医论坛，2003，18（6）：31

19．软肝化瘀通下汤

［药物组成］丹参30 g，炙鳖甲15 g，广郁金15 g，赤芍15 g，炙地鳖虫5 g，炒枳壳9 g，制大黄9 g，车前子30 g，冬瓜皮30 g，猪苓30 g，泽泻30 g，白茅根30 g，生白术30 g，茯苓30 g，大枣9 g。

［随症加减］腹水严重者加腹水草、玉米须、葫芦、冬虫夏草、蝼蛄、大黄干；胁痛者加川楝子、延胡索、青陈皮；黄疸升高者加广金钱草、田基黄；腰酸乏力者加桑寄生、川杜仲、生地黄、熟地黄、制黄精；大便溏者加炒山药、炒白扁豆。

［功效主治］软肝健脾，活血化瘀。

［治疗方法］每日1剂，水煎，早晚分服，2个月为1个疗程。

［临床运用］50例患者，2～3个疗程 10例显效，34例好转，6例无效。

［心得体会］方中以丹参、炙鳖甲、炙地鳖虫、广郁金、赤芍、生白术、茯苓、大枣软肝健脾，活血化瘀，改善肝脏功能，以猪苓、

泽泻、冬瓜皮、车前子、白茅根、炒枳壳、制大黄利水消肿。诸药合用，全方共奏软肝健脾、活血化瘀、利水消肿之功。

［方剂来源］韩政．软肝化瘀通下汤治疗肝硬化腹水50例．河南中医，2003，23（4）：27~28

20．扶正祛瘀方

［药物组成］黄芪20 g，白术20 g，鳖甲20 g，牡蛎30 g，海藻20 g，莪术10 g，丹参15 g，枳实10 g，鸡内金10 g。

［随症加减］胁痛明显者加五灵脂、蒲黄、延胡索；黄疸明显者加茵陈、栀子等；腹胀尿少者加泽泻、车前子、大腹皮等。

［功效主治］益气健脾，化瘀消积。

［治疗方法］每日1剂，水煎，早晚分服，3个月为1个疗程。

［临床运用］60例患者经治疗后，症状均有缓解。

［心得体会］方中黄芪益气健脾，气行则血行有助活血化瘀，又能通利三焦水湿；白术补而不滞，化湿不伤阴，为健脾要药。肝体阴而用阳，用药忌刚宜柔，肝受损阴血虚，只宜软坚散结，柔肝养阴，忌大量攻伐之品。鳖甲、牡蛎、海藻三药合用既能滋补肝肾之阴，又可软坚散结，辅以莪术、丹参活血化瘀，再佐以枳实、鸡内金健脾消痞化积，共奏益气健脾、化瘀消积之功。

［方剂来源］余进．扶正祛瘀方治疗肝炎肝硬化60例临床观察．广州医学院学报，2004，32（3）：93~94

21．二甲牛角软肝汤

［药物组成］炙鳖甲（先煎）15 g，炮穿山甲片（代用品，先煎）12 g，水牛角（先煎）、黄芪、仙鹤草、丹参各30 g，三七粉（冲服）3 g，紫河车（研末冲服）6 g。

［随症加减］血清胆红素增高者去黄芪、紫河车，加赤芍、茵陈、制大黄；腹水者加防已、大腹皮、地骷髅；胁痛甚者加柴胡、延胡索、郁金。

［功效主治］益气活血，软坚散结。

［治疗方法］每日1剂，水煎，早晚分服。

［临床运用］56例患者经治疗后，症状均有好转。

［心得体会］肝硬化主要病机是肝病日久，缠绵不愈，邪气未尽，正气内损，肝血郁滞，瘀凝肝络。二甲牛角软肝汤中炙鳖甲滋阴软坚、散结消症，炮穿山甲片（代用品）破宿血积瘀、软坚散结，水牛角清肝凉血、养阴止血，三药合用使破瘀软坚之力倍增；三七粉活血止血，散瘀止痛；仙鹤草祛瘀散结止血，善于攻坚；丹参祛瘀生新补血；紫河车大补精血；黄芪益气养血，以防止攻伐太过。

［方剂来源］俞兵和．二甲牛角软肝汤治疗56例肝炎后肝硬化患者血清肝纤维化指标的观察．浙江中医杂志，1999，（12）：108

22．苍牛防己汤

［药物组成］苍术、炒白术、川牛膝、怀牛膝各30 g，防己10 g。

［随症加减］腹水明显、腹胀疼痛者加车前子30 g，大腹皮30 g，枳壳10 g，槟榔10 g以行气利水；胁痛者加香附15 g，玄胡10 g，瓜蒌15 g；呕血者加白及20 g，茜草10 g，仙鹤草15 g，黄芩炭12 g；鼻出血者加生地黄10 g，牡丹皮10 g，赤芍10 g，茜草10 g；肝脾肿大、痞硬疼痛者加炙鳖甲15 g，延胡索12 g；清、球蛋白倒置加三七、郁金；低蛋白血症配当归补血汤、千金鲤鱼汤等。

［功效主治］健脾燥湿，清利湿热。

［治疗方法］每日1剂，水煎，早晚分服。

［临床运用］20例患者，基本治愈5例，近期治愈7例，临床控制5例，无效3例。

［心得体会］方中苍术、炒白术燥湿健脾；川牛膝、怀牛膝补肝肾使开阖有权，川牛膝尚可引水下行；防己通二便，尤以清利湿热见长。全方药味不多，但量大力专，对肝硬化腹水中医辨证属肝脾两虚、气滞血瘀水停者有较好疗效。原方中防己用量较大，恐其有肾毒性，故在实际运用中多减量使用并加用车前子、大腹皮、泽泻等行气利水之品以加强药力。同时须配以饮食调节，限盐限水，方能较快见

效。

[方剂来源]陈淑玲. 苍牛防己汤治疗肝硬化腹水20例. 现代中西医结合杂志，2002，11（22）：2237~2238

23. 健脾益肝汤

[药物组成]黄芪20 g，炒白术30 g，丹参30 g，地鳖虫3 g，茯苓皮30 g，大腹皮15 g，炮穿山甲（代用品）6 g，半边莲30 g，柴胡10 g，赤芍15 g，炒枳壳5 g，陈皮6 g，甘草5 g。

[随症加减]湿热内蕴者加茵陈15 g，熟大黄3 g；瘀血阻滞者加三七（磨兑）4 g；腹水消退后伴肝肾阴虚者去茯苓皮、大腹皮、半边莲、炒枳壳，加墨旱莲15 g，枸杞子、菟丝子、女贞子各10 g。

[功效主治]疏肝健脾，行气活血，利水消肿。

[治疗方法]每日1剂，水煎，早晚分服。

[临床运用]38例患者，显效10例，好转26例，无效2例。

[心得体会]肝硬化属“臌胀”、“积聚”范畴，主要因情志内伤、酒食不节、黄疸失治等因素伤及肝脏，以至肝主疏泄功能失调，气机郁滞，肝之脉络为瘀血阻滞，肝气横逆而乘脾胃，脾虚运化失职，土不制水，水湿内聚，壅塞中焦而成。故其主要病机为肝郁脾虚，气滞血瘀，水湿内停，证属本虚标实，乃肝、脾、肾受病。治疗上采用标本同治。

本方采用黄芪、炒白术健脾益气，升清降浊；丹参、地鳖虫、炮穿山甲（代用品）活血通络；柴胡、赤芍、炒枳壳、甘草疏肝理气；茯苓皮、大腹皮、半边莲、陈皮行气利水消肿。诸药合用，共奏疏肝健脾、行气活血、利水消肿之功。此外，健脾益肝汤远期疗效理想，可以有效地减少复发率。

[方剂来源]袁晓清. 健脾益肝汤治疗肝硬化腹水38例临床观察. 湖南中医药导报，2002，8（5）：252~253

24. 益气活血汤

[药物组成]丹参15 g，桃仁10 g，炮穿山甲（代用品）10 g，鳖甲10 g，赤芍10 g，白芍10 g，三棱10 g，莪术10 g，柴胡10 g，制香

附10 g，黄芪20 g，党参15 g，炒白术10 g，红花6 g。

[随症加减] 谷丙转氨酶升高者加虎杖、垂盆草、五味子；出血明显者加仙鹤草、茜草根、水牛角。

[功效主治] 益气健脾，活血化瘀。

[治疗方法] 每日1剂，水煎，早晚分服。

[临床运用] 45例患者经治疗后，症状均有改善。

[心得体会] 中医认为本病的发病机制是肝郁脾虚、气滞血瘀。而本方中的主要药物丹参、桃仁、红花、赤芍、莪术、炮穿山甲（代用品）、鳖甲，具有活血祛瘀、软坚散结作用；黄芪、党参、白术、柴胡、香附能健脾益气，疏肝解郁。

[方剂来源] 项祖闯. 益气活血汤对慢性肝炎纤维化指标的影响. 现代中西医结合杂志，2003，12（2）：133～134

25. 理气活血利水方

[药物组成] 厚朴10 g，枳实10 g，沉香粉（冲服）6 g，人参10 g，丹参30 g，郁金20 g，炮穿山甲（代用品）10 g，茯苓皮30 g，冬瓜皮30 g，泽泻15 g，大腹皮30 g，车前子（包煎）30 g，汉防己15 g。

[随症加减] 有黄疸者加茵陈30 g，板蓝根30 g；合并有上消化道出血者加三七10 g，藕节炭15 g；有胸水者加葶苈子30 g，杏仁10 g；有肝性脑病倾向者加石菖蒲30 g，莲子心20 g；有腹水感染者加红藤30 g，败酱草15 g；肝肾综合征者加石斛20 g，泽兰15 g。

[功效主治] 理气活血。

[治疗方法] 每日1剂，水煎，早晚分服。

[临床运用] 46例患者，显效32例，有效8例，无效6例。

[心得体会] 本病产生首先在于肝脾功能失调，疏泄及运化功能失常，日久脉络壅塞，气滞血瘀而水停。作者临床抓住其气滞、血瘀、水停这一突出表现，有针对性地以理气、活血、利水为治，故其取效满意。所选中药厚朴、枳实、沉香粉理气；丹参、郁金、炮穿山甲（代用品）活血；茯苓皮、冬瓜皮、泽泻、大腹皮、车前

子、汉防己利水，使气滞得行，瘀血得化，而水邪得以下行，对减轻症状、消退腹水有较好效果；为防正气耗伤太过，故方中加用人参一味。由于本病乃本虚标实之证，故待腹水消过大半之时，理应加健脾疏肝补肾之品以固本善后，方能标本兼顾，取得稳定、持久的疗效。

［方剂来源］封树澄. 理气活血利水为主治疗肝硬化腹水46例. 现代中西医结合杂志，2003，12（7）：736～737

26. 荣肝汤

［药物组成］党参、白芍、当归、王不留行各12 g，炒白术、炒苍术、木香、香附、佛手各10 g，山楂、茵陈、泽兰、生牡蛎各15 g。

［功效主治］清热解毒，活血化瘀。

［治疗方法］每日1剂，水煎，早晚分服。

［临床运用］52例患者，显效34.6%，有效36.7%，无效28.7%。

［心得体会］本方中党参、炒白术健脾益气，培土荣木；炒苍术、木香醒脾化湿；茵陈清热解毒，利尿退黄；香附、佛手疏肝理气；当归、白芍养血柔肝；山楂、泽兰、王不留行活血化瘀；生牡蛎软坚散结。诸药合用，脾土得健，湿邪得化，热毒得清，瘀血得解，故可收本固标去、正复邪除之效。

［方剂来源］付跃娟. 荣肝汤治疗慢性乙型肝炎肝纤维化52例. 中西医结合肝病杂志，2004，4（1）：56～57

27. 养肝化瘀方

［药物组成］黄芪、白术、马鞭草各30 g，白茯苓、白芍、丹参、泽兰各15 g，鳖甲12 g，三七粉（分吞）3 g。

［随症加减］腹水者加防己、猪苓；兼湿热者加茵陈、白花蛇舌草；阴虚者加沙参、枸杞子、石斛、女贞子；瘀血明显体壮实者加莪术、地鳖虫、穿山甲（代用品）；气滞湿阻者加大腹皮、陈皮、薏苡仁；若见鼻、齿出血者加仙鹤草、墨旱莲。

［功效主治］活血化瘀，补气行血。

［治疗方法］每日1剂，水煎，早晚分服。

［临床运用］62例患者，显效30例，好转28例，无效4例。

［心得体会］中医认为，本病多因湿热内蕴，毒邪犯肝，阻滞气机，血脉不畅，气滞血瘀；更兼湿热耗伤正气，肝血肝阴亏虚则血燥不行；血行不利，着而成瘀；另外气虚致清阳敷布不充，浊阴排泄不力；总之湿热毒邪是本病病因。脾气肝阴亏虚是其根本，病理核心环节是瘀，属本虚标实、虚实夹杂之重症。以益气养肝、化瘀解毒为基本之则，并随症加减，用黄芪、白茯苓、白术健脾益气，鳖甲、白芍滋阴养肝，以丹参、三七粉、泽兰活血化瘀，其中三七粉活血化瘀不留邪，兼有补气作用，无参药补虚留邪之弊。泽兰、白茯苓、白术健脾助运，通利小便。中药的缓慢利尿可对西药起协同作用，在西药利尿间歇阶段仍用中药，则避免因骤停西药利尿剂，而使腹水量迅速增加。马鞭草清热解毒，活血散瘀。

［方剂来源］曾铃．养肝化瘀方治疗肝炎肝硬化62例．四川中医，2004，22（12）：52～53

28．大橘皮汤

［药物组成］橘皮15 g，滑石30 g，茯苓12 g，泽泻12 g，白术12 g，肉桂5 g，甘草5 g，生姜9 g。

［随症加减］脾肾虚甚者改生姜为干姜9 g，加熟附子10 g；血瘀者加丹参15 g，赤芍15 g。

［功效主治］清热利湿，利水消肿。

［治疗方法］每日1剂，水煎，早晚分服。

［临床运用］52例患者，显效32例，好转16例，无效4例。

［心得体会］大橘皮汤主治湿热内甚，水湿并入大肠，而致脘腹胀满，小便不利，大便泄泻，水肿，与本症病机相合。其以五苓散行水；六一散清热利湿；橘皮、木香理气，气行而水行，水从小便而出，达到利水消肿之功。诸药合用，可快速、持久消除或减少顽固性肝硬化腹水的作用。

［方剂来源］陆磊．大橘皮汤治疗顽固性肝硬化腹水52例．河南

中医，2002， 22（4）：32～33

29. 温阳活血汤

［药物组成］黄芪30 g，白术15 g，木瓜15 g，广木香10 g，大腹皮10 g，草果10 g，附子10 g，干姜15 g，厚朴15 g，炙鳖甲10 g，三棱10 g，三七（冲兑）3 g，莪术15 g，丹参15 g，桃仁10 g，甘草6 g。

［功效主治］温阳健脾，软坚散结。

［治疗方法］每日1剂，水煎，早晚分服。

［临床运用］42例患者，显效35例，有效4例，无效3例。

［心得体会］晚期血吸虫病肝硬化腹水，属“臌胀”范畴。是由虫邪侵袭人体后，肝、脾、肾受损所致，以腹中积水，腹胀大，肤色苍黄，甚则腹壁青筋暴露为主要特征。其发生大都是脾阳不足，日久累及肾阳，脾肾阳虚而水湿不化所致。该病病机特点为本虚标实，虚实错杂。温阳活血汤是作者在实脾饮基础上针对其病因病机加减而成，方中附子、干姜、木瓜温补脾肾；黄芪、白术、大腹皮、草果健脾化湿利水；广木香、厚朴理气导滞；炙鳖甲、三棱、莪术软坚散结；丹参、三七、桃仁活血化瘀；甘草调和诸药。诸药合用，疗效满意。

［方剂来源］刘新奇．温阳活血汤治疗晚期血吸虫病肝硬化腹水42例总结．湖南中医药导报，2003， 9（5）：19～20

30. 通利健肝汤

［药物组成］黄芪、枳椇子、牡蛎、白茅根各30 g，丹参、赤芍、沙参各20 g，党参、青皮、淫羊藿各15 g，葶苈子10 g，肉桂、附片各6 g。

［随症加减］若发热者加白花蛇舌草、半枝莲、龙葵各30 g；黄疸者加茵陈15 g，栀子10 g；小便不利下肢肿者加益母草、泽兰各15 g，泽泻10 g；舌质暗有瘀斑者加路路通10 g，地鳖虫6 g，丝瓜络15 g。

［功效主治］健脾益气，温阳利水。

［治疗方法］每日1剂，水煎，早晚分服。

［临床运用］37例患者，显效24例，有效10例，无效3例。

［心得体会］肝硬化腹水以肝、脾、肾三脏为病变中心，初则气滞瘀滞、血脉壅塞，继则癖散为臌，病邪日进，正气日衰，其腹水出现，往往是晚期之征兆。消退腹水，减轻临床症状，乃治疗之关键。肝硬化患者在证候上既有脾胃虚弱，又有水湿偏盛，因此在治疗上既要益其气，又要祛其邪。中医认为腹水宜从小便去，尽量少抽腹水，以免蛋白质丢失过多、腹腔感染等并发症出现。一般来说，其正气之虚衰，不出伤阴伤阳，阴阳失调，温阳尚易，育阴最难。盖养阴则碍水，利水则伤阴，用药之时，配伍尤当慎重。方中黄芪、党参、附片、肉桂、淫羊藿、葶苈子、白茅根健脾益气，温阳利水；丹参、沙参、赤芍、青皮、牡蛎活血行气，养阴祛邪而不伤正；其枳椇子甘寒如肝、脾、肾三经，养阴清肝又利水。随症加减，以达到改善肝肾功能、调节机体免疫，激发人体正气，使肝、脾、肾三脏功能协调，血脉通行无阻，肝纤维降解，促进腹水消退，故临床取得较好疗效。

［方剂来源］李燕侠．通利健肝汤治疗肝硬化腹水37例．中西医结合肝病杂志，2004，14（5）：307～308

31．逐水行瘀汤

［药物组成］党参、黄芪、赤芍、炙鳖甲、炒白术、茯苓、车前子各30 g，大腹皮20 g。

［随症加减］阳虚者加附子、桂枝；阴虚者加生地黄、女贞子；湿热盛者去党参、黄芪，加茵陈、虎杖；鼻、齿出血者加茜草、白茅根；肝区疼痛者加延胡索、川楝子；腹水消退后加山药、黑大豆。

［功效主治］每日1剂，水煎，早晚分服。

［治疗方法］益气健脾，行水化瘀。

［临床运用］36例患者经治疗后，显效24例，有效9例，无效3例。

［心得体会］方中党参、黄芪、炒白术、茯苓益气健脾，其中党参清补脾胃，久服不壅滞；黄芪兼补肝气，助肝气条达升发；炒白术、茯苓兼化湿利水；炙鳖甲软坚散结；赤芍活血消瘀；大腹皮宽中理气，善消腹中之水。全方虚实并重，扶正气而祛邪。

［方剂来源］马翔华．逐水行瘀汤治疗顽固性肝硬化腹水临床观察．浙江中医学院学报，2004，28（6）：31～32

32．软肝消水丸

［药物组成］丹参、炙鳖甲各80 g，黄芪、白术、枸杞子各60 g，穿山甲珠（代用品）30 g，泽泻、益母草、党参、茯苓各50 g，大腹皮40 g，牵牛子15 g。

［功效主治］活血化瘀，软坚散结，健脾益气。

［治疗方法］上药研末，炼蜜为丸，每丸6 g，每次1丸，每日3次，饭前服。

［临床运用］56例患者经治疗后，显效32例，好转16例，无效8例。

［心得体会］方中以丹参、炙鳖甲、穿山甲珠（代用品）活血化瘀，软坚散结通络，以攻癥积；黄芪、党参、白术、茯苓补气健脾，培土制水；枸杞子滋补肝肾，金水相生，以助肝体阴之用；大腹皮、益母草、泽泻宽中下气，活血利水；牵牛子荡涤泻下，使腹水从二便分消，以通水结。诸药合用，共奏活血化瘀、软坚散结、健脾益气、行气利水、补益肝肾之功。使气行、水利、瘀去而不伤正，补气、健脾、滋肾以绝腹水再聚。

［方剂来源］何文绍．软肝消水丸治疗肝硬化腹水56例疗效观察．四川中医，2003，21（12）：30～31

33．疏肝消症汤

［药物组成］党参、茯苓、当归、川芎、夏枯草、鸡内金、薏苡仁、柴胡、香附、牛膝各15 g，甘草6 g。

［随症加减］腹胀甚者，加木香、厚朴；小便不利者，加猪苓、泽泻；脘腹胀痛者，加延胡索、郁金；肢冷或下肢浮肿者，加附片；

面色晦滞、口燥心烦者，用一贯煎或六味地黄丸加减；时有发热者，加金银花、连翘、黄芩。

［功效主治］清热燥湿，消癥散结。

［治疗方法］每日1剂，水煎，早晚分服。

［临床运用］24例患者经治疗后，近期治愈13例，显效5例，好转4例，无效2例。

［心得体会］本病有虚实之分，经作者临床发现，肝硬化多以肝郁脾虚为主，故治以疏肝解郁、健脾祛湿化瘀为法。方中柴胡、香附疏肝解郁，使肝气畅达；党参、茯苓益气健脾，利水祛湿；当归、川芎、牛膝活血理气化瘀；鸡内金健运脾胃，消食化积；夏枯草清散肝经郁火。全方具有保肝固本、疏导化瘀、消癥散结之功效。肝硬化病机复杂，故作者在临床实践中，常在药方中加入金银花、连翘、黄芩，以加强清热解毒、泻火的作用，疗效明显。同时应嘱患者戒烟酒，避房劳，忌生冷及油腻和辛辣食物，注意休息。

［方剂来源］张广武．疏肝消症汤治疗早期肝硬化．湖北中医杂志，2000，22（12）：31

34．黄芪消胀汤

［药物组成］黄芪30～120 g，党参、山药、丹参、败酱草、生薏苡仁、茵陈、大腹皮、泽泻各30 g，防己15 g，当归、郁金各12 g，柴胡10 g，大枣5枚。

［随症加减］腹水消退后可酌减大腹皮、防己、泽泻；便溏者去当归、大腹皮、柴胡，加白术15 g，白扁豆30 g；舌质白腻、口苦恶心者加藿香20 g，黄芩、竹茹各12 g；舌红无苔、口干便秘者加生地黄10～30 g，玄参15 g；胁肋胀痛者加白芍、延胡索各12 g；口淡不渴、四肢不温者加附子（先煎）、桂枝各10 g；有出血倾向者加仙鹤草、墨旱莲、白茅根各30 g；正气甚衰、腹水难消者酌加炒牵牛子（用量视患者体质而定，以排便3～4次为度，中病既止）。

［功效主治］益气养阴，活血化瘀，软坚散结。

［治疗方法］每日1剂，水煎，早晚分服，配三甲化积胶囊：

三七粉60 g，炮穿山甲（代用品）、醋鳖甲、龟板、五味子、桃仁、鸡内金各30 g。共为细末，装胶囊，每粒0.3 g，每次6～8粒，每日3次口服。

［临床运用］65例患者经治疗后，显效36例，好转25例，无效4例。

［心得体会］肝硬化腹水属中医“臌胀”范畴。中医认为臌胀多由黄疸、积聚、癥瘕失治误治，日久造成肝、脾、肾三脏功能失调，气、血、水瘀积腹内，以致腹部日渐胀大而成。其证候属本虚标实、虚实夹杂之证，故治疗当以功补兼施为基本原则。临床应根据邪正关系和病机演变的不同情况审时度势，补虚不忘矢，泻实不忘虚，切记攻伐过猛，以免正气虚衰。作者根据肝硬化腹水正气虚损为本，气滞、血瘀、水蓄为标的病理机制，自拟黄芪消胀汤，方中重用黄芪、党参、山药、丹参、当归、大枣益气健脾，养血活血，以扶正固本；柴胡、郁金、茵陈、败酱草疏肝理气，利胆解毒；生薏苡仁、大腹皮、泽泻、防己利水消胀以祛邪治标。诸药合用，益气活血，利水消胀，标本兼治，补而不峻，利而不猛。自拟三甲化积胶囊重用三七粉活血通脉，化瘀止血，配以炮穿山甲（代用品）疏通经络，以醋鳖甲、龟板养阴活血软坚，以五味子益气养阴护肝，以桃仁化瘀散结，以鸡内金消积化滞。诸药合用，益气养阴，活血化瘀，软坚散结。

［方剂来源］李培根．黄芪消胀汤合三甲化积胶囊治疗肝硬化腹水65例．实用中医内科杂志，2005，19（1）：49～50

35. 益气化瘀排毒汤

［药物组成］黄芪15～30 g，茯苓15 g，白术10～20 g，丹参20 g，地鳖虫8 g，半边莲20 g，牵牛子15～30 g，赤小豆20～30 g，大腹皮15 g，牛膝15 g，鸡内金15 g。

［随症加减］湿热瘀毒型去黄芪，加茵陈30 g，栀子10 g；肝脾血瘀型加穿山甲珠（代用品）6 g，泽兰10 g；脾肾阳虚型去半边莲、牵牛子，加肉桂5 g（研末冲服），干姜10 g；肝肾阴虚型去黄芪、白术，加山药15 g，薏苡仁15 g，扁豆15 g，沙参15 g，枸杞子15 g，生

地黄15 g，川楝子10 g。

［功效主治］益气健脾，活血化瘀。

［治疗方法］每日1剂，水煎，早晚分服。

［临床运用］68例患者，一级疗效32例，二级疗效18例，三级疗效12例，无效6例。

［心得体会］在肝炎后肝硬化腹水的形成过程中，由于慢性肝炎迁延，正气未复，余毒未尽，久病入络，人体水液因脾肾亏虚而无力运化水湿，又因瘀血阻塞，毒、虚、瘀相互因果，形成恶性循环，致水毒内结，是本虚标实，虚实夹杂的顽症、重症。益气化瘀排毒汤针对病机，标本兼治。基本方以黄芪、白术、茯苓健脾益气，升清降浊；以丹参、地鳖虫、鸡内金化瘀通络；以半边莲、牵牛子、赤小豆解毒排毒；大腹皮行气利水；用牛膝取其补肾化瘀，引水下行。在应用本汤组方时，应正确掌握病机的转变及证型的转化，精选补虚药、化瘀药和排毒药，并合理调整它们的比例及用量，以达到提高疗效的目的。

［方剂来源］何荣华．益气化瘀排毒汤治疗肝硬化腹水68例．湖南中医杂志，2000，16（4）：30

36．理气疏肝汤

［药物组成］旋覆花10 g（布包），苏梗6 g，青皮6 g，陈皮6 g，杏仁10 g，半夏10 g，枳壳6 g，绿萼梅6 g，香附6 g，山楂10 g，麦芽10 g，谷芽10 g，大腹皮10 g。

［功效主治］疏肝理气，行气消水。

［治疗方法］每日1剂，水煎，早晚分服。

［临床运用］88例患者经治疗后，显效67例，有效15例，无效6例。

［心得体会］理气疏肝汤突出疏调气机，方中旋覆花、苏梗、绿萼梅、青皮、陈皮、枳壳、香附、半夏疏理气机；杏仁开水之上源，使水道通调；大腹皮下气宽中，行水消肿；山楂、麦芽、谷芽消食助运化。临床观察本方对重度腹水消退效果明显，可补西药利尿剂临床

应用的不足。而且可改善肝功能，对血清蛋白的提升作用明显，这对促进腹水消退有积极意义。

［方剂来源］谢传钞．理气疏肝汤治疗肝硬化腹水88例．福建中医药，2005，36（1）：6～7

37．健脾散结汤

［药物组成］泽泻20 g，黄芪、木瓜、茯苓各15 g，大腹皮、王不留行、丹参、白术各12 g，厚朴10 g。

［随症加减］胁下痛甚者加川楝子；嗳气、胸闷者加代赭石；大便不畅者加大黄；阳虚湿盛者加肉桂、猪苓；气虚者加山药、党参；胁腹胀痛者加郁金、青皮；HBsAg阳性者加虎杖、重楼、贯众；胆汁性肝硬化者加广金钱草、路路通；腹水甚正气虚者吞服醋甘遂粉，同时配合西药如肝安、人血清蛋白，酌情加用西药利尿药和钾剂。

［功效主治］健脾利水，活血行气。

［治疗方法］每日1剂，水煎，早晚分服。

［临床运用］30例患者经治疗后，显效8例，有效16例，无效6例。

［心得体会］方中大腹皮、泽泻、茯苓、木瓜利水除湿；生黄芪、白术健脾益气；丹参、王不留行活血行气；厚朴行气。全方合奏健脾利水、活血行气之功。腹水不攻则正气难复，攻伐太过又易伤正气，故应视病情酌情运用攻逐水饮之法，且适当给予静脉滴注人血白蛋白，注意防止电解质紊乱，能增加疗效。攻逐太过者，对正虚邪实、有出血倾向者，较易引起脉络破损，导致吐血、便血，治疗上还应注意保护胃气与肾气。

［方剂来源］刘学冠．健脾散结汤治疗肝硬化腹水30例．河北中医，2000，22（1）：35～36

38．温阳健脾利水方

［药物组成］制附子6 g，干姜6 g，吴茱萸6 g，桂枝10 g，茯苓15 g，半夏9 g，白术15 g，薏苡仁15 g，藿香10 g，党参10 g，枳壳10 g，香附10 g，川芎10 g。

［功效主治］温阳健脾利水。

［治疗方法］每日1剂，水煎，早晚分服。

［临床运用］41例患者治疗1个疗程后，显效25例，好转13例，无效3例。

［心得体会］制附子、干姜温脾阳；吴茱萸温肝经；桂枝温阳利水；茯苓健脾利水；半夏化痰燥湿；薏苡仁健脾利水；党参、白术健脾益气；枳壳理气宽中。全方合奏温阳健脾利水之功，取得显著疗效。综上所述，温阳健脾利水之法可明显阻止纤维化的发生发展，对肝硬化病程进展的逆转有疗效。

［方剂来源］杨亚峰. 温阳健脾利水方治疗肝炎肝硬化41例疗效观察. 中国民间疗法，2002，10（4）：54～55

39. 愈肝汤

［药物组成］柴胡12 g，枳壳10 g，川芎10 g，丹参20 g，桃仁10 g，鳖甲10 g，淫羊藿10 g，人参6 g，白术15 g，黄芪15 g，枸杞子10 g，蜈蚣2条，茵陈20 g，白花蛇舌草30 g，虎杖15 g，甘草6 g。

［随症加减］腹水不消者加益母草20 g，泽兰10 g，白术加至20 g；黄疸者加大黄6～10 g，茵陈加至30 g；腹胀纳差者加炒麦芽15 g，乌药10 g，鸡内金15 g；转氨酶反复波动者加大黄6～10 g，五味子10 g，牡丹皮10 g；清、球蛋白倒置者加穿山甲（代用品）6 g，重用白术20～30 g，黄芪加至20 g。

［功效主治］清热解毒，疏肝活血。

［治疗方法］每日1剂，水煎，早晚分服。

［临床运用］22例患者经治疗后，显效11例，有效8例，无效3例。

［心得体会］方中茵陈、虎杖、白花蛇舌草化湿解毒祛邪，有治病求本之图；柴胡、枳壳、川芎、丹参、桃仁、蜈蚣疏肝活血通络，有谨守病机之意；人参、白术、黄芪、枸杞子、淫羊藿、鳖甲健脾补肾养肝，有扶正祛邪之用。

病毒性肝炎肝硬化病机复杂，虚实俱有，处方用药难以用几味药囊括，应重视合方和大方的运用。特别一些并发症的出现，如顽固性腹泻，多有归肝脾不调，加用炒乌梅、炒白芍二味合白术，柔肝健脾涩肠；腹水不消者，要重视活血利水健脾药的运用，加用益母草、泽兰、穿山甲（代用品）为有效药；转氨酶反复波动，胆红素偏高多有热瘀和血瘀互结，加大黄、牡丹皮，既能清热，又能祛瘀，为最佳选择；鳖甲一味既走血分，又走阴分，可软坚散结；蜈蚣之属入络搜剔，溢邪外出。

［方剂来源］李宗平．愈肝汤治疗病毒性肝炎肝硬化22例．山东中医杂志，2003，22（3）：149～150

40．益气活血利水汤

［药物组成］黄芪60 g，茯苓、白术、丹参、大腹皮各30 g，白茅根、猪苓、枳实、厚朴、鳖甲各15 g，地龙、桃仁、柴胡各10 g。

［随症加减］有黄疸者加茵陈、赤芍、大黄；出血者加牡丹皮、三七；湿热者加虎杖；脾肾阳虚者加附子、干姜；肝肾阴虚者加沙参、墨旱莲。

［功效主治］益气健脾，活血化瘀，温阳利水。

［治疗方法］每日1剂，水煎，早晚分服。

［临床运用］30例患者经治疗后，显效14例，好转 12例，无效4例。

［心得体会］肝硬化的病因病机为肝、脾、肾三脏功能失调，从而导致气滞、血瘀、水停。《石室秘藏》云："必须健脾行气，加利水之药，则可救。"方中黄芪益气健脾，利水消肿；白术为扶持脾胃、利水消肿之品，为治肝病要药；丹参、桃仁活血化瘀；大腹皮宽中理气，善消腹中之水；鳖甲软坚散结；茯苓、白茅根利水消肿。上述诸药合用，共奏益气健脾、活血化瘀、行气利水之功。

［方剂来源］周利．益气活血利水汤治疗肝硬化腹水30例．华夏医学，2003，16（4）：531～532

41. 归芪软肝汤

［药物组成］当归15 g，丹参30 g，赤芍15 g，桃仁8 g，醋鳖甲15 g，炮穿山甲（代用品）10 g，黄芪30 g，白术15 g，茯苓20 g，车前子15 g，大腹皮20 g，枸杞子12 g，淫羊藿10 g，茵陈15 g，柴胡6 g，枳壳9 g，大黄6 g，白花蛇舌草30 g。

［随症加减］右胁痛明显者加延胡索12 g，郁金12 g；病久虚损严重者加红参6 g，阿胶珠12 g；出血者加三七3 g，紫珠草15 g，仙鹤草12 g；形寒肢冷者加制附子10 g，肉桂3 g；若腹水严重者加服螺内酯40 mg，呋塞米20 mg，每日3次口服；血浆清蛋白明显减少者，适当补充人血白蛋白；伴有感染者加用抗生素。

［功效主治］活血化瘀，益气健脾。

［治疗方法］每日1剂，水煎，早晚分服。

［临床运用］68例患者经治疗后，显效35例，好转26例，无效7例。

［心得体会］方中当归、丹参、桃仁、赤芍、炮穿山甲（代用品）、醋鳖甲活血化瘀，软坚柔肝消癥；黄芪、白术、茯苓益气健脾，脾健则瘀血自行，乃为肝病实脾之法；白术、茯苓、车前子、大腹皮健脾利水消胀；茵陈、大黄、白花蛇舌草清热利湿解毒；枸杞子、醋鳖甲、淫羊藿滋阴养肝益肾；柴胡、枳壳疏肝理气解郁，为肝经要药，可引诸药直达病所。

综合观察认为本方有活血化瘀、柔肝健脾、益气养阴、利湿消胀之功。对改善肝脏微循环，降低门静脉高压，促进肝细胞再生及清蛋白合成有良好的效果，对改善自觉症状疗效更为明显。同时对改善酶谱、降低血清总胆红素有显著疗效。临床应用过程中未发现副作用，充分体现了中医治疗肝炎后肝硬化的优越性。

［方剂来源］赵明恩．归芪软肝汤治疗肝炎后肝硬化68例临床观察．国医论坛，2000，15（5）：24～25

42. 参芪二甲散

［药物组成］红参、三七、紫河车各60 g，黄芪150 g，炙鳖甲、

灵芝、连翘各100 g，炮穿山甲（代用品）50 g，柴胡、当归、白术、茯苓、鸡内金、虎杖各80 g，地鳖虫、莪术各40 g。

［功效主治］活血化瘀，益气养肝。

［治疗方法］上药研末，每次5 g，每日3次，1个月为1个疗程。

［临床运用］52例患者经治疗后，显效17例，有效28例，无效7例。

［心得体会］由慢性乙型肝炎所致的肝硬化，临床表现多以胁肋刺痛或隐痛，痛处不移，体倦乏力，不耐劳累，舌质紫暗或边有瘀斑为主，属祖国医学积聚范畴。其发病多由正气不足，湿热邪毒乘虚而入，病邪聚留日久，脏腑失和，导致气血不足，肝脾亏损，气虚血瘀，邪瘀互凝肝络，以致肝络瘀阻而成，为本虚标实之证。因此，治疗应从益气养血、活血化瘀入手，同时配合软坚散结之品以标本兼治。自拟参芪二甲散中，红参、黄芪、白术、灵芝、茯苓益气健脾；紫河车、当归养血柔肝治其本；地鳖虫、三七、莪术活血化瘀；炙鳖甲、炮穿山甲（代用品）软坚散结治其标；柴胡、鸡内金理气消积；虎杖、连翘清热解毒。综观全方，益气养血而不碍邪，祛瘀软坚而不伤正，通过扶正祛邪，达到增强、调节免疫功能，抑制、清除乙型肝炎病毒，改善肝脏微循环，增加清蛋白的合成，缩小肝脾肿大和抗肝纤维化之目的。

［方剂来源］李国安．参芪二甲散抗纤维化的疗效观察．辽宁中医杂志，2000，27（11）：495

43．苍牛防己汤

［药物组成］苍术、白术、川牛膝、怀牛膝、汉防己各30 g。

［随症加减］气滞甚者加木香、青皮、沉香、槟榔；热毒炽盛者加大青叶、虎杖、蒲公英、车前子；瘀血甚者加丹参、姜黄、莪术、穿山甲（代用品）、三七、地鳖虫；脾肾阳虚者合附子理中汤；肝肾阴虚者合一贯煎；顽固性腹水者配合快活散（即黑牵牛子、白牵牛子各9 g研末），早晨用生姜红糖水或蜂蜜水调匀空腹服，服后30 min再服50%硫酸镁60mL或20%甘露醇125mL，每日或隔日服1次；腹水基

本消失或消去大半时，改用补中益气汤或归芍地黄汤调理。

［功效主治］健脾利水。

［治疗方法］每日1剂，水煎，早晚分服。

［临床运用］39例患者经治疗后，痊愈27例，好转9例，无效3例。

［心得体会］“见肝之病，知肝传脾，当先实脾。”中医认为，肝硬化早期，肝脾受损，疏泻失职，气滞血瘀，后期肝病传脾，脾脏受损，健运失职，水湿内停，加之气滞血瘀而成腹水，故脾虚水湿内停是肝硬化的首要病机。故治脾首当其冲，方中苍术、白术重用，健脾燥湿，补气利水，脾盛湿去则腹水易消，疾病易愈。

“邪去则病自安”，故辨证时根据患者体质适当地投以快活散攻遂其水，腹水一去，诸证则缓，然后用快活散当“中病既止”“衰其大半而止”。

［方剂来源］杨武堂．苍牛防己汤治疗肝硬化腹水39例．福建中医药，2000，31（6）：30～31

44．健肝汤

［药物组成］黄芪15 g，白术、茯苓、香附、乌梅、木瓜、莪术、茵陈、生麦芽各9 g，丹参、醋鳖甲各20 g，炙甘草6 g，生山楂12 g。

［随症加减］大便稀溏者加山药、白扁豆；腹水严重者加车前子、大腹皮；黄疸重者加大茵陈用量；鼻出血、牙龈出血者加赤芍、三七粉。

［功效主治］疏肝解郁，活血化瘀。

［治疗方法］每日1剂，水煎，早晚分服。

［临床运用］46例患者经治疗后，症状均有缓解。

［心得体会］肝硬化失代偿期属中医“痞块、水臌”范畴。病机是邪侵络脉，肝脾肾失调而气滞血瘀痰凝，日久致虚。本病病情复杂，虚实夹杂，本虚标实。治疗应以益气活血、化瘀散结、疏肝健脾为基本原则。方中黄芪、丹参、炙甘草益气活血；醋鳖甲、莪术滋肝

散瘀；茵陈清热利湿退黄；香附、生麦芽疏肝健脾理气，且有消积化坚的作用；乌梅、木瓜酸温养肝而不峻补；生山楂味酸养肝，化瘀而不峻。诸药共奏益气健脾扶正气、疏肝解郁调气机、活血化瘀消癥瘕之功。

［方剂来源］姚传美．健肝汤治疗肝硬化失代偿期46例．湖北中医杂志，2005，27（7）：28

45．鳖甲软肝煎

［药物组成］人参、桃仁、六月雪各20 g，柴胡、白芍、丹参各12 g，鳖甲30 g，茯苓、虎杖各15 g。

［功效主治］益气养阴，活血化瘀，清热利。

［治疗方法］每日1剂，水煎，早晚分服。

［临床运用］36例患者，肝功能恢复正常16例，好转16例，无效4例。HBsAg转阴率36.36%，HBeAg转阴率70.34%。

［心得体会］肝炎后肝硬化属中医“胁痛”、“臌胀”、“积聚”等范畴，病因为湿热夹毒，或由口鼻、或由皮肤腠理进入人体，发病与否取决于人体正气、体质、体内宿邪等。本病主要病机是正气虚衰，脉络瘀阻，湿热留恋。中医治疗以扶正、化瘀、祛邪并重为法，坚持益气养阴、活血化瘀、清热利湿原则。鳖甲软肝煎以人参、白芍、鳖甲益气养阴；桃仁、柴胡、丹参活血化瘀；六月雪、虎杖、茯苓清热解毒利湿。方中重用桃仁、鳖甲、六月雪为其特点，三者合用清热、滋阴、活血，活而不滞，滋而不腻，清而不悍。

［方剂来源］王占海．鳖甲软肝煎治疗肝炎后肝硬化36例临床观察．浙江中西医结合杂志，2003，13（2）：78

46．扶正消水方

［药物组成］炒白术、紫丹参各30 g，生黄芪15 g，茯苓、泽泻、大腹皮、赤芍、白芍各10 g，青皮、陈皮各5 g。

［随症加减］湿重者去生黄芪，加苍术、厚朴各6 g；黄疸者去生黄芪加茵陈30 g，土茯苓15 g；脾虚者加炒党参15 g，炒白术加至60 g；气滞血瘀者加当归、红花各10 g，木香6 g；肝阴不足者加枸杞

子、女贞子、天冬、麦冬、川楝子各10 g；肝区隐痛者加川楝子、延胡索、郁金、木香各10 g。配合护肝和控制内源性感染等药口服。

［功效主治］健脾益气，化湿利水。

［治疗方法］每日1剂，水煎，早晚分服。

［临床运用］98例患者经治疗后，显效55例，好转29例，无效14例。

［心得体会］方中炒白术不仅有益气健脾之功，而且有利小便、退水肿、化血瘀作用；生黄芪补气健脾；茯苓、泽泻、大腹皮、青皮、陈皮健脾化湿利水；白芍滋阴柔肝；赤芍、紫丹参活血化瘀。

重用白术是作者经验。《本草汇言》曰："白术乃扶植脾胃，散湿除痹，消食除痞之要药也 。"《本草正义》谓："白术最富胎膏，故虽苦温能燥，而亦滋津液……万无伤阴之虑。"可见肝硬化属脾虚者可用，感阴虚者亦可用之，根据不同病情随症选用，舌苔白腻者为湿重，白术宜生用；舌苔淡薄，边见齿印者为脾虚，白术宜炒用；舌质红，苔少为阴虚，白术宜炙用。

［方剂来源］张三川．扶正消水方配合西药治疗肝硬化腹水98例．长春中医学院学报，2002，18（1）：17

47．解毒活血扶正方

［药物组成］赤芍30 g，八月札10 g，木灵芝10 g，连翘10 g，藤李根10 g，黄芪15 g，枸杞子15 g，红花10 g，丹参30 g。

［随症加减］伴黄疸者加茵陈10 g；胁痛者加郁金10 g；腹胀者加大腹皮10 g；脾大明显者加鳖甲10 g。

［功效主治］清热解郁，活血化瘀。

［治疗方法］每日1剂，水煎，早晚分服。

［临床运用］308例患者，显效218例，有效76例，无效12例，恶化2例。

［心得体会］方中重用赤芍既可清热，又有活血祛瘀作用，是方中主药；连翘、藤李根清热解毒，散结；黄芪补气健脾，利水；八月札疏肝理气活血；木灵芝补益正气。全方以黄芪、枸杞子、木灵芝

培补气阴；连翘、藤李根清热解毒；红花、丹参、赤芍活血化瘀，兼清里热；八月札行气解郁活血，既不失活血化瘀散结这一传统疗法宗旨，又重在清热扶正。

［方剂来源］马作峰．解毒活血扶正方治疗肝硬化308例．山西中医，2002，18（2）：13～15

48. 活血利水汤

［药物组成］丹参、黄芪、白芍、茯苓皮、车前子（单包）各30 g，鸡内金、泽泻各20 g，鳖甲、枸杞子各15 g，穿山甲（代用品）12 g，青皮、三七（另包冲服）各10 g。

［随症加减］气滞者加柴胡、香附；寒湿者加苍术、藿香；脾肾阳虚者加炮附子、干姜；肝肾阴虚者加何首乌、山茱萸；呕血者加十灰散；发热者加金银花、连翘。

［功效主治］活血化瘀，健脾利水。

［治疗方法］每日1剂，水煎，早晚分服。

［临床运用］43例患者经治疗后，显效29例，好转11例，无效3例。

［心得体会］肝硬化腹水属中医"臌胀"范畴，病位虽在肝脏，但涉及五脏六腑，其病机特点为本虚标实，虚实夹杂。本病治疗应为正邪兼顾，补消兼施。活血利水汤中，重用活血化瘀之丹参，活血止血之三七。

药理研究表明，丹参能扩张血管，改善毛细血管舒缩功能，减低血液黏稠度，抑制血小板、红细胞聚集，阻断肾素-血管紧张素-醛固酮活性，减少腹水生成；三七具有消炎、抗凝、促纤溶、利尿止血等作用；用黄芪、枸杞子既能补气健脾，滋养肝肾，又能增强机体免疫能力；以鳖甲、穿山甲（代用品）、鸡内金滋阴软坚散结，辅茯苓皮、泽泻、车前子、白芍疏通三焦，淡渗利水，利水而不伤阴液。诸药合用能有效地改善肝脏的微循环，促进肝细胞修复和再生，阻断或减轻胶原纤维的生成，延缓肝硬化的发展，防止并发症发生，使脾脏缩小，腹水消失，全身症状得到改善。

［方剂来源］周璟．活血利水汤治疗肝硬化腹水43例．四川中医，2000，18（5）：34

49．金甲五苓散

［药物组成］穿山甲（代用品）10 g，鳖甲25 g，鸡内金15 g，郁金12 g，茯苓25 g，猪苓15 g，白术12 g，泽泻10 g，桂枝15 g，丹参30 g，泽兰15 g。

［随症加减］腹胀甚者加川朴、枳壳；恶心呕吐者加姜黄连、法半夏；神疲肢冷背恶寒者加生姜皮、制附片；肝区疼痛者加青皮、延胡索、制乳没；大便不通者加大黄、芒硝；腹腔感染者加金银花、黄连、大黄；黄疸者加茵陈、栀子；ALT升高者服五味子糖浆，ALT正常1周后减量停用；A/G<1者，用人血白蛋白10 g加呋塞米40 mg静脉滴注，每周1～2次，连用1～2周；腹水感染者用头孢噻肟1.5 g，每日静脉推注3～4次，腹水消失后，基本方配成散或丸剂，每次服20 g，每日2次，服用1～2个月巩固疗效。

［功效主治］健脾利水，活血化瘀。

［治疗方法］每日1剂，水煎，早晚分服。

［临床运用］22例患者经2～3个疗程后，治愈18例，显效2例，有效1例，无效1例。

［心得体会］方中穿山甲（代用品），张锡纯谓其："味淡性平，气腥而窜，其走窜之性，无微不至，故能宣通五脏，贯彻经络，透达关窍，凡血凝血聚为病皆能开之。"鳖甲，《本草新编》曰："善能攻坚，又不损气，阴阳上下有痞滞不除者，皆宜用之。"泽兰，《本草经疏》认为"主大腹水肿"，关幼波先生治肝腹水常选泽兰为主药。丹参活血化瘀，郁金行气解郁、退黄止痛，金甲五苓散的利尿作用更为古今医家所共识，所以本方治疗肝腹水疗效颇佳。

［方剂来源］唐吉明．金甲五苓散治疗肝炎后肝硬化腹水22例．国医论坛，1996，11（4）：26

50．软肝抗纤方

［药物组成］人参、红花各5 g，白术、赤芍、白芍、郁金各

10 g，玄参、丹参、黄芪各12 g，石斛、枸杞子、鳖甲（先煎）、炮穿山甲（代用品，先煎）各15 g，桃仁、佛手各6 g，泽兰9 g。

［随症加减］湿热重者加茵陈50 g，栀子、黄柏各10 g，猪苓、茯苓各20 g；腹胀如鼓者加大腹皮、车前子（包）各30 g，防己15 g，泽泻20 g；有胸水者加葶苈子15 g，大枣10枚；鼻出血、齿龈出血者去桃仁、红花，加茜草、仙鹤草各30 g，黄芩10 g；纳呆者加鸡内金、神曲各10 g，麦芽15 g。

［功效主治］活血化瘀，软坚散结。

［治疗方法］每日1剂，水煎，早晚分服，1个月为1个疗程。

［临床运用］96例患者经治疗后，显效60例，有效26例，无效10例。

［心得体会］软肝抗纤方中，人参、黄芪、白术益气健脾，以防肝病传脾；石斛、枸杞子、白芍滋阴清热，养肝柔肝使补气利水而不伤阴，养阴而不助邪；玄参、丹参、赤芍、白芍清热解毒，养血活血；桃仁、红花、泽兰活血祛瘀；郁金、佛手疏肝解郁，软坚散结；鳖甲滋阴清热，软坚散结；炮穿山甲（代用品）入厥阴经，善走窜，能通经络、活血消癥。

［方剂来源］陈兰. 软肝抗纤方治疗肝炎后肝硬化96例. 湖北中医杂志，2003，25（2）：20

51. 育阴养肝汤

［药物组成］生地黄15 g，白芍20 g，枸杞子20 g，女贞子20 g，制何首乌20 g，牡丹皮15 g，丹参20 g，茜草15 g，炙鳖甲或龟板20 g。

［随症加减］兼肝郁不舒者加郁金10 g，苏梗10 g；兼有腹水、苔腻者去生地黄，加薏苡仁30 g，茯苓20 g，泽泻20 g；齿龈出血、鼻出血者加地榆30 g，槐花15 g；尿赤口干者加青蒿10 g，石斛15 g，麦冬15 g；大便不实者去制何首乌，加葛根15 g，荷叶6 g，山药20 g。

［功效主治］育阴养肝，化瘀消癥。早、中期肝硬化，证见胸胁隐隐作痛或不舒，腹胀头晕神疲，纳少咽干，面色少华，舌嫩红，苔

少，脉弦细。

［治疗方法］水煎服，每日1剂。

［心得体会］本病大多在肝炎后形成，病程日久肝之阴血不足，肝失所养，故时有些胸胁隐隐作痛或不舒，血不上荣，津不上承，证见面色少华，头晕神疲，纳少咽干，阴虚有内热则舌嫩红，苔少，脉弦细。正虚邪恋，本虚标实，以虚为主。治疗不可攻伐太过，不能强求速效，宜标本兼顾，扶正祛邪。方中选用育阴养肝、补血滋肾的生地黄和散结消癥的丹参、茜草、牡丹皮等攻不伤正之药，共奏育阴养肝、化瘀消癥之效。

［方剂来源（钟一棠方）］王品，查波，等. 国家级名老中医验方大全. 乌鲁木齐：新疆人民卫生出版社，2007

52. 补阳还五汤

［药物组成］桃仁、赤芍各12 g，红花、川芎各8 g，黄芪30 g，地龙、水红花子各15 g，茜草、佛手各10 g，三七粉（冲）3 g。

［随症加减］有黄疸者加茵陈30 g，虎杖18 g；腹胀胁痛者加延胡索18 g，郁金15 g；腹水者加腹水草30 g，大腹皮20 g；肝肾阴虚者加黄精、枸杞子各30 g；脾肾阳虚者加附子10 g，肉苁蓉15 g。

［功效主治］补气活血通络。

［治疗方法］每日1剂，水煎，早晚分服，3个月为1个疗程，一般2个疗程。

［心得体会］乙型肝炎后肝硬化属祖国医学“积聚”范畴，病情较长，迁延难愈，多系疫毒之邪伤肝，肝郁脾虚，因虚致瘀，肝络不畅，日久水湿内停而成臌胀。气虚血瘀是其主要病机，故投以具有补气、活血、通络之功的补阳还五汤，切中病机。

［方剂来源］许兴国. 补阳还五汤加减治疗肝硬化24例. 中西医结合杂志，1996，（1）：50

53. 健脾柔肝消水方

［药物组成］生黄芪3 g，党参12 g，焦白术12 g，白芍12 g，茯苓皮30 g，枸杞子12 g，熟女贞子12 g，川厚朴9 g，枳实炭12 g，全

当归12 g，生大黄（另凉水浸后，取上清液，倒入药汁）9 g，广土狗9 g，大黄干12 g，车前子（包）30 g，甘草6 g。

［随症加减］ALT持续不退者加垂盆草、五味子、田基黄；胆红素不降者加茵陈、广郁金、人造牛黄、姜黄；白蛋白偏低、白蛋白与球蛋白倒置者加龟板、鳖甲、僵蚕、大枣；肝脾肿大者加泽兰、莪术、王不留行、红花；胆固醇高者加生山楂、决明子。

［功效主治］健脾利水，疏肝化浊。

［治疗方法］水煎分服，每日1剂，3个月为1个疗程。

［临床运用］108例患者经1～2个疗程（1个疗程为3个月）治疗，显效56例，好转43例，无效9例，总有效率90.7%。

［心得体会］肝硬化腹水为中医临床四大重症（风、痨、臌、膈）之一，其病机复杂，涉及肝、脾、肾等，且虚实夹杂。根据多年的临床观察，体会到本病的关键在于脾虚肝郁，脾虚则运化无权，水湿内停；肝郁则经脉不畅，气滞血瘀，以致水饮瘀血互交，积于腹部，乃成臌胀。方中生黄芪、党参、焦白术、茯苓皮、甘草益气补虚，健脾助运；枸杞子、熟女贞子养阴柔肝；广土狗、大黄干、车前子、茯苓皮利水除胀；枳实炭、川厚朴行气宽中，合生大黄共奏涤瘀祛浊之效。

［方剂来源］季昆明，赵国选．健脾柔肝消水方治疗肝硬化腹水108例．上海中医药杂志，2001，7：25

54．健脾行气消水汤

［药物组成］黄芪、白术、茯苓、泽泻、大腹皮、白茅根、丹参各30 g，猪苓20 g，车前子15 g，柴胡、桂枝各8 g。

［随症加减］有黄疸者加茵陈、大黄；有出血者加三七粉、栀子炭；湿热明显者去桂枝、黄芪，加黄连、虎杖；肝肾阴虚者去桂枝，加枸杞子、白芍；脾肾阳虚者加淫羊藿、附子、干姜。

［功效主治］健脾益气，活血化瘀，行气利水。

［治疗方法］水煎分服，每日1剂，1个月为1个疗程。

［临床运用］52例患者中，显效30例，好转14例，无效8例，总

有效率84.6%。

［心得体会］肝硬化腹水以腹部胀大、皮色苍黄、脉络显露为特征。臌胀的病因病机不外乎与肝、脾、肾三脏功能失调有关，主要病机特点为气滞、血瘀、水停。故笔者用黄芪、白术补气健脾，培土制水；柴胡、大腹皮疏肝以通畅气机；丹参活血化瘀以疏通血脉；白茅根、车前子温阳化气行水。诸药合用，共奏健脾益气、活血化瘀、行气利水之功。使气行、水利、瘀祛而正不伤，补气、健脾、滋肾以绝腹水再聚。

［方剂来源］刘小林，魏引廷，陈允旺．健脾行气消水汤治疗肝硬化腹水52例观察．吉林中医药，2004，24（10）：12～13

55．慢肝养阴汤

［药物组成］党参15 g，炒白术60 g，炙黄芪18 g，茯苓20 g，柴胡9 g，茵陈20 g，丹参20 g，莪术15 g，淫羊藿15 g，醋鳖甲15 g，五味子15 g，大腹皮20 g，泽泻20 g，防己18 g，牛膝15 g，仙茅15 g，鹿角胶9 g，穿山甲（代用品）5 g。

［功效主治］补虚，清解，祛瘀。

［治疗方法］每日1剂，水煎分2次服，3周为1个疗程。

［临床运用］治疗60例患者，好转57例，无效3例。

［心得体会］方中重用炒白术、党参、炙黄芪、五味子益气健脾。现代药理研究表明本组药物具有保护肝细胞或促肝细胞再生的作用。同时具有调整细胞免疫功能，其中党参、炒白术、炙黄芪还具有提高蛋白含量的作用；丹参、莪术、穿山甲（代用品）活血化瘀，现代药理研究表明，具有抑制球蛋白增高的作用；茵陈、柴胡、泽泻等具有清利湿热，抑制乙型肝炎病毒的作用。诸药配伍，共收补虚、化瘀、清解之功。

［方剂来源］马海平，郎丰山．慢肝养阴汤治疗慢活肝肝硬化腹水60例．中国民间疗法，2001，9（10）：41

56．芪丹软肝饮

［药物组成］生黄芪40 g，紫丹参30 g，赤芍25 g，柴胡15 g，生

牡蛎（先煎）45 g，水红花子30 g，炮穿山甲（代用品）12 g，炙鳖甲12 g，制大黄10 g，桃仁12 g，汉防己9 g。

［随症加减］体虚而腹水大量者，宜加黑牵牛子、白牵牛子各9 g，虫笋18 g；体实者可峻下，加甘遂末（吞服）4 g，商陆9 g，药后腹水量减少2/3时，即停用强攻之品；阴虚内热、舌质暗红、口干少津者加生地黄30 g，旱莲草20 g；阳虚畏寒、肢冷便溏者加熟附子9 g，淫羊藿12 g，去生牡蛎；气虚神倦、少懒言者加生晒人参10 g，生白术20 g；益气健脾利水者去桃仁；血虚心悸、眩晕少寐者加黄精20 g，枣仁20 g，合欢皮24 g；有出血倾向者加参三七粉（吞服）3 g，紫珠草30 g，去桃仁、赤芍；便秘燥结、腹胀急甚者加芒硝10 g（冲服），槟榔15 g，大黄生用；咳喘小便短少者加葶苈子15 g，车前子（包煎）15 g；有黄疸者加茵陈30 g，炒栀子10 g，广郁金15 g；乙型肝炎病毒标记物阳性者加土茯苓30 g，连翘15 g。

［功效主治］补气理虚，活血祛瘀。

［治疗方法］水煎内服，每日1剂，2个月为1个疗程。

［临床运用］38例患者中，治愈22例，好转13例，未愈3例。

［心得体会］肝硬化腹水在体为虚，在病为实，此时已届肝功能损伤，凝瘀阻塞络脉，气阻水停。《医学入门》云“凡胀初起是气，气不走则阻滞血行，血不行，久而成水”。唐容川《血证论》提出臌胀“总以去瘀为要……破散其血而气自流通，既化为水则兼治水”，“虚人久积……宜攻补兼施”循此思路，笔者从肝硬化患者机体免疫功能紊乱在疾病演变过程中的重要作用着眼，认识到本虚标实、久病必瘀是其主要病理状态。益气活血重用生黄芪、紫丹参、赤芍等。柴胡宣畅气血，生牡蛎软坚行水，水红花子咸寒无毒，消瘀破结健脾利湿，与柴胡、生牡蛎同用软坚利水而不伤正气。制大黄、穿山甲（代用品）、桃仁破癥瘕积聚。补气活血软坚法可以起到利尿逐水的作用，故而对肝硬化腹水有较好疗效，诚如徐灵胎《医学源流论》所示之法：“虚邪之体，攻不可过，本和平之药而以峻药补之；实邪之伤，攻不可缓，用峻厉之药，而以常药和之。”

［方剂来源］蔡丽乔．芪丹软肝饮治疗肝硬化腹水．中医文献杂志，1998，2：46～47

57．软肝消臌汤

［药物组成］黄芪、薏苡仁、茯苓、茯苓皮各30 g，鳖甲、龟板、益母草、泽兰、泽泻、猪苓各20 g，丹参、赤芍、柴胡、厚朴各15 g，广三七、地鳖虫各10 g。

［随症加减］阳虚者加附子、干姜、肉桂各10 g；阴虚者加沙参、麦冬、白芍各15 g；黄疸者加茵陈、蒲公英、车前子各30 g；肝区疼痛者加延胡索、郁金各15 g；鼻出血、齿龈出血者加旱莲草、茜草各15 g；腹胀纳呆者加山楂、麦芽、神曲各30 g，鸡内金15 g；肝脾肿大者加三棱、莪术、穿山甲（代用品）各15 g；腹水重者加陈葫芦、大腹皮、花椒目各30 g。

［功效主治］益气健脾，化湿利水，祛瘀清胀。

［治疗方法］水煎服，每日1剂，分2次服，1个月为1个疗程。

［临床运用］30例患者中，显效16例，好转12例，无效2例，总有效率93%。

［心得体会］肝硬化腹水属中医“臌胀”范畴。其病机为肝、脾、胃三脏受损，致使气滞血瘀，水饮内停，以致腹部日渐胀大，形成臌胀。《金匮要略》有“见肝之病，知肝传脾，当先实脾”之论。中焦脾土衰败在肝硬化病理变化中居主导地位。脾主运化水谷精微及水湿，又为气机升降之枢纽，气、血、水的运行顺畅与否与脾气的盛衰密切相关。肝硬化在其发展过程中，可出现腹水、营养不良、白细胞减少、低蛋白血症、出血等临床表现，皆与脾虚有关。故本病之治疗，当从脾论治。通过健脾化湿，调畅气机以改善消化道症状，增加食欲，促进精微物质吸收，提高血浆蛋白，以消除腹水。软肝消臌汤以扶正祛邪，攻补兼施组方。功效健脾益气，利水消肿，活血化瘀。方中黄芪升阳益气，健脾化湿；茯苓、薏苡仁淡渗利湿；猪苓、泽泻、茯苓皮利水消肿；柴胡、厚朴疏肝解郁，理气化湿；丹参、赤芍、益母草、泽兰活血化瘀，利水消肿；地鳖虫、广三七活血逐瘀；

鳖甲、龟板软坚散结，消痞化积。诸药合用，共奏益气健脾、化湿利水、祛瘀清胀之功。

［方剂来源］秦泗明，秦绪丽，秦彦芹．软肝消臌汤治疗肝硬化腹水30例．广西中医药，2001，24（2）：23～24

58．柔肝健脾方

［药物组成］制黄精12 g，北沙参12 g，麦冬9 g，延胡索15 g，川郁金12 g，炙龟板9 g，炙鳖甲30 g，党参12 g，生黄芪15 g，焦白术30 g，茯苓24 g，牡丹皮9 g，莪术9 g，大腹皮9 g，羊蹄根30 g，仙鹤草30 g。

［功效主治］滋补肝肾，软坚消瘀，健脾益气。

［治疗方法］水煎服，每日1剂，连续服用3个月为1个疗程。

［临床运用］23例患者中，显效7例，有效12例，无效4例，总有效率为82.61%。

［心得体会］肝硬化、脾肿大归属中医"胁痛"、"臌胀"、"癥瘕"、"积聚"等范畴，脾功能亢进所致的鼻出血、齿龈出血、皮肤瘀斑等症与中医"臌胀"、"癥瘕"、"积聚"中的肝脾血瘀型表现一致，认为由于寒湿、湿热或疫毒之邪停聚中焦，使肝脾肾功能失调，造成肝之血络瘀阻而致病。临床上又因病迁延日久，肝脾两虚累及于肾，其中以肾阴亏虚、肝失滋荣者居多。根据《金匮要略·脏腑经络先后病脉证》"见肝之病，知肝传脾"的理论，笔者以为本病虽以肝肾阴虚为主，然脾为后天之本、气血生化之源，木郁必克土，导致肝脾肾俱虚，故在治疗中以滋补肝肾、软坚消瘀，并配以健脾益气之剂。该方选用制黄精、北沙参、麦冬、炙龟板滋补肝肾，滋水以涵木；炙鳖甲软坚消痞；延胡索行血中气滞；川郁金行气中血滞；牡丹皮凉血化瘀；莪术破瘀消痞，又能健脾开胃；羊蹄根祛瘀生新；仙鹤草凉血止血补血；党参、生黄芪、焦白术补脾；茯苓淡渗利湿健脾；大腹皮行气宽中，利水消肿。

［方剂来源］刘晏，张晓峰．柔肝健脾方治疗肝硬化脾功能亢进症．上海中医药杂志，2001，7：22～23

59. 猪苓导水汤

［药物组成］猪苓、茯苓各12 g，茵陈、栀子各15 g，生大黄9 g，五味子15 g，醋柴胡12 g，醋香附12 g，真沉香（研细粉冲服）1 g，淡竹茹10 g，广陈皮10 g，大腹皮18 g，萹蓄30 g，椒目15 g，黑牵牛子、白牵牛子（研细粉冲服）各2 g，白茅根30 g，黄芪15 g，制鳖甲（先煎）15 g，甘草3 g，大枣7枚为引。

［随症加减］纳差、腹胀者加焦山楂、焦麦芽、焦神曲、炒鸡内金各15 g；转氨酶高者加虎杖10 g；腹泻者减生大黄、栀子，加炒薏苡仁30 g。

［功效主治］行气化瘀，解毒利湿。

［治疗方法］方中除真沉香（价格昂贵）、黑牵牛子、白牵牛子（有效成分不溶于水）研粉冲服之外，其他药物水煎服，每日1剂。

［临床运用］本方是笔者之家传秘方，治疗肝硬化腹水患者300余例，总有效率达100%，其中30余例患者随访至今（治愈10年）未曾复发。

［心得体会］肝炎肝硬化腹水，以腹部胀大、皮色苍黄为特点。其病因多由胁痛（慢性无黄疸型肝炎）、黄疸（慢性黄疸型肝炎）迁延日久，湿热浊邪困阻中焦，瘀阻络脉，气机升降失调，血液运行受阻，久之肝脾俱伤，脾失转枢之职，水湿停聚腹中而成。本虚标实、虚实错杂为本病之病机特点，治疗大法以去其腹水为首务。故方中首选猪苓、茯苓以健脾利湿行水，又益以萹蓄、椒目、黑牵牛了、白牵牛子、白茅根以增强利水之功。气化湿亦化，故方中配以醋柴胡、醋香附（均用醋制以入肝经）、真沉香（真沉香只需1 g行气逐水功效显著，劣质沉香30 g或50 g而毫无功用）、淡竹茹、广陈皮诸行气之品，既可疏肝解郁又助腹水之消除；大腹皮一味既能行气宽胸又能利水除胀；茵陈、栀子、生大黄在方中起到解毒利湿退黄之效；五味子一味降低转氨酶，促进肝功能的恢复；黄芪健脾益气，扶正以祛邪；炙鳖甲软坚散结，软化肝脾；甘草、大枣调和诸药，益气健脾。纵观全方，利水渗湿，消除腹水是具首务，佐以行气化瘀解毒扶正之品，

是一标本兼顾之方。

［方剂来源］王悦阳．猪苓导水汤治疗早期肝硬化腹水．中国乡村医药杂志，2003，10（10）：9～10

60．春泽逐瘀汤

［药物组成］香附、玄胡、乌药、枳壳、桃仁、红花、当归、川芎各15 g，赤芍、地鳖虫、猪苓、茯苓、泽泻各20 g，黄芪60 g，桂枝、黄芩各12 g。

［随症加减］适当根据病人的年龄大小、体质强弱、腹水量的多少对处方中的药物剂量作相应的调整。

［功效主治］行气利水，活血祛瘀。

［治疗方法］每日1剂，水煎分3次服，30日为1个疗程，1个疗程后休息7日再继续接受第2个疗程。

［临床运用］46例病人经过2个疗程的治疗后，显效31例，好转12例，无效3例。

［心得体会］肝硬化腹水属于中医臌胀病的范畴，春泽逐瘀汤以中医理论为基础，以辨证施治为指导纲领，紧紧围绕本病的病因病机，确立行气、活血、祛瘀为治疗大法选药处方。本方中香附、玄胡、乌药、枳壳疏肝理气；茯苓、猪苓、泽泻、桂枝化气行水；桃仁、红花、当归、川芎、赤芍、地鳖虫活血逐瘀。此三组药物直接针对本病气滞血瘀水停的病机，是本方的主药。肝硬化腹水一病，其潜伏时间长，病程缓慢，久病之人正气必定受损，而人体正气是推动气、血、水正常运行的原动力，气旺则血行水行，气、血、水运行有序各循常道，焉有肝硬化腹水成灾为害之理？所以，本方中重用黄芪一药以升阳补气，意在助正气以祛邪外出。气、血、水相互郁结日久必生郁热，本方用黄芩一药以清久病之郁热。

［方剂来源］陈更金．自拟春泽逐瘀汤治疗肝硬化腹水46例．四川中医，2005，23（7）：52

61．肝复散

［药物组成］人参、黄芪、当归、陈皮、青皮、茯苓、红花、皂

矾各45 g，大枣（焙干）、白面粉各120 g。

［随症加减］肝功能异常者加茵陈、五味子各45 g；有出血倾向者加茜草、三七各45 g。

［功效主治］补益，行气，活血，利尿。

［治疗方法］上述药物共研为细末，每日2次，早晚饭前用蜂蜜水冲服，50日服完（1个疗程）。

［临床运用］32例患者中，经过2个疗程治疗，显效20例，好转9例，无效3例，总有效率90.6%。

［心得体会］肝复散以中医理论为基础，坚持辨证施治，确立以补益、行气、活血、利尿为治疗大法。本方中独特使用皂矾。皂矾，酸凉无毒，主治：消积滞，燥脾湿，化痰涎，除肿满黄疸疟利……（张仲景用矾石硝石治女劳黄疸，张三丰治肿满）。今考皂矾即为硫酸亚铁，为补血之药。散剂是中药制剂中汤、散、丸、膏、丹五大传统剂型之一，所谓“散者散也”。

［方剂来源］柳伟．自拟肝复散治疗肝硬化腹水32例．四川中医，2008，26（4）：80～81

62．祛瘀消积散

［药物组成］黄芪60 g，当归15 g，水蛭60 g，延胡索20 g，生大黄15 g，三七15 g。

［随症加减］以下列辨证配方煎汤：脾虚纳呆便溏者用香砂六君汤加焦三仙；肝郁气滞，肋胀满疼痛者加木香、槟榔、香附、郁金；肝肾阴虚，五心烦热，舌绛无苔者加生地黄、北沙参；脾肾阳虚，面晦，跗肿怯冷者加补骨脂、淫羊藿；出血者另加仙鹤草、白茅根；小便不利者加五苓五皮饮；腹水量大者可合用十枣汤。

［功效主治］活血化瘀，疏肝利胆，软坚散结。

［治疗方法］每日1剂，水煎成300 mL药液，每次100 mL冲服，每日3次。以3个月为1个疗程，连续治疗2个疗程。

［临床运用］60例患者中，显效35例，有效20例，无效死亡5例。

[心得体会]引起肝硬化的原因很多，肝区不适疼痛是所有肝硬化的共性，从中医角度来看不外气血失调，其病机特点是肝、脾、肾三脏受损，气血瘀积于内而成，正如《济生方》所云：“皆由饮食不洁，寒湿不调，气血劳伤，脏腑虚弱，受于风冷与气血相结而成也。”肝硬化乃虚实夹杂之症，虚多责之肝、脾、肾三脏受损，瘀则贯穿整个疾病的全过程，治疗上遵从《素问·至真要大论》：“大积大聚其可犯也，衰其大半而止。”《格至余论·臌脏论》曰：“此症之起，或三五年，或十余年，根深矣。势笃矣，欲求速效，自求祸耳。”以祛瘀为主，全面考虑，谴方用药勿求速效。方中黄芪、当归健脾益气，生血又助利水；水蛭、延胡索、生大黄、三七活血化瘀，疏肝利胆，软坚散结，又助水湿运行。上药配伍祛邪而不伤正，达到攻补兼施的作用。现代医学认为，黄芪、当归、生大黄、三七能增加肝血流量，抑制脂质过氧化，清除自由基，降低炎性反应，增强肝脏的解毒作用；还可调节机体的免疫功能，抗肝细胞纤维化，降低门静脉高压，改善微循环，促进肝脾回缩，降低球蛋白。有益于中医从现代医学角度对疗效进行认识。

[方剂来源]樊幼琳，曾宏，张立. 自拟祛瘀消积散治疗肝硬化60例体会. 川北医学院学报，2001，16（1）：60~61

第五节 原发性肝癌优选方

1. 肝积汤

[药物组成]党参、薏苡仁、白花蛇舌草、半枝莲各30 g，白术、莪术、柴胡、大黄各10 g，鳖甲、穿山甲（代用品）各15 g，蜈蚣2条。

[随症加减]高热者加生石膏、滑石；低热者加青蒿、地骨皮；黄疸者加茵陈、金钱草；胁胀痛者加金铃子散；刺痛者加失笑散；腹胀者加川朴、枳实；腹水者加大腹皮、车前子；恶心呕吐者加法半

夏、竹茹；纳差者加神曲、炒谷芽、炒麦芽。

［功效主治］健脾利湿，活血化瘀，解毒散结。

［治疗方法］每日1剂，水煎内服，1个月为1个疗程。

［临床运用］26例患者中有8例显效，10例有效，8例无效。

［心得体会］肝癌之起因，一为长期情志抑郁，肝失条达，二为邪毒内侵（包括饮食污染、乙型肝炎病毒及化学物品等）。肝气郁结一方面导致气机不畅、血行瘀滞，另一方面肝郁横逆犯脾致脾失健运，终而形成肝郁脾虚、血瘀毒结之恶性循环。我们自拟的肝积汤正是针对这种情况而组方选药。“见肝之病，知肝传脾，当先实脾”，故取党参、薏苡仁、白术健脾利湿；柴胡、莪术以疏肝理气；大黄以活血化瘀；鳖甲、穿山甲（代用品）、白花蛇舌草、半枝莲、蜈蚣以解毒散结。同时上述诸药经药理研究，均有直接或间接的抑制癌细胞生长作用。全方用药攻补兼施、辨证辨病相结合，故而取得了较好疗效。另外，在肝癌的治疗过程中时刻告诫病人保持良好的心态是取得疗效的关键，因为很多患者的病情恶化与精神因素有关。再者，肝病犯脾，而脾胃同居中焦，互为表里，故而治疗中要注意保护胃气，饮食不可过饱，用药不得攻伐太过。

［方剂来源］朱学明．肝积汤治疗晚期原发性肝癌26例临床疗效观察．光明中医，2005，20（4）：66

2．软肝汤

［药物组成］黄芪、党参、茯苓、龟板、鳖甲、茵陈、柴胡、泽泻各15 g，丹参、白术、三棱、莪术、炒山楂、炒神曲、炒麦芽、炙甘草各10 g，白花蛇舌草30 g

［功效主治］扶正祛邪，软肝散结。

［治疗方法］每日1剂，水煎内服，20日为1个疗程，总共治疗3个疗程以上。

［临床运用］51例患者中，显效11例，有效26例，无效14例，总有效率72.6%。

［心得体会］弥散性肝癌，病变范围广泛，多伴有肝硬化、肝功

能受损，为手术、放疗、化疗、介入等治疗带来一定的困难。上述治疗方法往往都难以施行，预后均较差。但弥散性肝癌，从临床角度来看，恶性程度均较低，进展较为缓慢。如果给予适当的中药配合辅助治疗，往往会收到较为理想的治疗效果，能最大限度延长患者的生命。中医认为，癌肿的形成和发展，是正邪交争、正虚邪实所致的结果，而导致癌肿的病邪多为气滞血瘀。弥散性肝癌患者往往肝病日久，肝郁气滞而致气血积聚，肝气郁结日久而致脾虚，运化失职，水谷精微不得吸收，正气日虚，邪气日盛，治疗则以扶正气祛邪，软肝散结为主。方中黄芪、党参以扶正；丹参以活血；柴胡以疏肝理气；白术、茯苓以健脾；龟板、鳖甲以软坚；三棱、莪术以散结；茵陈、泽泻以利湿；白花蛇舌草以解毒；炒山楂、炒神曲、炒麦芽以消食；炙甘草以健脾并调和诸药。上方诸药共收扶正祛邪，软肝散结之效。总之，弥散性肝癌的治疗，不宜治疗过度，以中药为主。辅以保肝对症治疗是最佳选择方案，并能收到较好的治疗效果。

［方剂来源］韩建国．软肝汤治疗弥散性肝癌51例．辽宁中医杂志，2004，31（8）：662

3．健脾化积汤

［药物组成］党参25 g，白术12 g，茯苓15 g，猪苓10 g，陈皮12 g，法半夏12 g，生黄芪10 g， 枳实12 g，郁金15 g，莪术10 g，穿山甲（代用品，先煎）15 g，地鳖虫10 g，茵陈20 g，半枝莲30 g，鸡内金10 g。

［随症加减］腹胀纳呆者加大腹皮15 g，川厚朴15 g；肝区疼痛者加三七10 g，川楝子12 g；黄疸者加栀子10 g，虎杖12 g，玄参12 g。

［功效主治］疏肝理气，健脾益气，活血化瘀。

［治疗方法］每日1剂，水煎分2次服，30日为1个疗程，3个疗程后评定疗效。

［临床运用］治疗前全部患者均有不同程度的自觉症状，治疗后27例症状有所改善，食欲改善20例，明显改善7例，有效率81.82%；

腹胀、腹痛减轻15例，消失6例，有效率70%；黄疸减轻6例，消失3例，有效率60%；腹水减轻12例，消失3例，有效率53.57%；AFP下降24例，完全降至正常3例，有效率75%；肝功能好转10例，正常5例，有效率60%。36例患者治疗后存活2个月以上8例，4个月以上10例，6个月以上6例，8个月以上5例，1年以上7例；最长者2年6个月，平均生存期13个月。

［心得体会］原发性肝癌是难治性疾病，由于病情发展迅速，病人就诊时多数已不适于根治性切除。近年来开展的肝动脉灌注加栓塞疗法有较好的近期疗效，但远期疗效仍不能令人满意。因此，寻找有效的中医中药治疗显得甚为重要。原发性肝癌属中医积聚等范畴，针对本组肝癌患者的病因病机是肝郁脾虚，瘀血内阻，日久成积。治以疏肝理气，健脾益气为主，佐以活血化瘀，自拟健脾化积汤。方中党参、白术、茯苓、猪苓、陈皮、法半夏、生黄芪健脾化湿利水；枳实、郁金疏肝理气；莪术、地鳖虫、鸡内金活血化瘀通络；穿山甲（代用品）消肿散结软坚；茵陈清热利湿；配合使用清热抗癌中草药半枝莲。全方具有疏肝理气，健脾益气，活血化瘀的作用。中晚期原发性肝癌患者多数呈正虚邪实证候，脾虚气滞为病理基础，因此治疗上应注意健脾、扶脾以及理气、益气，在此基础上佐以活血化瘀、软坚散结、清热解毒，从而提高生存质量和延长生存期。研究表明健脾理气药有使肿瘤生长减慢，瘤体缩小，症状改善，生存期延长的作用，对肝功能亦有保护作用。

［方剂来源］刘琦．自拟健脾化积汤治疗中晚期原发性肝癌36例．广西中医药，2000，23（1）：16

4．健脾疏肝汤

［药物组成］醋柴胡10 g，郁金12 g，川楝子10 g，白芍30 g，茯苓15 g，白术10 g，陈皮10 g，黄芪30 g，党参20 g，白花蛇舌草30 g，大枣6 g，炙甘草6 g。

［随症加减］肝区痛甚者加延胡索、三七、乳香、没药；瘀血显著、肝大明显或肿块坚巨者，酌加三棱、莪术或同服大黄䗪虫丸；黄

疸者加茵陈、田基黄、虾钳草；腹水多者加车前子、猪苓；兼肝肾阴虚者加服六味地黄丸；出现肝性脑病者以生大黄、煅牡蛎、槐花等保留灌肠。

［功效主治］健脾和中，疏肝柔肝，清热利湿，解毒抗瘤。

［治疗方法］每日1剂，水煎取500 mL，分2次服，30日为1个疗程。

［临床运用］58例患者治疗后存活1～6个月16例，6个月到1年21例，1年以上18例，5年以上3例，平均生存期11.5个月。

［心得体会］肝癌病初多为情志不畅而致肝气郁结，气滞则血不畅，气血凝滞，久则成症成瘕，肝胜则克脾，脾失健运。肝癌的病理基础乃脾虚气滞，故治疗上应强调健脾、扶脾、实脾、培脾。正如张仲景所云“见肝之病，知肝传脾，当先实脾”。有人通过实验发现，党参、黄芪、茯苓、白术、陈皮等健脾理气药能提高脾虚小鼠的T淋巴细胞功能，并能消除淋巴细胞转化的抑制，具有免疫调节作用。此外，还有改善蛋白质代谢，调整肠胃运动的作用。故不仅能给机体补充营养，尚能治疗脾虚证，减轻恶心呕吐、腹泻等症状。中晚期肝癌患者中大部分具有脾虚及肝郁气滞表现，据此拟订以党参、黄芪、白术、茯苓、大枣、炙甘草健脾和中，以醋柴胡、郁金、川楝子、白芍、陈皮疏肝柔肝，结合白花蛇舌草清热解毒利湿抗肿瘤的基本方，并随症加减。治疗结果表明，健脾疏肝汤能明显改善中晚期肝癌患者的临床症状，虽然其体征改变不显著，而且肿块缩小率不及化疗组。但肿瘤的稳定率较高，患者的一般状况及平均生存期显著优于化疗组，提示中医治疗中晚期肝癌的优势在于延缓肿瘤进展，延长患者生存期，使其能长期带瘤生存，并且维持较好的生存质量。

［方剂来源］刘毅斌. 健脾疏肝汤治疗中晚期原发性肝癌58例. 实用中西医结合杂志，1998，11（6）：509～510

5. 柔肝导水汤

［药物组成］黄芪30～60 g，当归12 g，白芍12 g，旋覆花（包

煎）10 g，鸡血藤30 g，泽兰15 g，穿山甲（代用品）10 g，鹿角胶（烊化）10 g，桂枝10 g，槟榔10～30 g，佛手15 g，苦参10 g，甘草6 g。

［随症加减］痛甚者加血竭10 g；呕血者去桂枝，加参赭石；便血者加血余炭或田七；血症已现者加童便（蒲甫周说："童便咸寒入血，治诸血病不可缺"）。

［功效主治］辛温化阳，辛香通络，甘温益气生血，疏肝柔养，通调肝脾，疏利三焦。

［治疗方法］水煎服。此药宜泡透，不宜久煎，煮沸后文火再煎煮10 min、二煎文火8 min即可滤出。两煎混合（约600 mL），每次200 mL，每6 h 1次（空腹糖水送，吸收快，药力均缓，效力持久，以利顿挫病势）。

［临床运用］患者自治疗日开始，生存时间少于12个月有12例，12～18个月有12例；24个月有12例，多于24个月有24例。有6例至今仍存活。所有腹水患者在服药后3～7日都有不同程度的缓解，其中7日渐消者8例（13%），8～20日渐消者19例（31.7%），21～30日渐消者18例（30%），兼穿刺放水者15例（放水后8例逐渐缓解，7例无效），总有效率为84.7%。服药期间未出现疼痛者32例，疼痛服药缓解者11例。剧痛依赖度冷丁的9例患者中，通过服药都有不同程度的缓解，疼痛总缓解率为88.33%。

［心得体会］本方以黄芪、当归、白芍为君药，益气补血，柔肝止痛；以鸡血藤等活血化瘀药为臣，有补阳还五汤之意，鸡血藤苦甘性温，既补血又行血，气催血行；旋覆花善通肝络而行气，引药入络；泽兰辛散温通，行而不峻，能疏肝而通血脉，为通调肝脾、治疗大腹水肿的要药；穿山甲（代用品），虫蚁搜剔，归肝胃经，"善窜、专能行散，通经络，达病所"（《本草从新》）；佛手、槟榔行气宽中，帅瘀血以行；桂枝温经通阳，助气化，配甘草以和营；鹿角胶为血肉有情之品，补肝肾，益精血。辛、甘、温群药中反佐苦参，甘苦合化阴气而利小便，小肠水腑，非苦不通。《本草疏经》中

记载，苦参“主心腹气结，癥瘕积聚……逐水、消痈肿”。笔者认为，晚期肝癌腹水系门静脉高压、门静脉血回流受阻、液渗腹腔所致。疼痛乃气滞血瘀，“不通则痛”。疏肝柔养，化瘀活络，散结消癥，疏利三焦，方是从本论治。《素问·灵兰秘典》曰：“三焦者，决渎出焉。”若见水利尿，酷利伐肾，会导致脏腑功能紊乱。肾为先天之本，藏精生髓，内寄元阴元阳，对全身各脏腑组织起着推动和温煦作用。肾主生长发育，主水液。“肾为胃关，司开阖”，对人体的津液疏布和排泄、维持体内津液平衡至为重要。诸利尿药（中药、西药）均可抑制肾小管的重吸收，但长期使用对肾脏有损害。肾属水，肝属木，肝肾同源，水生木才有利于肝脏恢复，若因祛水而伐肾，则两败俱伤。刻以护肾、调理肝脾、疏利三焦，尚有生机。笔者治疗该类疾病，至遵《内经》：“肝欲酸”、“肝苦急、急食甘以缓之”、“肝欲散、急食辛以散之，用辛补之，酸泻之”之经旨，“肝为刚脏，相火内寄”，刚宜柔以制之，急宜甘以缓之，其可和畅。有医家曾说：“结为癥瘕者，气血交病，病已入络，久必成满胀”，并再三强调，“久病入络，气血皆滞，当辛香缓通”、“不致重损”。《素问·六元正纪大论》也曾云：“大积大聚、其可犯也，衰其大半而止，过则死!”这充分说明，扶正祛邪、甘缓活络之则是治疗本类疾病的关键。本病治络之源，直须远溯轩岐：如《灵枢·水胀》针治臌胀“先泻其胀之血络，后调其经，刺其血络也”。《素问》治血枯经闭的四乌贼骨——藘茹丸也视为络方之滥觞。后世治络之法有决定影响者首推张仲景。《金匮·五脏风寒积聚病脉症并治》云：“肝着……旋覆花汤主之”。可见，该方为治络瘀肝之要方。《本经》载：旋覆花“治结气、胁下满……除水……下气”。《别录》谓其能治“皮间死肉……”。通血脉均为笔者温阳疏利，以“温药和之”奠定了理论基础。总之，柔肝导水汤的组方之旨，以辛温化阳、辛香通络、甘温益气生血、疏肝柔养、通调肝脾、疏利三焦为宗旨，以护肾为要，培土在先，相生为则，“通”为关键。

[方剂来源] 刘绍峻．柔肝导水汤治疗晚期肝癌腹水及疼痛．中

国中医药现代远程教育，2005，9（3）：15～16

6. 柴芍六君子汤加味

［药物组成］柴胡12 g，赤芍30 g，党参30 g，白术15 g，茯苓15 g，法半夏10 g，陈皮10 g，虎杖15 g，郁金10 g，麦芽10 g，鳖甲（先煎）15 g，全蝎6 g，甘草5 g。

［功效主治］疏肝理气，健脾和胃，破瘀止痛，软坚散结。

［治疗方法］每日1剂，水煎至200mL，每日2次，早晚分服，30剂为1个疗程。

［临床运用］治疗后两组患者主要症状发热、恶心呕吐、腹痛较治疗前均有改善，但治疗组明显优于对照组；治疗组治疗后肝功能较治疗前显著改善；治疗组与对照组生活质量提高稳定率分别为90%、80%。

［心得体会］目前80%以上的原发性肝癌病人就诊时已属中晚期。中晚期肝癌属于中医学“积聚”、“痞块”的范畴，肝郁脾虚，瘀血阻滞为其主要病机，治疗重点是调理肝脾两脏。柴芍六君子汤加味方中柴胡、赤芍疏肝理气，养血柔肝，活血化瘀，保护肝细胞，促进肝细胞再生和抗肝纤维化；陈皮、法半夏健脾和胃，降逆止呕，可增加食欲和减轻呕吐反应；党参、茯苓、白术、甘草益气补中，健脾养胃，培补“后天之本”，增强消化与吸收功能，对改善体质起着至关重要的作用；赤芍与甘草配合起缓急止痛作用；此外，方中虎杖破瘀止痛；郁金行气解郁、凉血破瘀；麦芽健脾和胃；鳖甲、全蝎软坚散结，通络止痛。研究表明，健脾理气中药能明显减轻化疗的毒副反应，提高患者的生活质量，2年生存率明显提高。与原发性肝癌化疗栓塞术（TACE）具有协同治疗作用。现代研究表明，健脾理气中药具有一定的抑制癌细胞、诱导癌细胞凋亡、保护肝脏、提高免疫功能等多方面效应，对放疗和化疗具有解毒增效作用，辅助介入栓塞治疗有助于减轻栓塞后综合征。本研究采用柴芍六君子汤加味防治TACE后综合征，结果表明柴芍六君子汤加味可减轻TACE后综合征，并能防治TACE后所引起的肝功能损害。不仅降低了TACE的副反应，而且

能够增加疗效，提高患者生活质量。由此可见，TACE加柴芍六君子汤治疗对中晚期不能手术切除的原发性肝癌患者是一种合理、有临床意义的治疗方法。

[方剂来源]张红，王艳云，张志芳，等. 柴芍六君子汤加味防治肝郁脾虚型肝癌介入化疗栓塞术后综合征临床观察. 湖南中医药大学学报，2007，27（6）：55～56

7. 扶正抑瘤汤

[药物组成]黄芪、半枝莲、白花蛇舌草各30 g，当归、薏苡仁、茯苓各15 g，白术、龙葵、白英、蚤休各12 g，三棱、莪术各9 g。

[功效主治]补益气血，养阴固本，调理脏腑。

[治疗方法]每日1剂，水煎，餐前或餐后0.5 h分3次服用，也可分6次或多次口服。根据病情可适当配合营养性输液、抗炎、止血等药物治疗。一般以15日为1个疗程，可连续治疗2～5个疗程。

[临床运用]42例患者经治疗后，肿瘤客观疗效情况：完全缓解2例，部分缓解7例，稳定18例，进展15例。健康状况改善情况：提高26例，稳定9例，下降7例。生存质量：提高29例，稳定8例，下降5例。

[心得体会]中医药治疗可提高晚期恶性肿瘤患者的生存质量，延长患者的生存期限。临床观察表明，肝癌病人大多存在脏腑气血亏虚，病变日久，虚弱更重。尤其是晚期患者常因虚致病，又因病致虚，形成恶性循环。一般临床多经手术、放疗、化疗以后，常表现为精血耗伤，元气受损，面削形瘦等阴阳、气血双亏之证，正气虚衰，邪气亢盛，又可导致肿瘤的进一步扩散和复发，从而加重病情。因此，扶正抑瘤是治疗肿瘤的重要原则。根据这一治疗原则，我们制定基本处方扶正抑瘤汤。方中药物包括“扶正”、“抑瘤”两个方面。“抑瘤”采用对肿瘤细胞有杀伤作用的中药，如三棱、莪术、龙葵、白英、半枝莲、白花蛇舌草、蚤休、薏苡仁等，这些药物性味苦寒，均有清热解毒、利湿消肿、软坚散结功效，现代药理实验研究已证实

具有明显的抗肿瘤作用，对癌细胞能直接造成破坏；“扶正”采用能改善机体内环境、增强免疫功能、提高自身抗肿瘤能力的药物，如黄芪、当归、茯苓、白术等，这些药物性味甘平，均有补益气血、养阴固本、调理脏腑功能的作用。临床实践表明，晚期肝癌的治疗由于以放疗、化疗为主要手段，虽然取得了一定的疗效，但在杀伤肿瘤细胞的同时也杀伤了正常的机体细胞，导致机体正气受损，现代药理实验研究证实，扶正类中药具有调节机体免疫功能，增强骨髓造血功能，促进细胞生长代谢的活性，从而产生抗癌和抑癌效应。

［方剂来源］傅理琦. 扶正抑瘤汤治疗晚期肝癌42例临床观察. 浙江中医杂志，2001，9：375 ~ 376

8. 猬皮香虫汤

［药物组成］炙刺猬皮10 g，炒九香虫10 g，金铃子10 g，延胡索10 g，五灵脂10 g，大腹皮10 g，乳香10 g，没药10 g，白芍10 g，当归10 g，丹参10 g，甘草10 g，香附10 g。

［功效主治］祛瘀止痛，活血止血。

［治疗方法］水煎服，每日1剂。

［临床运用］15例肝癌病人，均为门诊病人，均为男性，年龄最大者82岁，年龄最小者47岁，均是市级以上医院确诊的晚期肝癌病人，均有肝区疼痛剧烈、消瘦等症状，部分病人明显黄疸或出现腹水，所有患者舌质明显暗淡，并有瘀点。笔者参考《当代名医临证精华》胃脘痛专辑中董建华教授治疗胃脘痛中瘀入络所制猬皮香虫汤进行加减治疗肝癌患者，虽不能治愈肝癌患者，但在减轻病人疼痛，提高生存质量方面进行了一些尝试，取得了较好疗效。

［心得体会］肝癌晚期，症见瘀久入络、以痛为主等，属瘀血重症，本方以炙刺猬皮、炒九香虫为主药，刺猬皮味苦性平，无毒，有逐瘀滞、疏逆气的作用，能祛瘀止痛，活血止血；九香虫味咸性温，无毒，能通滞气，壮元阳，对肝胃气滞疼痛及痞满胀痛均有良效，两药合用，祛瘀血通滞气，止痛止血，疗效良好。再配五灵脂、金铃子、延胡索、当归、丹参、乳香、没药等行气活血、化瘀止痛之品以

加强疗效。从实践结果来看，本方对肝癌晚期患者瘀血气滞较重的都具有良好的止痛效果，虽不能治愈肝癌，但它能明显提高肝癌晚期患者的生存质量，又避免了使用麻醉药物的副作用，因此具有一定的临床意义。

[方剂来源] 贾熠章. 自拟猬皮香虫汤治疗肝癌. 中国临床医药研究杂志，2004，124：52

9. 丹芪抗癌散

[药物组成] 丹参、黄芪、白花蛇舌草、蛇莓、龙葵等。

[功效主治] 活血化瘀，扶正抗癌。

[治疗方法] 每日3次，每次15～20 g，6周为1个疗程。

[临床运用] 肝功能变化情况：第1个疗程结束后有54.4%的病人肝功能恢复正常，第2个疗程结束后全部恢复正常，自第3个疗程起，肝功能变化未见异常现象。AKP变化情况：治疗第2周时复查AKP有38.6%恢复正常，第6周的第1个疗程结束时已占90%，第2个疗程结束时，AKP全部恢复正常。62例患者近期疗效与平均生存期的情况：完全缓解5例，部分缓解18例，稳定39例，恶化0例，平均生存期18个月。

[心得体会] 在治疗肝癌中，重视肝细胞功能恢复对肝癌再手术和预后有着重要意义。笔者以肝功能各项检查指标及AKP的变化来反映肝细胞功能恢复情况，丹芪抗癌散就有上述效能。丹芪抗癌散主要是丹参、黄芪两味中药，再配合白花蛇舌草、蛇莓、龙葵等抗癌药物组成，具有活血化瘀、扶正抗癌的作用。丹参是活血化瘀药物之一，有抗炎、防止肝损伤，促进肝细胞再生，改善微循环以及提高血浆纤维联接蛋白水平，增强网状内皮系统吞噬功能和调节激素活性，避免肝脏免疫功能损伤，达到保护肝脏细胞和促进肝细胞再生作用。黄芪是扶正药物，有增强机体免疫功能的作用，它含有黄芪多糖，能激活体内免疫系统释放具有抗肿瘤作用的细胞因子或增强自然杀伤细胞和淋巴因子激活杀伤细胞对癌细胞的杀伤作用。根据病人的情况，经辨证施治后，选用丹芪抗癌散治疗，肝细胞功能恢复及AKP复常明显优

于对照组。肌苷等护肝药物，只有保护肝脏或增加能量代谢的被动作用，却没有改善或再生肝细胞功能的主动作用。平均生存期的变化对肝癌的生存率极有指导意义。肝脏是人体重要器官，全身的解毒、排毒、物质代谢均在肝脏进行，肝脏细胞功能的状况直接影响机体生存的质量，与平均生存期或生存率密切相关。从目前肝癌病人的平均生存期来看，我们用丹芪抗癌散治疗的肝癌病人已超过上述期限。

[方剂来源] 余新富，陈仁亮，朱武军. 丹芪抗癌散治疗原发性肝癌62例临床观察. 中西医结合肝病杂志，1994，4（3）：8~9

10. 癌痛膏

[药物组成] 昆布、海藻、灵芝、郁金、香附、白芥子、鳖甲各200 g，大戟、甘遂各150 g，马钱子100 g，蜈蚣100条，全蝎120 g，蟾酥80 g，鲜桃树叶10 kg。

[功效主治] 通络散结，消肿定痛，理气解郁，破瘀消癌。

[治疗方法] 加水50 kg，将药物放入大锅内，大火煎3 h，将桃树叶滤出，再煎2 h，得药汁浓缩成膏状，密封保存。用时将药膏涂于白布上，厚约0.3 cm，再把麝香0.12 g撒在其膏药上面，敷于肝区，酌情超过肿块边缘约2 cm。3日换药1次，20日为1个疗程。在第三、四次换药时，敷贴处有大小不等红点，并有黏液流出，此为毒邪外出，不必作任何处理。

[临床运用] 46例患者中，显效（疼痛消失）36例，好转（疼痛减轻）10例，总有效率100%。

[心得体会] 肝癌疼痛属祖国医学“胁痛”范畴，为肝气郁结引起功能失调，导致气滞、痰凝、血瘀。方中蟾酥辛温解毒，驱毒外泄，消肿止痛；马钱子通络散结，消肿定痛；昆布、海藻、白芥子祛湿化痰，软坚散结；鳖甲滋阴潜阳，消积散聚；香附、灵芝、郁金疏肝理气解郁；大戟、甘遂化痰行水，破瘀消癌，引邪外散；蜈蚣、全蝎解毒化痰通络；麝香解毒透窍，引药内行，使药物更迅速地发挥作用。膏药外敷，直达患处，减轻药物毒性，疗效显著，不仅对中晚期肿瘤镇痛有特效，而且也能使肿瘤缩小，值得推广应用。

［方剂来源］胡怀强，李杰．癌痛膏外敷治疗肝癌疼痛46例．中医外治，1998，7（2）：18

11．软肝消肿止痛膏

［药物组成］生马钱子6 g，蟾酥0.4 g，生芫花、水蛭、冰片、青娘子、牙皂、血竭、乳香各5 g，生大戟3 g，麝香1 g，没药、当归、白芍、山慈姑、生胆南星、白附子各15 g，麻油500 g，桃丹200 g。

［功效主治］破瘀散结，逐水消肿。

［治疗方法］制成膏药外贴患处，每周换药1次，2个月为1个疗程。

［临床运用］42例患者上腹饱胀、饮食进量、腹水等均有不同程度改善，疼痛减轻达77.3%，用药后最快3日即明显减轻。

［心得体会］肝癌晚期，病程日久，脏腑功能虚损，内服剧毒峻猛之剂不仅有损伤脾胃之弊，攻遂不慎，更使病情恶化，后果严重。而外治法却不然，《理瀹骈文》曰："治在外则无禁制、无窒碍、无牵掣、无黏滞，世有博通之医，当于此见其才。"方中生马钱子、蟾酥、生芫花、生大戟、青娘子等均为有毒之品，具有破瘀散结、逐水消肿之功；麝香、冰片具有消肿毒、透肌肉、通经络之效，既可引药入内，又能消散邪毒，局部外用，直达病所，使邪易去，肿块得消，故在缓解症状、减轻疼痛、延长生存期有一定疗效。临床使用软肝消肿止痛膏尚未发现严重肝肾功能损害等副反应，仅有少数病例皮肤局部出现水疱等炎性反应，停药后自愈。故用于临床治疗晚期肝癌，具有安全、有效、方便等优点。

［方剂来源］刘训峰，董朝光．软肝消肿止痛膏治疗晚期肝癌42例．辽宁中医杂志，2001，28（12）：737

第三章　肝病防治术优选法

第一节　心 理 疗 法

肝病是一种常见的高发病，对身体健康影响很大，但是目前还没有很理想的特效疗法，尤其是乙型肝炎发展至慢性迁延性肝炎和肝硬化。因此谁患了肝病，都会产生恐惧心理和紧张、急躁、悲观情绪，这些失衡的心理与不稳定的思想情绪，会直接影响着药物的疗效。关系病情的变化，对于肝病患者，首先是保持稳定的心理状态，不被疾病所吓住和困扰，善于自我调节，这是使肝病康复的重要先决条件。因此，每个肝病患者必须力争做到以下几点：

一、正确认识疾病

患者心理状态的好坏，自身免疫功能的强弱则是病程转归的决定因素。因此患了肝病，不要过于紧张恐惧，只要保持稳定的情绪，注意休息，增强营养，合理进行治疗，大部分肝病是可以完全康复的，并不留下后遗症。

二、注意情绪调控

肝病是一种多症状、长疗程的疾病，特别是慢性肝病，病情经常反复，多种症状困扰躯体。此时患者出现紧张烦躁、坐立不安、食不果腹、夜不成眠、四处投医是常有的现象，但是长此以往，势必影响病情的好转。因此每个肝病患者，首先应学会从心理上调控自己的情绪，具体可以从以下几个方面着手：

1. 尽量宣泄烦闷

一方面可以找专科医生进行心理咨询，直接诉说病后的苦恼，倾吐积郁，以释放和减轻心理压力。另一方面在得到医生解答后，还可以提高对防病治病的认识，消除疑虑，建立治病信心，树立抗病意识。

2. 培养自控能力

对于疾病带来的烦恼和不愉快，应当承认其发生的情理性和必然性，在我们的一生中不可能不患这种或那种病，或轻或重，对此平时要注意培养个人的自控能力，有足够的思想准备和心理承受能力，一旦患病后，头脑应冷静，请医生进行合理治疗。

3. 转移情绪

在病程中有了烦恼，除要尽量控制自己的情绪外，可以把注意力转移到有兴趣的方面，如看书、娱乐、散步、交谈、放松等，这样就不至于越想越别扭，越想越苦闷。

三、克服心理障碍

1. 豁达法

这是指一个人应具有宽阔的胸怀，豁达大度，遇事看得开，不斤斤计较。平时做到性格开朗、合群、坦诚、无私、知足、笑口常开，这样就不会或少有愁闷烦恼心理障碍。

2. 松弛法

这是一种放松身心的方法。具体做法：被人激怒后或十分烦恼时，迅速离开现场，做深呼吸运动，并配合肌肉的松弛活动。

3. 节怒法

这是一种自我节制怒气的方法。主要靠高度的理智来克制怒气的爆发，可在心中默默背诵名言“忍得一肚之气，能解百愁之忧”、

“将相和、万事休”、“君子动口不动手”等。万一节制不住怒气，则应迅速脱离现场，找亲友倾诉一番后，心情便可平静下来。

4. 平心法

这是保持自我心情平静的一种方法。可以尽量做到“清心寡欲”，如果你与世无争，不为名利金钱、权势和色情所困，看轻身外之物，同时又培养自己广泛的兴趣爱好，陶冶情操，充实和丰富自己的精神生活，可使自己常处于愉悦宁静的心境之中。

5. 自脱法

这是一种自寻愉悦、自找乐趣的方法。可以经常参加一些有益身心健康的社交活动和文体活动，广交朋友，促膝谈心，交流情感。也可以根据个人的兴趣爱好来培养生活的乐趣，做到劳逸结合，在工作学习之余，可常到公园游玩或到郊外散步，欣赏乡村、田野风光，体验大自然的美景。

6. 心闲法

通过闲心、闲意、闲情等意境来消除身心疲劳，克服心理障碍。人生不要活得太累，心情闲适、遇事想得开，可免许多烦恼。

四、稳定紧张情绪

精神愉快、心情舒畅、胸怀大度的人，会身体健康、延年益寿。反之，经常情绪紧张、意志消沉、精神萎靡者，则疾病丛生。因此，及时消除紧张情绪，对于保持健康的体魄乃至益寿延年都大有好处。以下10条是消除紧张情绪的良方：

1. 畅所欲言

遇到烦恼事时，应该说出来，不要埋在心里。向你所信赖且头脑冷静的人倾诉。

2. 暂时回避

当事情不顺利时，你可暂时回避。等你的情绪处于镇静时，再着手解决问题。

3. 改掉乱发脾气的习惯

当你感到想要骂激怒你的某个人时，你应尽量克制，把矛盾放一下，同时将你多余的精力去做一些有意义的事情。

4. 谦让

如果你经常与人争吵，就要考虑自己是否过分主观和固执。你可以坚持自己正确的东西，但是静静地去做，以给自己留有余地，因为你也可能是错的。

5. 为他人做些事情

试一试为他人做些事情，这将是人的烦恼转化为精力的良方之一。

6. 一次只做一件事

先做最迫切的事情，把其余的事暂时放下。一旦做好了，你会发现事情本不那么难，再做其余的事就容易多了。

7. 避开“超人”的冲动

不要凡事都要求尽善尽美，这种想法虽然好，但容易走向极端和失败。没有一个人能把所有的事都做得完美无缺。

8. 对人要宽容

不要去苛求别人的行为，而应发现其优点。

9. 让自己变得“有用”

许多人有“被忽视”感，实际上这可能是你自己看不起自己。你不要退缩、回避，要主动做实事、好事，而不要等着别人向你提出要求。

10. 注意修养

要经常注意学习，加强自身的修养。

五、要树立信心、随心、善心、舒心、童心等“五心”

慢性肝病随着医学科学的进步，已不是“不治之症”。经长时间

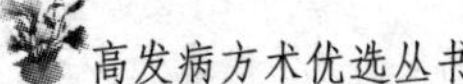

的观察和总结发现，除患者本人能面对现实，积极、正确配合治疗外，还有一条宝贵的经验就是树立“五心”。

1. 信心

树立坚强的信心，不畏死亡，激发起自身的潜能，用意志与疾病顽强斗争。这就是人们常说的“七分精神三分药，一切病魔都清除”的道理。

2. 随心

随心所欲，克服消极情绪，丢掉包袱，随着自己的心意，多做一些有意义的事和活动，使心情舒畅。

3. 善心

助人为乐，与人为善，发扬中国的传统美德。古人云：“善有善报，善者善已，祛病而得后福。”

4. 舒心

在自己周围建立起宽松和谐的人际关系，形成良好的工作、生活环境，与家人共同创造和睦安易的生活空间，永葆欢乐。

5. 童心

俗语说“心不老则人难老”，不要把自己拘禁起来，要敢说、敢笑，注意打扮自己，多参加社会活动，使自己充满朝气与活力。

六、注重心理保健

1. 宽厚待人

特别与自己关系密切的人，更应该放宽责备的尺度，在他们出现过失时，应尽量避免发怒。因为在这种情况下，发怒常常会失控而导致关系恶化，甚至造成终生遗憾。

2. 培养兴趣

兴趣和爱好可增进人的身心健康，特别能使人愉快地活动，如打球、散步、打牌、下棋、书画、集邮等，可以根据自己的条件选择一种或几种，对陶冶情操、强身健体大有好处。

3. 助人为乐

如果你经常帮助比你不幸或困难的人，一定能体会到比自己得到帮助更大的快乐。

4. 不断求新

生活如果陷入单调沉闷的“老调”之中，就会感到不轻松、不愉快。经常发现一些有趣的活动，并且放手去做，就可以扩大自己的生活领域，增加生活情趣，从而会获得不断追求的快乐感。

5. 广交益友

与朋友保持联系，发展友谊，有助于自己的身心健康。要注意经常与亲友联络，维系和培养感情，这样才能长期保持友爱的关系。

6. 凡事自立

凡事如果太依赖别人，常易产生失望情绪。相反，若养成依靠自己解决困难、完成任务的习惯，就可以避免失望情绪。

7. 计划行事

合理地制定学习和工作计划，并且尽力按照计划行事，就可以减少或防止忙乱感和紧迫感等心理反应，提高工作效率，从而保持乐观积极的精神状态。计划应留有余地，不要满打满算，以免由于某些意外原因而无法完成便产生失望情绪。

8. 饲养宠物

据观察结果表明，饲养宠物可以让人心情平静，舒缓压力，和狗、猫、鸟等小动物相处中，人们能获得在与人相处中难以得到的另一种乐趣。但饲养宠物应注意防疫和搞好卫生，防止传染疾病。

9. 知足常乐

一方面不要对工作和生活条件斤斤计较，善于在较差的条件下做出较好的成绩；另一方面也要正视自己的缺点和正确对待失败。做人很难做到十全十美，做事也很难总是成功，只要善于总结经验、吸取教训，把以后的事情做得好一些就可以，使个人心理始终保持平衡。

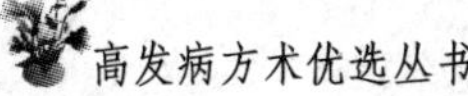

10. 常自测自己的心理

（1）对悬而未决的事情，你的态度：A. 当机立断；B. 等待顾盼；C. 任其拖延。

（2）对自己喜欢的物件如画、磁带、书、装饰品等，你采取的行动：A. 买回家好好欣赏；B. 犹疑不决；C. 从来不买。

（3）对自己目前的处境，你的态度：A. 积极地工作，相信自己是命运的创造者；B. 工作中怨天尤人，常叹命运不公；C. 认为自己是一个失败者，反感一切。

（4）对各种刺激诱惑，你的反应：A. 与我无益的，我不需要；B. 不管什么，跃跃欲试；C. 盲目投入，难以自拔。

（5）每天是否有10 min的时间作自我反省：A. 经常超过；B. 偶尔想想；C. 从来不。

（6）对自己能力的评估：A. 自信自己是有能力的，并且已取得某方面的业绩；B. 有能力，只是没有发挥出来；C. 也许有。

（7）如果你感到不快和烦躁，你采取的态度：A. 尽快想办法自我发泄掉；B. 迁怒于人和事；C. 闷在心里。

（8）对待比你富有、地位高的人，你的心态：A. 不卑不亢，平等对待；B. 总觉得自己低人一等；C. 敌视或过度自卑。

（9）对大自然的美景和生活中的乐趣，你的反应：A. 积极投入参加；B. 兴致不高；C. 无心欣赏。

（10）当别人需要你的爱心和帮助时，你的态度：A. 毫不犹疑地献出；B. 考虑利害得失而定；C. 冷淡、躲避。

说明：如果你选择中超过8个A，说明你是一个心理非常成熟，能够在不同环境中保持心态平衡的人。

如果你选择中超过7个B，说明你的心理平衡能力还有待加强，需要加强修养和磨练。

如果你选择中超过6个C，说明你心理上有一定缺陷，建议去看心理医生或进行心理咨询。

第二节 运动疗法

生命在于运动，生命的质量在于合理运动，运动有益于健康，运动加速血液循环，兴奋神经细胞，促进新陈代谢，加强人体各系统的生理功能。据研究，很多疾病如冠心病、高血压、糖尿病、肥胖症、脂肪肝等，其发生和发展都与缺少运动有关。慢性肝病作为活动的医疗活动内容，主要有如下几方面：

一、太 极 拳

适宜进行简式太极拳。太极拳有宁静放松的效果，特别适宜于有失眠、焦躁等神经官能症的慢性肝炎患者。

二、打球、做操

打乒乓球、羽毛球、做保健操等运动，小运动量有助于活跃全身血液循环，改善情绪，可每日或隔日1次，每次20～30 min。

三、散 步

古人云："竹从叶上枯，人从脚上老，天天千步走，药铺不用找。"又说："若要身体好，散步不可少。"体育医学研究发现，有氧运动有利于老年人和慢性病患者的保健，而散步正属于有氧运动。散步既无猛力、爆发力，也无屏息、缺氧等动作，在散步过程中，骨骼肌群要进行有节奏的舒张和收缩，心脏血管功能也相应加强，从而使机体各脏器的新陈代谢活跃起来。医学实验表明，当人步行时，毛细血管扩张，血流加快，微循环开放，内脏血容量增加，大脑皮质功能活动兴奋，提高了氧耗量，促进了胰岛素的分泌，因此对于防衰老和疾病康复非常有利。散步对人体有十大好处：

（1）能增强血管的弹力，减少血管壁破裂的危险性。

（2）能增强肌肉的力量和促进血液循环，使人体更好地进行新陈代谢。

（3）能增强心脏的功能，使心跳慢而有力。

（4）能增强对紧张的忍耐力，使心情开朗愉快，而不易发生心慌心悸。

（5）能减少甘油三酯和胆固醇在动脉上聚集的可能性。

（6）能减少血凝块的形成，减少心肌梗死的可能性。

（7）能降低血糖，减少血糖转化成甘油三酯的机会。

（8）能减少人的脂肪，降低血压，使肥胖和高血压患者减少患心脏病的机会。

（9）能减少激素的产生，因为过多的肾上腺素会引起血管疾患，因而减少了血管疾患的发生。

（10）可增加免疫力。散步可增强人的免疫力，这是美国加利福尼亚大学的科学家得出的结论。他们挑选38名不爱运动的女士，并让其中的一半人每日进行45 min散步，而其余的人按照原来继续生活。过了15周后发现，两组人中间不存在发病率的差别，然而每日散步的一组患病后平均5日就能恢复健康，另一组却需11日。血液化验表明，散步的人的血清抗体比不散步的高20%。

散步锻炼需要采取正确的姿势和方法才能取得保健效果。散步运动要求两上肢自然下垂，并随着步伐轻快摆动，通过上下肢运动带动腰、腹、项等部位，收腹挺胸，要有朝气且轻松自如，保持体态平衡。从医学角度讲，老年人散步宜采用每分钟60～80步的慢速或80～100步的中速。时间长短可由自己酌定，不过一般有效的散步锻炼最少要持续20 min，因为这是使身体松弛和享受步行乐趣所需要的起码时间。

以往人们人都认为，早晨是进行锻炼的最佳时间，然而研究发现，黄昏和睡前的锻炼对身体更为有益。根据人体生物钟节律，人在傍晚时，体力、肢体反应敏感度、动作的协调性和准确性，以及适应能力都处于最佳状态，体内的血糖也最高，所以每日在此时进行30～40 min的散步锻炼，不但有益于睡眠，而且消除白天疲劳的速度也较不活动时大大加快。

第三节 环境疗法

环境医疗是近年来崛起的以研究环境中诸多因素对人体健康影响的一门科学。它的研究目的是要保护人们避开不良环境因素影响，同时也研究如何利用环境条件来增强体质和防病治病。

人患病与否和病体的康复快慢，取决于三个因素：一是病原体的存在及毒力的大小；二是机体抵抗力的强弱；三是自然环境条件。肝病患者可以根据自身情况，充分利用环境的有利因素，为自己康复效力，这是一种廉价有效的治疗方法。

一、气候与健康

营造健康的气候对身体的影响至关重要，故人云："圣人治病，必治天地阴阳，四时经纪。"祖国医学认为，一年四季气候变化对人体的脏腑、经络、气血、脉象等生理功能都有影响。因此，提出"五脏应四时，各有收受"，"四时之气，各不同伤于湿，百病之起，皆有所生。"又说："冬伤于寒，春必病温。""秋伤于湿，冬生咳嗽。"这些论点都充分阐明了不同气候条件人体发病有不同特点，不同季节有不同疾病的发生倾向，不同地区气候条件及天气变化，对疾病有不同的影响。因此掌握好疾病季节性的变化，特别是各种肝病患者在严寒和酷暑的季节做好肝病的防治工作，对保护健康和促进康复非常重要。

二、空气与健康

空气疗法是利用露天新鲜的空气，达到治病和预防疾病发生的目的。可在任何季节、任何气候地区进行。

空气疗法的生理保健效应，取决于空气中氧和负离子对人体的生物效应，其被誉称为“空气维生素”，特别是人体大脑和肝脏，更需要这种“空气维生素”的不断供应。人们都有体会，当走进公园或森林散步、游玩时，都会感到那里空气新鲜，在吸入这种空气后会使脑子清爽，精神振奋，有一种心身轻快感。其中缘由，据研究认为，一是树木花草多，放出的氧也多；二是这些地方空气负离子多，当人们吸入这些负离子较多的空气时，可增加大脑的生物电流，提高肺泡通氧功能，增加血中含氧量，有利于机体新陈代谢。这些作用，对有损伤的肝细胞功能恢复非常有利。

大量研究资料表明，森林、公园中的自然氧密度较室内高出10%～15%，森林绿化地带植物覆盖的土壤中空气所含负离子有较多的逸出。另外，植物表面在紫外线作用下，可产生大量的负离子，树木会发出一些芳香物质，也可增加空气离子化。当大量新鲜氧气和负离子进入人体后，可使血液中氧的饱和度提高，促使体内组织氧化过程正常化，负离子能活化脑细胞，稳定机体内环境的平衡，故能起到有病治病、无病健身的功效。因此，一些慢性肝病患者经常到公园、森林地带散步或旅游，将受益匪浅。

三、温度、湿度与健康

人类生活环境中的温度、湿度，对人的健康和疾病恢复有着不可忽视的影响。

1. 适宜温度

据研究，有益健康的最佳温度为：卧室在 20～30 ℃最为适宜。

20 ℃以下会使人有凉的感觉，超过34 ℃，人们睡觉则有翻身多动的现象。入睡被窝温度最好是32～34 ℃，被窝温度若过低，寒冷刺激皮肤，引起大脑兴奋而使人难以入睡。洗澡水以35～38 ℃为宜，这样的温度洗澡会有一种舒服感。

睡前洗脚水，最佳温度时40～50 ℃，这种温度洗脚能促使下肢的血管扩张，并能刺激足部穴位，使大脑得以休息，有助于安眠。

泡茶的水温，以70～80 ℃为宜，这样泡出的茶，色、香、味俱佳。

食品温度，凉食的温度应在10 ℃，冷食以0～6 ℃之间，热食品的温度应在65 ℃左右，其味道最好，对人体也比较适宜。

凉开水在12～15 ℃时冷感最好，冰激凌在-6 ℃，汽水在5 ℃，冷咖啡在6 ℃，果汁在10 ℃。按上述温度使用比较顺口。

2. 适宜湿度

如果气温冷暖适宜，空气湿度的变化对人体影响不大，如气温为16～18 ℃，相对湿度为50%，人体额部皮肤温度只相差0.2 ℃，但是，随着气温的变化，湿度就会对人体的影响变得明显。科学发现，在低温、低湿季节，各种传染病发病率显著增加。湿度过低，一些流感病毒、革兰阳性细菌繁殖的速度加快，容易引发疫病流行。湿度低还易造成咽干口燥、口鼻干痛、嘴唇干裂，严重时还会鼻腔流血。湿度过高对人体也不利，因为天气湿度过高，人体胃肠道吸收水分过多，会出现水肿现象，这对肝病非常不利。

四、阳光与健康

急、慢性肝病患者，由于长期卧床休息，活动少，多在室内停留，尤其是冬春季节日照度低，缺乏阳光照射，使免疫功能已经低下的身体，抵抗力更趋降低，这对肝病治疗非常不利。因此，病人应常进行日光浴，对疾病的恢复将大有好处。

阳光中的紫外线可以预防和治疗骨质疏松症，并且有很好的消毒

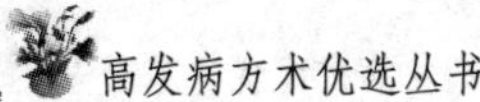

杀菌作用。阳光中还含有大量红外线，能使皮肤有温暖感，这种温热作用可促进全身血液循环，对改善末梢循环、增强新陈代谢、调节神经、消除疲劳、康复疾病有明显效果。

肝病患者由于长期卧床，少见阳光，再加上久病致心理失调，产生精神抑郁现象比较常见，而阳光有助于克服抑郁症。

做日光浴的方法比较简单，只要阳光充足，肝病患者即可在阳光下散步，或坐或卧，照射时间可根据阳光的强度自行调节，一般为20～30 min，每日早、晚2次。至于裸体日光浴，过久过强的日光浴则不宜进行。

第四节　睡眠疗法

眠食二者为养生之要务，能眠、能食就能常生。睡眠在人类生命过程中非常重要，尤其是对于慢性肝病患者，能否有充足的睡眠，是治疗成败、康复好坏的关键。为此，解决好患者的睡眠问题，是整个肝病治疗过程中的重要组成部分。

一、睡眠与人体免疫

有研究指出，睡眠除了可消除疲劳、使人产生活力外，还与提高免疫功能、增强抗病能力有着密切关系。实验观察了从凌晨3时到7时不能入睡的人，检查结果发现其体内免疫细胞（T淋巴细胞、B淋巴细胞）的活性下降了28%；如果补足睡眠一整夜再检测，免疫活性细胞又恢复到正常。说明人的睡眠对机体免疫功能的重要性。

二、睡眠与人体激素分泌

人在深睡时，生长激素会大量分泌，其有促进生长、合成人体必需白蛋白和核酸等重要生命物质的作用，还可刺激催乳素的分泌。生长激素对于未成年人有“一眠大一寸”之说。另外，肾上腺皮质激素是在晚上睡眠后半期开始分泌的，它具有使体内物质分解、代谢和提高机体热能的作用。

三、睡眠与衰老

睡眠对人而言比食物还重要。动物实验表明，不管给予多少丰富的食物，如果受到刺激、干扰不能安睡，动物便会很快死亡。故中医学提出“劳则气耗”，精气是人体生命活动的基础，是内脏代谢的动力源泉，气虚则“邪之所凑”。解决正气不足，睡眠是关键。睡眠有益于保护大脑，减少耗氧量，增加脑细胞能量的储存，可以恢复精力，提高脑力效率。另外，睡眠与松果体功能有关，松果体素是在黑夜中分泌，是调节睡眠、防止衰老的一种重要激素。所以“睡眠是一切精力之源泉，是防病之良药”，广大肝病患者对睡眠切莫等闲视之。

四、科 学 午 睡

人体生物钟运行规律，24 h内有两个睡眠峰期，一个是午夜2时左右，另一个是下午2时左右。老年人和病人应顺其自然，不可轻易打乱规律。因为老年人或慢性肝病患者，其心、脑、肝、肾已届“多事之秋”，最需要劳逸结合，而午睡正是给予小息的驿站，是健康充电的好时机。国外有人调查，有午睡30～60 min习惯的人，患冠心病的危险可减少30%。睡眠也可使人体血压出现像夜间睡眠时那样的一个低谷，这对保持健康、恢复脏腑功能非常有利。但是，午睡如安排不当，比如午餐后马上就睡、午睡时间过长、不固定午睡时间，对身体是有害的。

五、睡眠的学问

1．优化睡眠环境

床和被要舒适，室内温度不可过冷过热，避免噪声和强光刺激，养成关灯睡觉的习惯，卧室内力求单一化，不可兼用。

2．适当的体育活动

对肝功能代偿期的病人，每日坚持半小时活动，形式因人因病而异。散步是最佳选择，时间以下午为宜。但剧烈的运动，不利于入睡。

3．按时睡眠和起床

坚持原定的时间上床睡觉和早上起床（夜里失眠，早上也要按时起床，晚上也不能提前上床睡觉）。

4．醒后不久躺和看电视、听广播

睡醒后躺在床上不应超过30 min，更不应醒后躺在床上看电视或听广播。

5．洗脚或行热水浴

睡前温水洗脚或热水浴可促进入睡。

6．睡前不吸烟、不饮酒及不饮茶

因为睡前吸烟、饮酒、饮茶均影响睡眠，睡前当戒免。

7．防止饥饿和过饱

饥饿或过饱均影响睡眠，应避免，睡前饿了可饮一杯牛奶或糖水，能增加睡意。

8．睡姿

肝病患者要有正确的睡姿，忌左侧卧位。左侧卧位不利于动脉血液给肝脏输送营养，且易患胆、肾结石，应采用右侧卧位。

9．睡眠头取南北向

因地球南北极间有一大磁场，人如长期顺应，即可产生生物磁化效应，使生物电得到加强，器官功能得到调整和增强，从而起到良好的祛病健身作用。

10. 睡眠温度与时间

人的头部在25～30 ℃为最佳睡眠温度，晚上10时至凌晨2时是最佳的睡眠时间，一般人应睡眠7～8 h，肝病患者应增加睡眠时间。枕高以10～15 cm为宜。

第五节 咀嚼唾液疗法

把咀嚼吞咽唾液，作为一种健身祛病的疗法是具有科学道理的，特别是各种肝病患者，把咀嚼唾液疗法运用到整个肝病疗程中，将会起到良好的作用。

一、咀嚼利消化

咀嚼产生的唾液可分解消化食物成分，还有效地刺激消化腺分泌出更多消化液，促进营养物质吸收，增强体质。

二、咀嚼强身健脑

咀嚼吞咽动作是神经系统的一个复杂的反馈过程，常咀嚼利于大脑信息传递，具有健脑防痴作用。唾液中含有大量钙离子激素等，亦有强身防衰老作用。

三、唾液有防癌抗病毒作用

科学研究证实，唾液中的过氧化酶、维生素、激素等可与亚硝酸铵、黄曲霉素等致癌物质发生作用而将其转化为无害物质。唾液中有一种叫分泌性白细胞抑制蛋白酶，在试管内可有效地抑制艾滋病毒感染人体免疫细胞，对肝炎病毒或其他病毒可能同样有抑制作用。

四、咀嚼防胃病

越咀嚼越能使唾液和食物混合，而促进胃液分泌，消化食物，减少胃的负担和对胃黏膜的刺激，故能防止胃炎等疾病的发生。

五、咀嚼可防糖尿病

吃饭细嚼可促进胰岛素的分泌，并能调节血糖在体内的代谢水平，故可预防糖尿病。

六、咀嚼防衰老

长期坚持细嚼对大脑皮质是良性刺激，促进唾液中具有延缓衰老作用的腮腺素分泌增多，还能增加血管弹性及大脑的活动力，因而能起到抗细胞老化作用。

七、促进唾液分泌

1. 漱口搅舌

早上、中午、晚睡前静坐闭目，用舌尖舔上腭漱口，或舌在口中不停搅动，当唾液满口时，分3次慢慢咽下。

2. 叩齿

清洁口腔后，思想集中，闭唇，上下齿由右到左再从左到右连叩72次，再用舌在口腔和齿外上下左右搅转各36次，接着将产生的唾液在口中鼓漱36次后，分3～5次慢慢咽下，咽下时设想唾液慢慢吞入至肝脏，可起抗毒、改善肝功能作用。

3. 细嚼慢咽

吃饭时要养成细嚼慢咽的习惯，做到每口饭在口腔中嚼30 s后再咽下。这样可使唾液分泌更多，对消化、消炎和解毒均有利。另外，每日嚼口香糖15～20 min有美容作用。

第六节 饮水疗法

现代研究证明，水占人体组成的65%以上，是机体的重要物质基础和营养成分，是生命细胞活动的源泉。对人和动物来说，断水比断粮给生存带来的危害更大。所以掌握好科学饮水，不论对健康人还是对病人，都是非常重要的。

一、喝凉开水

美国、日本学者研究发现，煮沸后自然冷却的凉开水具有一种特殊的生物活性，最易透过细胞膜，增强血液循环，促进新陈代谢，改善免疫功能。清晨喝一杯凉开水，能很快被胃肠道吸收，使血液稀释，血管扩张，血循环加快，增强血管弹性，产生内洗涤作用，有助于五脏及内分泌生理功能的改善，所以常饮凉开水对祛病健身有利。

二、饮水时机

一般以清晨、餐前、睡前饮水为佳，忌不渴、不饮、渴后方饮。清晨饮水易吸收，利于胃肠道的清洗，稀释血液，加快循环，保持体液平衡；餐前1 h饮水，可保证分泌足够的消化液，促进消化；睡前饮水，可稀释血液，防止血液黏稠形成血栓，利于心、脑、肝、肾、血液循环，保证血氧供应，维持细胞正常功能。

三、适 量 饮 水

一般以每次200 mL，每日饮800 ~ 1 000 mL（6 ~ 8杯）水为宜。炎热季节，儿童要酌情增量。肝硬化腹水、水肿及心肾功能不全的病人应在医生指导下确定饮水量。

四、选用新的开水

理想的开水是在刚煮沸后自然凉却到20 ~ 25 ℃，其中的氯气可减少一半，而有益的微量元素则不减少，张力密度与生物细胞内水的化学特性相似，易吸收，进入血液循环可保证体液平衡。久放和隔夜多次煮沸的开水因其所含亚硝酸盐较多，还可能被细菌污染或失去活性，不宜饮用，以免危害身体。

五、喝水防脂肪肝

肥胖可引起多种疾病，而根据研究表明，水不仅能够促进脂肪的氧化，消耗机体过剩的热能，还能对体内代谢产物起促排作用，故对降低体重有利。在人体水分充足时，体内脂肪的氧化加速，脂肪储存就会减少，这对减肥及改善肝功能起到良好的作用。

一个健康人每日除从饮食摄取水分外，还应多喝500 ~ 800 mL（4 ~ 6杯）水，才能维持水在体内的代谢平衡。如果进行节食或运动减肥，需要的水分还要增加250 ~ 400 mL（2 ~ 3杯），这样才能达到减肥目的。喝水应喝新鲜的凉开水，易于胃肠吸收利用，而且还可消耗一定热能，这不仅有助于减肥和改善肝脏代谢，对预防脂肪肝的发生也有良好作用。

第七节 体内除污疗法

当今社会的环境污染，各种毒素的刺激，特别是肠源性内毒素的损伤，常加重肝脏负担，导致各种肝病的慢性化、重症化、纤维化以及癌变等。因此，在肝病的治疗过程中，注重体内除污十分必要。慢性活动性肝炎、失代偿性肝硬变、肝癌等病人，由于机体免疫功能低下，继发感染是使病情加重甚至引起死亡的主要原因。因此，要经常及时地清除肠道内的有害细菌和毒素，常用的有饮食和药物两种方法，可单独使用或交替使用。

一、饮 食 除 污

现代医学认为，集体发病，预计体内的器官、血液受到各种毒物污染有关，而肝脏担负着很重的解毒功能，因此利用食疗消除体内污染，对肝病十分有利。常用除污染的食物如下：

1. 动物血

如鸡、猪、羊血等，以猪血为佳。常吃猪血，不仅可以补充营养和血浆蛋白，猪血在进入消化道分解后，可产生一种解毒和滑肠物质，它可与入侵肠道的灰尘、有害金属微粒发生化学反应，使其成为不易为人体吸收的废物而排出体外。

2. 菌类植物

菌类植物特别是黑木耳，有清洁血液和解毒功能。

3. 鲜果汁、鲜菜汁

鲜果汁是人体内良好的“清洁剂”，能解除体内堆积的毒素和废物。因为一定量的鲜果汁或鲜菜汁，在经过消化吸收后可使血液呈碱性，进而将积累在细胞中的毒素经溶解而排出体外。

4. 豆类食品

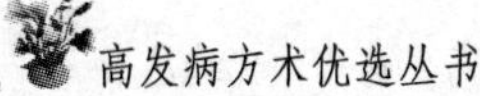

豆浆、豆腐以及各种豆制品，具有解毒、促进新陈代谢、补充蛋白以及调节免疫功能的作用。

5. 海藻与海洋食物

如海带、紫菜等，因为其含较多的胶质成分，能与体内的放射物质结合，并随大便排出，所以此类食物具有减少放射物质损伤的作用。

二、天然药物除污

1. 消炎杀菌药物

如黄连、黄柏、黄芩等是很好的消炎杀菌药物，能抑制肠道细菌、病毒的繁殖，具有清热解毒、抗菌消炎的功效，对恢复肝功能有利。

2. 通便药物

如大黄、芒硝有通便、利水功效，合理服用可起清理胃肠道和除污排毒作用。

3. 吸附药物

如活性炭，有吸附肠毒素的作用，合理服用对清除胃肠道的毒素、恢复消化功能非常有利。

第八节　按 摩 疗 法

按摩是一种简便易行的动手治疗方法，它对人体各部位都有良好作用。

一、胸腹按摩法

1. 按摩胸腹部防治五脏六腑疾病的机制

胸腹部是诸多经脉及穴位的聚集地，直接循行在胸腹部的经络有肾经、胃经、肝经、脾经、肺经、心包经、胆经及任脉等8条经脉。除任脉是单穴外，其他各经脉都是双穴，如只按单穴来计算，在胸腹部就有73个穴位，其中任脉：自天突到曲骨，是21个单穴；肾经：俞府→横骨共17个；胃经：气户→气冲共17个；肝经：期门（乳下）→章门共2个；脾经：周荣→冲门共9个；肺经：中府→云门共2个；心包经：天池（乳头外）1个；胆经：日月→维道共4个。这些经脉与穴位直接或间接连通着五脏六腑及四肢百骸，按摩这些经脉与穴位，可增强人体呼吸、心血管、消化、泌尿等系统的功能，并有减肥功效，故可防治五脏六腑的多种疾病：如肺热咳喘、心脏不适、胸闷胁痛、脾胃虚弱、消化不良、肝气不舒、腹胀、腹痛、腹泻、糖尿病、高血压、大便秘结等。

2. 依次按摩的主要穴区具体位置及适宜疾患

（1）中府与云门穴：肺经穴、云门在乳头直上、锁骨下缘、前正中线旁开6寸，中府在云门下1寸。治胸胁痛、胸闷、肺炎、哮喘等心肺疾患。

（2）天突穴：任脉，就是嗓子眼。指压可治哮喘、支气管炎、肺炎、顽固呃逆、失语。突然咳嗽时点压即止。

（3）双乳：双乳处各穴直接或间接通心、肺、胃部。可防治心肺部及乳房部疾病。

（4）胸腺：胸的正中线，自天突穴至膻中穴（心口窝）。激活胸腺可提高人体免疫功能，有防癌功效。

（5）膻中穴：两乳连线的中点叫心口窝，是心包经的募穴，能宽胸理气，治咳喘、胸闷、恶心呕吐、顽固性呃逆。按中医理论讲，膻中气化则通调水道，清心舒肝，调节脊神经平衡，对治糖尿病、心脏病、高血压具有特别的效应。

（6）脾区：左肋下，调理脾胃功能。

（7）肝区：右肋下，疏肝理气。

（8）按摩肚脐的上、中、下部：可强化消化系统及泌尿系统的功能，还可减肥，防治腹部及肠胃部疾病。

（9）按摩肚脐四周和推拍腹部两侧：可疏通肠道，减肥，防治便秘。

3. 按摩方法

（1）按摩中府与云门穴：用双手指在锁骨外缘下方（大约位置即可）中等力度弹跳点抓左右穴位50～100次；或手指并拢为梅花指置于穴位处相对向内转36次再外转24次，要重复一遍。

（2）按摩天突穴：用拇指或示指点住天突穴（嗓子眼）。顺时针转揉36次，再逆时针转揉24次（自患者右侧向左侧转为顺转，以下同），注意：每转揉3次时要轻微地点压穴位2s以上。

（3）按摩双乳：双手掌贴住双乳，双手对着转揉，先自外向内转揉36圈，再自内向外转揉24圈。要反复一次连续做两遍。

（4）按摩胸腺：双手指交替自上到下（自嗓子眼到心口窝）地剁搓100～200次。

（5）按摩膻中穴：右手五指并拢（梅花指）按揉膻中穴（双乳中间、心口窝），顺转36次再逆转24次。要反复一次连续做两遍。

（6）按摩脾区：用右手的小鱼际（小指的手掌面）按住左肋下的中点（左手压在右手上面一起转揉），先顺转36次再逆转24次。要反复一次连续做两遍。

（7）按摩肝区：用右手的小鱼际（小指的手掌面）按住右肋下的中点（左手压在右手上面一起转揉），先顺转36次再逆转24次。要反复一次连续做两遍。

（8）按摩肚脐的上、中、下部：按顺序双手掌分别叠压住肚脐的上、中、下部，都是先顺转36次再逆转24次。要反复一次连续做两遍。

（9）按摩肚脐（围着肚脐四周转大圈）：双手掌叠压自右下腹开始，围着肚脐四周先向上、再向左、再向下、最后向右，如此反复地顺时针转大圈按揉36圈（转到左腹往下时稍用力）。

（10）推拍腹部两侧：双手掌向下置于左右肋下，用力向下搓拍（至大腿根）24次。最后搓手欲面抚摩胸腹。

4. 注意事项

（1）一般每日可按摩2次，饭后半小时内不要按摩，按摩前排除二便，按摩后适量饮水。

（2）经期或孕妇，有皮肤病或肿瘤患者，有器官病变的不要按摩。

二、脚心按摩法

中医认为，脚心的涌泉穴直通肾经，是浊气下降的地方。经常按摩涌泉穴，可益精补肾，强身健体，防止早衰，并能疏肝明目，促进睡眠，对肾亏引起的眩晕、失眠、耳鸣、咯血、鼻塞、头痛等症状有一定的疗效。按摩的方法是：每晚临睡前用温水泡脚，将双手互相擦热后，然后脚心向内，用左手心按摩右脚心，右手心按摩左脚心，先左右来回按摩，再前后按摩，每次100次以上，以搓热双脚感到舒适为宜。

三、小腹按摩法

此法可自行按摩，先让腹肌放松，用双手掌面贴于两侧小腹部位，按顺、逆时针方向尽量用力作上下回旋按摩，使腹部感到温热，并让热量逐渐散发。每日持续操作10min左右，每日坚持早、晚各1次。按摩腹部能使心血流通，并且通过经络的传导作用反射性刺激腹部天枢、大横、腹结等穴，增加腹肌及肠平滑肌的血流量，增强胃肠内壁肌的张力及淋巴功能，使胃肠等脏器分泌活跃，从而加强对食物的消化、吸收和促进排泄。此法主要是用于便秘患者。

四、命门按摩法

按摩命门（第2腰椎棘突下），是一种简单易行、效果显著的养

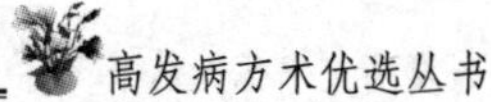

生保健方法。

本方法应在早上起床和晚上入睡前进行1次。按摩时采用顺时针方向，手法适中，以舒适为度。每次按摩时间不拘，可因人而异，如身体状况较差者，可以间歇地按摩之，也可由他人协助完成，但均要按摩至命门穴有温热感为宜。

中医学认为，命门为元气之根，“五脏之阴气非此不能滋，五脏之阳气非此不能发。”因此，对命门穴位的按摩，可以有效地促进人体血液循环，调节心肾功能，对各种脏腑组织起温煦生化、濡润、滋养的作用，并增强全身免疫功能，达到养生保健的目的。

第九节　针刺疗法

一、针刺疗法的作用

针刺治疗疾病的基础是通过经络实现的。针刺疗法作为祖国传统医学的一部分，数千年来为历代中国人民的身体健康和中华民族的发展作出了巨大的贡献。针刺疗法有着独特的通经脉，调气血，泻实补虚，祛邪散瘀，平衡阴阳等作用。针刺作为一种非药物疗法，对病毒性乙型肝炎患者的免疫调节有非常好的临床疗效。

针刺治疗在以调整肝脾功能和内分泌功能为原则的基础上，辨病、辨证和对症处理相结合，对患者的异常功能状态进行双相性调整，最终使之趋于正常。

针刺治疗必须在严格消毒下进行，掌握正确的针刺角度、方向和深度，严格按操作规程针刺，对风池、风府、哑门等接近延髓等重要部位的穴位尤应注意，防止意外情况发生；对下腹部的穴位，针刺时宜嘱患者排空小便后再行针刺治疗。过度饥饿、疲劳和精神高度紧张者，大汗后，体质虚弱者，皮肤有感染、溃疡、瘢痕的部位，不宜针刺治疗。注意在针刺治疗时要保暖。

二、体针治疗

方1

[取穴]脾俞、肝俞、肾俞、三阴交、血海、足三里。

[操作]患者取俯卧位，选取穴位后，局部常规消毒，针刺得气后，留针20 min。留针期间，用补法对各穴位行针1～2次。一般每日针刺1次，15次为1个疗程。

[适应证]气血虚弱的病毒性乙型肝炎。症见身体困倦，精神疲乏，语声虚怯，纳食无味，或腹胀便溏，面色萎黄少华，舌质淡，苔薄白，脉象细弱等。

[加减运用]多梦加神门、魄户穴，针刺时用平补平泻法。

方2

[取穴]肝俞、肾俞、三阴交、太溪、太冲。

[操作]局部常规消毒，太溪、太冲穴用泻法，肝俞、肾俞、三阴交等穴用补法，针刺得气后，留针20 min。留针期间，对太溪、太冲两穴行针1～2次。一般每日针刺1次，15次为1个疗程。

[适应证]肝肾阴虚的病毒性乙型肝炎。症见心烦，多梦易惊，自觉手脚心发热，头晕，耳鸣，腰膝酸软，或有心悸健忘，口干少津，舌质红，脉细数。

[加减运用]眩晕加风池穴，针刺用泻法；耳鸣加听宫穴，针刺用泻法。

方3

[取穴]中脘、丰隆、厉兑、隐白、足三里、胃俞。

[操作]患者取合适体位，选取穴位后，局部常规消毒，针刺得气后，留针30 min。留针期间，用泻法对中脘、丰隆、厉兑、隐白等穴位行针1～2次。一般每日针刺1次，6次为1个疗程。

[适应证]脾胃虚弱的病毒性乙型肝炎。症见胁肋隐痛，或胃脘

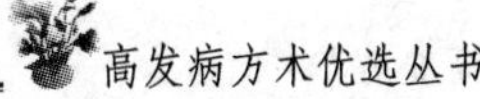

隐痛，神疲懒言，体倦乏力，胃纳减少或食欲差，食后腹胀，或下午腹胀加重，大便溏而不爽或时溏时干，舌质淡，舌体稍胖或有齿痕。

[加减运用]头晕加印堂、合谷穴，针刺用泻法。

方4

[取穴]行间、足窍阴、风池、太冲。

[操作]患者取坐位，选取穴位后，局部常规消毒，针刺得气后，留针30 min。留针期间，用泻法对各穴位行针1～2次，对风池穴用泻法强刺激2～3次。一般每日针刺1次，10次为1个疗程。

[适应证]肝火上扰的病毒性乙型肝炎。症见胸中躁动烦热，不思饮食；或兼头痛，面红，目赤，口渴喜冷饮，小便赤热；或兼性情急躁，或兼咳嗽痰多，恶心呕吐；舌质红绛，苔少或黄腻，脉弦大滑数。

[加减运用]耳鸣加翳风、中渚穴，针刺用泻法；目赤加太阳、阳溪穴，针刺用泻法；或太阳穴点刺放血。

方5

[取穴]百会、气海、肝俞、脾俞、合谷、足三里、血海。

[操作]患者取合适体位，选取穴位后，局部常规消毒，针刺得气后，留针40 min，不行针。每日针刺1次，30次为1个疗程。

[适应证]各种体弱的病毒性乙型肝炎。

方6

[取穴]委中、腰眼、夹脊、承山、肾俞。

[操作]患者取俯卧位，选取穴位后，局部常规消毒，针刺得气后，留针30 min。留针期间，用平补平泻法对腰眼、夹脊、承山、肾俞等穴位行针1～2次，对委中穴用泻法强刺激2～3次。一般隔日针刺1次，15次为1个疗程。

[适应证]病毒性乙型肝炎伴有腰痛。

方7

[取穴]肾俞、委中、承山、养老、复溜、昆仑、太溪。

[操作]患者取俯卧位，选取穴位后，局部常规消毒，针刺得气

后，留针30 min以上。留针期间，用平补平泻法对肾俞、委中、承山三对穴位行针1～2次，用强刺激泻法对养老、复溜、昆仑、太溪、阿是穴行针2～3次。

[适应证]年老体弱的病毒性乙型肝炎。

方8

[取穴]养老、复溜、水沟、跗阳、丰隆、委中、腰眼、夹脊、肾俞。

[操作]患者取俯卧位，选取穴位后，局部常规消毒，针刺得气后，留针30 min。留针期间，用平补平泻法行针1～2次。一般隔日针刺1次，15次为1个疗程。

[适应证]乙型肝炎伴有妇科疾病及男性前列腺疾病。

方9

[取穴]犊鼻、足三里、委中、腰眼、承山、肾俞。

[操作]患者取侧卧位，选取穴位后，局部常规消毒，针刺得气后，留针30 min。留针期间，用平补平泻法行针1～2次。一般隔日针刺1次，犊鼻和足三里两穴位每次针刺一侧，15次为1个疗程。

[适应证]体型肥胖的病毒性乙型肝炎，伴有慢性腰肌劳损、腰椎退行性病变及不明原因引起的腰部酸痛。

方10

[取穴]髀关、环跳、京骨、下极俞、十七椎、腰眼、承山、肾俞。

[操作]患者取合适体位，选取穴位后，局部常规消毒，针刺得气后，留针30min。留针期间，用平补平泻法行针1～2次，针刺环跳穴时应强刺并使针感向下肢传导。一般每日针刺1次，15次为1个疗程。

[适应证]体型肥胖的病毒性乙型肝炎。

方11

[取穴]居髎、承山、委中、腰眼、肾俞。

[操作]患者取俯卧位，选取穴位后，局部常规消毒，针刺得气后，留针60 min。留针期间，用平补平泻法行针3～5次。一般隔日针

刺1次，15次为1个疗程。

[适应证] 病毒性乙型肝炎伴有风湿。

方12

[取穴] 加秩边、上髎、次髎、中髎、下髎、十七椎、腰阳关、委中、腰眼、承山、肾俞。

[操作] 患者取俯卧位，选取穴位后，局部常规消毒，针刺得气后，留针60min。留针期间，用平补平泻法行针3~5次。一般隔日针刺1次，15次为1个疗程。

[适应证] 病毒性乙型肝炎伴有腰骶椎隐性裂、移行椎（腰椎骶椎化、骶椎腰椎化）、腰部椎管狭窄、慢性腰肌劳损、妇女盆腔炎、男性慢性前列腺炎等。

方13

[取穴] 会阳、气海、涌泉、关元、命门、委中、腰眼、肾俞。

[操作] 患者取合适体位，选取穴位后，局部常规消毒，关元穴在针刺前需排空小便，针刺得气后，留针30 min。留针期间，用平补平泻法行针1~2次。一般隔日针刺1次，10次为1个疗程。

[适应证] 肾虚的病毒性乙型肝炎。症见腰痛伴腰部疲软，腰部喜按喜揉，腰膝无力，疼痛于劳累后加重，卧则减轻，经常反复发作。

方14

[取穴] 中髎、肾俞。

[操作] 患者取俯卧位，选取穴位后，局部常规消毒，针刺得气后，留针60 min。留针期间，用平补平泻法行针3~5次。一般隔日针刺1次，15次为1个疗程。

[适应证] 性功能障碍的病毒性乙型肝炎。

方15

[取穴] 次髎、绝骨、承筋、委中、腰眼、肾俞。

[操作] 患者取俯卧位，选取穴位后，局部常规消毒，针刺得气后，留针60 min。留针期间，用平补平泻法行针3~5次。一般隔日针

刺1次，15次为1个疗程。

［适应证］性功能障碍的病毒性乙型肝炎。

方16

［取穴］脾俞、心俞、胆俞、肾俞、三阴交、足三里。

［操作］患者取俯卧位，选取穴位后，局部常规消毒，针刺得气后，留针20 min。留针期间，用补法对各穴位行针1～2次。一般每日针刺1次，15次为1个疗程。

［适应证］心脾两虚病毒性乙型肝炎。症见多梦并易惊醒，心悸，记忆力减退，身体困倦，精神疲乏，语声虚怯，纳食无味，或腹胀便溏，面色萎黄少华，舌质淡，苔薄白，脉细弱。

［加减运用］多梦加神门、魄户穴，针刺时用平补平泻法；健忘加志室、百会穴，针刺用补法；头重患者加用哑门、通天、跗阳穴，针刺用泻法。

方17

［取穴］三阴交、心俞、大陵、太溪、太冲、神门。

［操作］患者取仰卧位，选取穴位后，局部常规消毒，大陵、太冲穴用泻法，三阴交、心俞、太溪、神门等穴用补法，针刺得气后，留针20 min。留针期间，对大陵、太冲两穴行针1～2次。一般每日针刺1次，15次为1个疗程。

［适应证］阴虚火旺的病毒性乙型肝炎。症见心烦不寐，多梦易惊，自觉手脚心发热，头晕耳鸣，腰膝酸软，或有梦遗滑精、心悸健忘、口干少津等，舌质红，脉细数。

［加减运用］眩晕加风池穴，针刺用泻法；耳鸣加听宫穴，针刺用泻法；遗精加志室穴，针刺用补法。

方18

［取穴］一匹俞、胆俞、神门、三阴交。

［操作］患者取俯卧位，选取穴位后，局部常规消毒，针刺得气后，留针30 min。留针期间，用补法穴位行针1～2次。一般每日针刺1次，15次为1个疗程。

[适应证] 心虚胆怯的乙型肝炎。症见虚烦入睡难，入睡后则多梦，易惊醒；兼见心神不定，终日心虚胆怯，处事多虑，舌淡白，脉象弦细。

方19

[取穴] 风池、百会、合谷、气海、行间、足三里、涌泉。

[操作] 患者取合适体位，选取穴位后，局部常规消毒，针刺得气后，留针40 min。留针期间，用平补平泻法对各穴行针2～3次。每日针刺1次，20次为1个疗程。

[适应证] 脑血管病后遗症的病毒性乙型肝炎。

方20

[取穴] 合谷、风池、曲池、丰隆、三阴交。

[操作] 患者取合适体位，选取穴位后，局部常规消毒，针刺得气后，留针20 min。留针期间，用平补平泻法对各穴行针2～3次。每日针刺1次，20次为1个疗程。

[适应证] 肝胆湿热的病毒性乙型肝炎。症见单侧或双侧胁肋胀痛或胀闷不适，厌油腻，头身沉重，口苦或口黏腻，面目肌肤色黄鲜明，恶心或轻呕，腹胀，食欲差，大便秘结或溏而不爽，小便黄赤，舌质红，苔黄腻，脉弦滑数。

方21

[取穴] 合谷、太冲、曲池、昆仑、太溪。

[操作] 患者取合适体位，选取穴位后，局部常规消毒，针刺得气后，留针20 min。留针期间，用平补平泻法对各穴行针2～3次。每日针刺1次，20次为1个疗程。

[适应证] 肝气郁结的病毒性乙型肝炎。症见胸胁胀闷或胀痛，抑郁不舒或周身窜痛，急躁易怒，善太息，口干口苦，或咽部有异物感，纳差或食后胃脘胀满，大便溏，腹胀，嗳气，乳房胀痛或结块，脉弦，舌质淡红，苔薄白或薄黄。

方22

[取穴] 脾俞、肾俞、足三里、气海、关元、养老。

［操作］患者取合适体位，选取穴位后，局部常规消毒，针刺得气后，留针20 min。留针期间，用平补平泻法对各穴行针2～3次。每日针刺1次，20次为1个疗程。

［适应证］肝脾气虚的病毒性乙型肝炎。症见肝区隐痛或隐隐不适，脘腹胀满，口腻纳呆，倦怠无力，精神不振，头晕目眩，大便稀溏，舌质淡、舌体胖大，苔薄白或腻，脉沉细或弦细。

方23

［取穴］脾俞、足三里、关元、合谷、太冲。

［操作］患者取合适体位，选取穴位后，局部常规消毒，针刺得气后，留针20 min。留针期间，用平补平泻法对各穴行针2～3次。每日针刺1次，20次为1个疗程。

［适应证］肝郁脾虚的病毒性乙型肝炎。症见两胁肋部胀痛，脘痞腹胀，午后为甚；口淡乏味，大便溏或完谷不化，抑郁烦闷，体倦乏力，女子月经不调，舌淡或暗红有齿痕，舌苔薄白，脉沉弦。

方24

［取穴］脾俞、足三里、太冲、丰隆、血海、百虫窝。

［操作］患者取合适体位，选取穴位后，局部常规消毒，针刺得气后，留针20 min。留针期间，用平补平泻法对各穴行针2～3次。每日针刺1次，20次为1个疗程。

［适应证］脾虚湿困的病毒性乙型肝炎。症见体胖虚浮，胁肋胀痛或不适，纳差或食后胃脘胀满，大便溏或黏滞不畅，腹胀，气短，体倦乏力，恶心或呕吐，自汗，口淡不欲饮，面色萎黄，舌质淡，舌体胖或齿痕多，苔薄白或腻，脉沉细或细弱。

方25

［取穴］脾俞、足三里、太冲、丰隆、风池、曲池。

［操作］患者取合适体位，选取穴位后，局部常规消毒，针刺得气后，留针20 min。留针期间，用平补平泻法对各穴行针2～3次。每日针刺1次，20次为1个疗程。

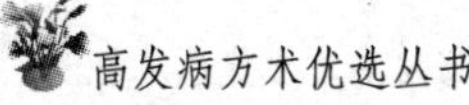

［适应证］湿热中阻的病毒性乙型肝炎。症见形体肥胖，胁胀脘闷，身目发黄，色泽鲜明，恶心，厌油，纳呆，尿黄，肢体困重，体倦乏力，口黏（腻）口苦，口渴欲饮或饮而不多，舌苔黄腻，脉象弦滑或弦滑数。

方26

［取穴］脾俞、足三里、太冲、丰隆、威灵、精灵（痰）。

［操作］患者取合适体位，选取穴位后，局部常规消毒，针刺得气后，留针20 min。留针期间，用平补平泻法对各穴行针2～3次。每日针刺1次，20次为1个疗程。

［适应证］痰浊内阻的病毒性乙型肝炎。症见胁肋胀满或腹满，或有肝大但疼痛不明显，食少，痰多，恶心而时有呕吐，体胖，肢体困重，嗜睡，大便不畅或不爽，舌淡胖，苔白腻，脉濡缓或沉滑。

方27

［取穴］脾俞、足三里、太冲、丰隆、威灵、精灵（痰）、血海、期门、昆仑、太溪。

［操作］患者取合适体位，选取穴位后，局部常规消毒，针刺得气后，留针20 min。留针期间，用平补平泻法对各穴行针2～3次。每日针刺1次，20次为1个疗程。

［适应证］痰瘀阻络的病毒性乙型肝炎。症见形体肥胖，面色黧黑，胁肋隐痛或钝痛或刺痛，右胁下肿块，腹胀，面色偏暗，腹部胀满，困倦乏力，舌质紫或有瘀斑点，脉弦滑或涩或沉迟。

方28

［取穴］脾俞、足三里、太冲、丰隆、肾俞、委中、关元、肝俞。

［操作］患者取合适体位，选取穴位后，局部常规消毒，针刺得气后，留针20 min。留针期间，用平补平泻法对各穴行针2～3次。每日针刺1次，20次为1个疗程。

［适应证］寒湿内阻的病毒性乙型肝炎。症见胁肋隐痛或胀痛，

遇寒或阴雨天加重，口淡纳呆，胸闷欲吐，大便溏泄，身（体）困（重）而怯寒，腹满或腹痛肠鸣，面目肌肤黄色晦暗，舌淡苔白腻，脉濡缓或细缓。

方29

[取穴] 脾俞、足三里、丰隆、肾俞、关元。

[操作] 患者取合适体位，选取穴位后，局部常规消毒，针刺得气后，留针20 min。留针期间，用平补平泻法对各穴行针2~3次。每日针刺1次，20次为1个疗程。

[适应证] 脾肾阳虚的病毒性乙型肝炎。症见胁肋隐痛或胀痛，遇寒或阴雨天加重，纳差或食后胃脘胀满，大便溏或黏滞不畅，腹胀，口淡不欲饮，面色萎黄，脉沉细或细弱。

方30

[取穴] 脾俞、肝俞、肾俞、三阴交、足三里。

[操作] 患者取俯卧位，选取穴位后，局部常规消毒，针刺得气后，留针20 min。留针期间，用补法对各穴位行针1~2次。一般每日针刺1次，15次为1个疗程。

[适应证] 气血虚弱的病毒性乙型肝炎。症见身体困倦，精神疲乏，语声虚怯，纳食无味，腹胀便溏，面色萎黄少华，舌质淡，苔薄白，脉象细弱。

[加减运用] 多梦加神门、魄户穴，针刺时用平补平泻法。

方31

[取穴] 百会、安眠、太阳、内关、列缺、涌泉。

[操作] 患者取仰卧位，选取穴位后，局部常规消毒，先用补法针刺百会穴，针刺得气后，留针15min。再用泻法针刺太阳、安眠、内关、列缺、涌泉穴，针刺得气后，留针30 min。留针期间，用平补平泻法对各穴位行针1~2次。一般每日针刺1次，10次为1个疗程。

[适应证] 各种病毒性乙型肝炎。

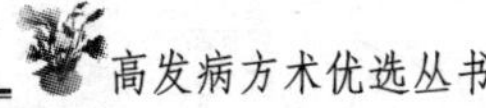

三、耳 针 治 疗

耳针治疗具有适应证广、起效迅速、操作简便、费用低廉、不良反应少等优点，尤其不受条件、场所限制，适用于各阶层读者和患者使用。耳穴治疗选穴要准确，手法要适中；按压穴位时要注意手法的轻重，使病人感到酸、麻、胀、热等感觉为宜。耳穴及其定位如下：

肝：位于耳甲艇的后下部，胃区的后上方。

脾：位于耳甲腔的后上方。

肾：位于耳甲艇上缘，对耳轮下脚的下方。

胃：位于耳轮脚消失处。

腹：与对耳轮下脚下缘同水平的对耳轮上。

脑：位于对耳屏的内侧面。

胰胆：位于肝肾两穴之间。

交感：在对耳轮下脚与耳轮内侧交界处。

肝阳：在耳轮结节处。

内分泌：在外耳门后下方近屏间切迹处。

下屏尖（肾上腺）：位于耳屏下部外侧缘。

皮质下：位于对耳屏内侧面。

小肠：在耳轮脚上方中1/3处。

食管：在耳轮脚下方内2/3处。

神门：在三角窝的外1/3处，耳轮上下脚交叉之前。

肺：位于耳甲腔内，心穴上、下和后方呈马蹄形区域。

肝阳：在耳轮结节处。

降压沟：即对耳轮下脚沟。

脑干：位于轮屏切迹正中处。

上耳背：耳背上方的软骨隆起处。

神经衰弱点：位于耳垂正面，从屏间切迹软骨下缘至耳垂下缘，画3条等距水平线，再在第二水平线上引2条垂直等分线，由前向后、由上向下将耳垂分为9个区。4区为神经衰弱点。

具体治疗方法：

方1

[取穴]肝、肝阳、脾、皮质下。

[操作]患者取坐位，选取穴位后，先用2%碘酒反复消毒3次，然后用75%酒精脱碘，选用短豪针，针刺时用左手固定耳廓，右手进针，深度以穿入软骨但不透过对侧皮肤为度，针刺得气后，留针10～30 min。隔日1次，双侧耳轮换针刺，10次为1个疗程。

[适应证]肝气郁结证的病毒性乙型肝炎。

方2

[取穴]内分泌、皮质下、肾上腺、神门、肾。

[操作]患者取坐位，选取穴位后，严格消毒，选用短毫针或用图钉型揿针，针刺时用左手固定耳廓，右手进针，深度以穿入软骨但不透过对侧皮肤为度，留针时间一般为30 min。隔日1次，双侧耳轮换针刺，10次为1个疗程。

[适应证]肾虚的病毒性乙型肝炎。

方3

[取穴]肝、脾、肾、胃、腹、脑、胰胆、交感、神门、肝阳、内分泌、下屏尖（肾上腺）、皮质下、小肠、食管。

[操作]每次选用5～7个耳穴（肝、内分泌、脾必选），洗净耳廓，严格消毒后，将（王不留行或油菜子或萝卜籽等）“籽”1～3粒置于6 mm×6 mm胶布的中心，然后固定于耳穴处，并时时用力按压，使局部有疼痛、酸胀、热感等感觉，需注意压迫的频率和力度，预防感染。每3～5日换药1次，每次在耳上进行治疗，10次为1个疗程。

[适应证]各种乙型肝炎。

方4

[取穴]肝、脾、肾、胃、腹、脑、胰胆、交感、神门、肝阳、内分泌、下屏尖（肾上腺）、皮质下、小肠、食管。

［操作］采用耳穴按摩法，洗净耳廓，严格消毒后，用探棒、火柴棒等品在选定耳穴点进行按压、按摩治疗，使局部有疼痛、酸胀、热感、麻木等感觉，需注意按摩的频率和力度，预防感染。每日可按摩3～5次，1个月为1个疗程。

［适应证］各种乙型肝炎。

方5

［取穴］肝、脾、肾、胃、腹、脑、胰胆、交感、神门、肝阳、内分泌、下屏尖（肾上腺）、皮质下、小肠、食道。

［操作］每次选用5～7个耳穴（肝、内分泌、脾必选），洗净耳廓，严格消毒后，将五味子适量用浓黄连汁浸泡1 h，然后晾干，用1粒放在直径约10 mm的圆形胶布中心，然后测准穴位，将药贴于该点，并按摩1 min。嘱患者每晚睡前再按摩1次，为3～5 min。5日换药1次，10次为1个疗程。

［适应证］各种乙型肝炎。

方6

［取穴］肝、心、脾、皮质下。

［操作］患者取坐位，选取穴位后，先用2%碘酒反复消毒3次，然后用75%酒精脱碘，选用短毫针，针刺时用左手固定耳廓，右手进针，深度以穿入软骨但不透过对侧皮肤为度，针刺得气后，留针10～30 min。每日1次，每周5次，双侧耳轮换针刺，10次为1个疗程。

［适应证］肝气郁结证之病毒性乙型肝炎，临床多用于更年期病毒性乙型肝炎的治疗。

方7

［取穴］肾、心、内分泌、神门、肝阳、降压沟、上耳背。

［操作］患者取坐位，选取穴位后，先用2%碘酒反复消毒3次，然后用75%酒精脱碘，选用短毫针或用图钉型揿针，针刺时用左手固定耳廓，右手进针，深度以穿入软骨但不透过对侧皮肤为度，留针时间一般为2h。每日1次，每周5次，双侧耳轮换针刺，10次为1个疗程。

［适应证］病毒性乙型肝炎合并有高血压及中风后遗症。

方8

［取穴］肝、内分泌、交感、神门、神经衰弱点、交感。

［操作］患者取坐位，选取穴位后，严格消毒，选用短毫针或用图钉型揿针，针刺时用左手固定耳廓，右手进针，深度以穿入软骨但不透过对侧皮肤为度，留针时间一般为30 min。每日1次，每周5次，双侧耳轮换针刺，10次为1个疗程。

［适应证］病毒性乙型肝炎合并有神经衰弱。

方9

［取穴］肝、肝阳、上耳背、降压沟、内分泌、下屏尖。

［操作］患者取坐位，选取穴位后，严格消毒，选用短毫针或用图钉型揿针，针刺时用左手固定耳廓，右手进针，深度以穿入软骨但不透过对侧皮肤为度，留针时间一般为30 min。每日1次，每周5次，双侧耳轮换针刺，10次为1个疗程。

［适应证］病毒性乙型肝炎合并有高血压病。

方10

［取穴］肝、内分泌、皮质下、肾上腺、神门、肾、脑。

［操作］患者取坐位，选取穴位后，严格消毒，选用短毫针或用图钉型揿针，针刺时用左手固定耳廓，右手进针，深度以穿入软骨但不透过对侧皮肤为度，留针时间一般为30 min。每日1次，每周5次，双侧耳轮换针刺，10次为1个疗程。

［适应证］肾虚型病毒性乙型肝炎。

［加减运用］在上述取穴针刺的基础上，针对病毒性乙型肝炎的特点可选择性地加用针刺以下穴位：脾气暴躁、喜怒无常，加用肝穴及交感穴；脾胃虚弱、消化不良，加用脾、胃、胰、胆、腹等穴；夜尿多、阳痿，加用膀胱、内分泌等穴；乏力、气短，加用肺、心等穴。

方11

［取穴］肝、心、脾、肺、肾、胃、腹、脑、胰胆、交感、神

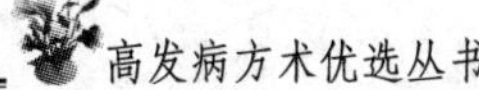

门、脑干、肝阳、内分泌、下屏尖（肾上腺）、皮质下。

[操作] 采用耳穴按摩法，洗净耳廓，严格消毒后，用探棒、火柴棒等物品在选定的治疗病毒性乙型肝炎的耳穴点进行按压、按摩治疗，使局部有疼痛、酸胀、热感、麻木等感觉，同时注意按摩的频率和力度，预防感染。每日可按摩3～5次，1周为1个疗程。

[适应证] 病毒性乙型肝炎合并有神经衰弱。

方12

[取穴] 肝、心、脾、肺、肾、胃、腹、脑、胰胆、交感、神门、脑干、肝阳、内分泌、下屏尖（肾上腺）、皮质下、神经衰弱点。

[操作] 每次选用5～7个耳穴（肝、心、脾必选），洗净耳廓，严格消毒后，将含磁量为500 gs、直径0.3 cm的磁珠，用1 cm×1 cm的胶布贴压在所取耳穴处。1周后取下，再贴对侧，1个月为1个疗程。

[适应证] 病毒性乙型肝炎合并有神经衰弱及高血压。

四、针刺疗法注意事项

1. 针刺治疗必须在严格消毒下进行

穴位局部可用75%的酒精棉球等消毒，施术者的手用肥皂水刷洗干净后再用75%酒精棉球擦拭消毒。针具可用高压灭菌消毒法消毒，做到一穴一针，一用一消毒，有条件时最好使用一次性针具。

2. 严格操作规范

掌握正确的针刺角度、方向和深度，严格按操作规程针刺，对风池、风府、哑门等接近延髓等重要部位的穴位尤应注意，防止意外情况发生；对下腹部的穴位，针刺时应嘱患者排空小便后再行针刺治疗。

针刺前要仔细检查针体，进针时体外应留有适当的针长，以防针体折断等；针刺治疗时应注意选择适当的体位，以利于正确取穴和施术，并注意防止晕针、滞针和弯针等现象发生。

3. 掌握适应证

过度饥饿、疲劳和精神高度紧张者，体质虚弱者、严重心脏病患者，以及白血病、血友病、血小板减少症者不宜进行针刺治疗。皮肤有感染、溃疡、瘢痕的部位，也不宜针刺治疗。孕妇应尽量避免使用针刺疗法。

4. 注意在针刺治疗时的保暖

对于足部及头部等部位，为便于操作、防止感染、便于选穴等，在针刺治疗前，应将头发及趾甲剪短并将局部清洗干净为宜。在针刺治疗时应注意保暖。

第十节　拔罐疗法

拔罐疗法对慢性虚寒性、瘀血性乙型肝炎患者有独特的治疗效果。拔罐疗法首先能提高患者对疾病的抵抗能力，其次能使患者少感冒，再次能缓解患者的临床诸多不适症状，从而有利于疾病的恢复或减少疾病发作的机会，间接起到更好地保护肝脏的作用。

一、火罐疗法

临床多使用闪火法。在应用火罐疗法进行治疗时，引火物一般用大小合适的干棉球和95%酒精。使用时用长把医用止血钳将棉球放在钳嘴部夹住一半并夹紧或将棉球缠在木棒一端，放入盛有95%酒精的容器内使棉球浸透酒精，再将棉球中多余的酒精挤去，然后才可以点燃使用。

1. 腹部走罐法

[部位] 腹部。

[操作] 患者仰卧位，腹部常规消毒，在腹部或火罐口涂润滑液。用闪火法将罐拔于皮肤上，循着腹肌上下推拉罐体，可急可缓，

可轻可重，但要柔和。为求强刺激效果，也可用不涂任何润滑液体的走罐法。以罐口把皮肤刮出红色并逐步形成紫黑色或鲜红色为度。治疗时，应密切观察皮肤以免刮破。每次起罐后慢慢活动腰部2～3 min。7日1次，10次为1个疗程。

[适应证] 寒湿、瘀血型乙型肝炎。

2. 腰背部走罐法

[部位] 腰背部，双下肢后外侧。

[操作] 患者俯卧位，常规消毒走罐部位，并涂润滑液。用闪火法将罐体拔于皮肤上，循着腰背肌上下推拉罐体，再在双下肢后外侧从上到下走罐，要求同上。隔日1次，10次为1个疗程。

[适应证] 免疫力低下型乙型肝炎。是最好的提高免疫力的治疗方法。

3. 腹部闪罐法

[部位] 腹部。

[操作] 患者仰卧位，医者先将患者腹部常规消毒，将罐体吸住后立即起下，如此反复多次地吸住起下、起下吸住，开启于腹部，直至皮肤潮红、充血或瘀血为度。每次起罐后慢慢活动腰部2～3 min。10日1次，10次为1个疗程。

[适应证] 各种慢性乙型肝炎，尤其是伴有脾胃不和、消化不良、肠鸣和腹胀。

4. 坐罐法1

[部位] 腰眼穴、委中穴、环跳穴、肾俞穴、承山穴。

[操作] 患者俯卧位，医者将拔罐部位消毒后，用闪火法把形成负压的罐体吸拔在上述穴位处，强度以单手上提罐体能带动肌肉且患者能耐受为度，留罐时间10～15 min。起罐后慢慢活动腰部2～3 min。每日1次，10次为1个疗程。

[适应证] 肾虚、瘀血、肝郁型乙型肝炎。

5. 坐罐法2

[部位] 腰眼穴、委中穴、肾俞穴、八髎穴、足三里穴。

［操作］患者俯卧位，医者将拔罐部位消毒后，用闪火法把形成负压的罐体吸拔在上述穴位处，强度以单手上提罐体能带动肌肉且患者能耐受为度，留罐时间10 ~ 15 min。起罐后慢慢活动腰部2 ~ 3 min。每日1次，10次为1个疗程。

［适应证］脾湿、肾虚型乙型肝炎。对乙型肝炎伴有慢性前列腺炎及妇科病疗效好。

6. 坐罐法3

［部位］腰背部脊柱两侧。

［操作］患者俯卧位，医者将拔罐部位消毒后，用闪火法把形成负压的罐体从上到下吸拔在腰背部脊柱两侧，强度以单手上提罐体能带动肌肉且患者能耐受为度，留罐时间10 ~ 15min。起罐后慢慢活动腰部2 ~ 3 min。每日1次，10次为1个疗程。

［适应证］寒湿、肾虚、瘀血型乙型肝炎。

7. 针罐法1

［部位］腰眼穴、委中穴、环跳穴、昆仑穴、太溪穴。

［操作］患者俯卧位，医者将拔罐部位严格消毒，用长短合适之毫针刺入穴位，在应用手法使患者得气后，再在针处拔火罐，留罐时间10 ~ 15 min。一般选用玻璃透明罐，以便于随时观察罐内的情况。起罐起针后，先用消毒棉球擦净局部皮肤，并嘱患者慢慢活动腰部2 ~ 3 min后起床。隔日1次，10次为1个疗程。

［适应证］瘀血型乙型肝炎。

8. 针罐法2

［部位］腰夹脊穴、委中穴。

［操作］患者俯卧位，医者将拔罐部位严格消毒，用长短合适之毫针刺入穴位，在应用手法使患者得气后，再在针处拔火罐，留罐时间10 ~ 15 min。一般选用玻璃透明罐，以便于随时观察罐内的情况。起罐起针后，先用消毒棉球擦净局部皮肤，并嘱患者慢慢活动腰部2 ~ 3 min后起床。隔日1次，10次为1个疗程。

［适应证］肾虚及瘀血型乙型肝炎。

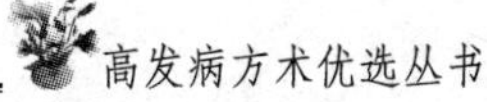

二、药 罐 疗 法

方1

［部位］腰背部及腰眼穴。

［操作］取羌活、当归、独活、红花、麻黄、桂枝、艾叶、川乌各50 g，装入纱布袋内，扎紧袋口后放入砂锅中，然后加入适量的清水放置于火上，煎煮20 min后，再将竹罐放入砂锅中一起煮20 min。用镊子将罐口朝下夹出，迅速用凉毛巾紧扪罐口，立即将罐拔在应拔部位及穴位上，留罐时间10～15 min。每日1次，15次为1个疗程。

［适应证］寒湿型乙型肝炎。

方2

［部位］腰眼穴、肾俞穴、八髎穴。

［操作］取牛膝、肉桂、附子、生地黄、杜仲、红花、益母草、补骨脂各50 g，装入纱布袋内，扎紧袋口后放入砂锅中，然后加入适量的清水放置于火上，煎煮30min后，再将竹罐放入砂锅中一起煮20 min。用镊子将罐口朝下夹出，迅速用凉毛巾紧扪罐口，立即将罐拔在应拔穴位上，留罐时间8～10 min。每日1次，10次为1个疗程。

［适应证］肾虚、瘀血型乙型肝炎。

方3

［部位］腰眼穴、委中穴、肾俞穴。

［操作］取金匮肾气丸（水丸）100 g和六味地黄丸（水丸）50 g，加入适量的清水放置于砂锅内置于火上，煎煮10 min后，再将竹罐放入砂锅中一起煮5 min。用镊子将罐口朝下夹出，迅速用凉毛巾紧扪罐口，立即将罐拔在应拔穴位上，留罐时间10 min。每日1次，10次为1个疗程。

［适应证］肾虚型乙型肝炎、乙型肝炎伴有慢性肾炎及其他各种慢性病。

方4

[部位] 腰眼穴、委中穴。

[操作] 取云南白药粉10 g，大黄粉50 g，三七粉15 g，红花末30 g，当归末60 g，放置于砂锅内加入适量的清水置于火上，煎煮10 min后，再将竹罐放入砂锅中一起煮5 min。用镊子将罐口朝下夹出，迅速用凉毛巾紧扪罐口，立即将罐拔在应拔穴位上，留罐时间5 min。每日1次，10次为1个疗程。

[适应证] 瘀血型乙型肝炎。

三、拔罐治疗注意事项

第一，拔罐前应对拔罐部位进行消毒。拔罐时要保持罐内较大负压。点火棉球一定要送入罐底，通过罐口要快，避免罐口过热烫伤皮肤。

第二，患者取舒适的体位。应根据不同的部位，选择不同口径的拔罐器具。如果前次拔罐后局部出现的瘀血尚未消退，则不宜在原处再拔。

第三，皮肤有溃疡、水肿及大血管的部位不宜拔罐；伴有自发性出血和损伤后出血不止的患者不宜使用拔罐疗法；精神高度紧张、体质明显虚弱者和皮肤过敏、皮肤病患者及热症患者也不宜采用拔罐疗法。

第四，应用投火拔罐时应避免火伤皮肤；应用药罐法时，应甩去罐中过热的药液，以免烫伤患者的皮肤；应用刺络拔罐法时，出血量不宜过多；应用针罐法时，应防止将针撞压入深处，造成意外损伤，尤其在胸背部更应慎用。

第五，应注意掌握好留罐时间，以免起疱；起罐时以指腹按压罐旁皮肤，待空气进入罐中即可取下，切忌用力硬拔。

第六，如出现烫伤、小水疱可不必处理，任其自然吸收；如水疱较大或皮肤有破损时，应先用消毒毫针刺破水疱，放出内液，或用注射器抽出内液，然后涂以龙胆紫，并以纱布包敷，保护创口。

第十一节　灸 法 治 疗

灸法有通经扶阳、益气行气、散结活血、调和阴阳等作用，而且具有疗效好、针对性强、安全易行等优势。灸法主要是通过调整患者的自身免疫力、提高抗病能力而起治疗慢性乙型肝炎的作用。灸法治疗时，注意颜面部、关节部、大血管表面不可施以瘢痕灸，孕妇的腹部及腰骶部慎灸。取穴要准确，体位要舒适，要掌握好施灸量。避免发生灸疮，古人为了预防灸疮，在艾灸时先用蒜片擦穴，采用隔物灸（蒜片、姜片等）也是预防灸疮的好方法。对热症患者慎用。

一、灸法的作用

1. 温通经气，祛散阴寒

灸法的温通经气、祛散阴寒的作用主要体现在两个方面：一方面是因为灸之热力能渗透肌层，温经行气；另一方面是因为灸所用之艾绒本身性温，具有通诸经、逐寒湿的作用。

2. 温补益气，扶阳固脱

《素问·生气通天论篇》说：“阳气者，若天与日，失其所则折寿而不彰。”可见阳气对人体至关重要。阳气衰则阴气盛，阴盛则为寒，为厥，甚则欲脱。此时就可用艾灸来温补虚脱的阳气，如系阳虚暴脱之危症，艾灸还有回阳固脱的作用。

3. 行气活血，消瘀散结

灸能使气机温调，营卫和畅，故能使瘀结自散。所以，灸法也常用于气血凝滞之症，就是根据《灵枢·官能》指出的“上气不足，推而扬之；下气不足，积而从之”的原则。

4. 预防疫病，保健强身

《扁鹊心书》说：“人于无病时常灸关元、气海、命门、中脘虽未得长生，亦可保百余年寿矣。”这些经验告诉我们，灸法可起到防病抗病的作用。

二、灸法治疗操作

方1

［取穴］命门、肾俞、志室。

［操作］温灸盒灸。患者取俯卧位，医者选用中号和小号温灸盒，将中号盒放在患者命门及一侧肾俞、志室穴上，小号盒放在另一侧的肾俞及志室穴上，将艾炷点燃置于温灸盒内，同时灸15 ~ 20 min。每日1次。

［适应证］增强机体免疫力，提高人体抗病能力。阳气虚弱的病毒性乙型肝炎。症见疲乏、失眠、眩晕、喜温喜按、腰膝酸软、身疲乏力、倦怠嗜睡、畏寒肢冷、小便频数、大便稀溏、阳痿遗精等。

方2

［取穴］肾俞、命门、太溪、三阴交、外交。

［操作］艾条温和灸。患者取合适体位，医者取艾条2支，将其一端点燃，双手同时灸肾俞、命门穴各10 ~ 15 min，然后灸一侧太溪、三阴交穴各5 ~ 10 min，再灸外关穴2 min（下次灸另一侧太溪和三阴交穴）。每日1次。

［适应证］增强机体免疫力，提高人体抗病能力。适用于身体虚弱的病毒性乙型肝炎患者。

方3

［取穴］曲池、合谷、大椎。

［操作］艾炷隔姜灸。取鲜姜1块，切成直径3 cm左右、厚0.3 ~ 0.4 cm的薄片，中间以针刺几个小孔，然后将姜片置于应灸的穴位上，将艾炷放在姜片上点燃，每穴各灸1 ~ 3壮（施灸时所燃烧的锥形艾团，称为艾炷，每燃尽1个艾炷，称为1壮）。每日1次。

［适应证］祛风、散热、通经。适用于肝炎伴有低热的患者。

方4

［取穴］气海、关元、血海、百会。

［操作］艾条温和灸。患者取仰卧位，医者取艾条2支，将其一端点燃，双手同时灸，每穴各灸6min。每日1次。

［适应证］补气养血，调和阴阳。气血虚弱的乙型肝炎。症见多梦易惊，心悸健忘，体倦神疲，语声虚怯，纳食无味，或腹胀便溏，面色萎黄少华。舌质淡，苔薄白，脉象细弱。

方5

［取穴］肝俞、脾俞、昆仑、太溪、气海俞、太冲。

［操作］艾条温和灸。取艾条2支，将其一端点燃，双手同时灸，每穴各灸4 ~ 6 min，每次灸一侧穴位。隔日1次。

［适应证］疏肝、解郁、行气。肝郁气滞型乙型肝炎。症见腹胀，胁肋胀满，心烦易怒，面红口干。

方6

［取穴］足三里。

［操作］取黄连粉适量，用生姜汁调匀如泥膏状，制成直径约15 mm、厚度约3 mm的薄药膏饼，放置于足三里穴位上，点燃艾条，采用雀啄法一上一下地隔着药膏对穴位施灸，强度以局部有灼痛感为度，每穴每次灸10 ~ 15 min。隔日1次，长期坚持定获良效。

［适应证］各种乙型肝炎。

方7

［取穴］足三里、丰隆、三阴交。

［操作］取大黄粉适量，用生姜汁调匀如泥膏状，制成直径约15 mm、厚度约3 mm的薄药膏饼数枚，放置于足三里、丰隆、三阴交穴位上，点燃艾条，采用雀啄法一上一下地隔着药膏对穴位施灸，强度以局部有灼痛感为度，每穴每次灸10 ~ 15 min。隔日1次。

［适应证］健脾祛湿。病毒含量较高的乙型肝炎。

方8

［取穴］中脘、关元、气海、足三里。

［操作］温灸盒灸。患者取仰卧位，医者选用大号温灸盒，将温灸盒放在患者中脘、关元、气海穴上，将艾炷点燃置于温灸盒内，同时灸15～20 min。另取艾条2支，将其一端点燃，双手同时灸足三里穴10 min。每日1～2次。

［适应证］温阳健脾。脾胃虚弱的乙型肝炎。症见腹胀，腰膝酸软，身疲乏力，倦怠嗜睡，食入不化，腹痛。

方9

［取穴］脐部。

［操作］温灸盒灸。患者取仰卧位，医者选用大号温灸盒放在脐部，将艾炷点燃置于温灸盒内，灸15～20 min。每日1次。

［适应证］温中补虚。脾胃虚寒型乙型肝炎。症见腹胀，喜温喜按，身疲乏力，倦怠嗜睡，食入不化，腹痛，畏寒肢冷，小便频数。

方10

［取穴］气海。

［操作］温灸盒灸。患者取仰卧位，医者选用大号温灸盒，将温灸盒放在患者气海穴上，将艾炷点燃置于温灸盒内，灸15～20 min。每日1次。

［适应证］温阳健脾。气虚型乙型肝炎。症见腹胀，腰膝酸软，身疲乏力，倦怠嗜睡，食入不化，头晕，月经不调。

方11

［取穴］丰隆。

［操作］取艾条1支，将其一端点燃，先靠近丰隆穴灸，然后慢慢抬高，直至患者感到有温热感又比较舒服时，采用雀啄法一左一右地灸双侧丰隆穴15～20 min。每日1次，10次为1个疗程。

［适应证］各种乙型肝炎。

方12

［取穴］命门、肾俞、志室。

［操作］温灸盒灸。患者取俯卧位，医者选用中号和小号温灸盒，将中号盒放在患者命门穴，小号盒放在一侧肾俞、志室穴上

及另一侧的肾俞、志室穴上，将艾炷点燃置于温灸盒内，同时灸15 ~ 20 min。每日1 ~ 2次。

[适应证] 肾虚型乙型肝炎。症见失眠，每兼眩晕，喜温喜按，腰膝酸软，身疲乏力，倦怠嗜睡，畏寒肢冷，小便频数，大便稀溏，阳痿遗精。

方13

[取穴] 肾俞、命门、太溪、三阴交、外关。

[操作] 艾条温和灸。患者取合适体位，医者取艾条2支，将其一端点燃，双手同时灸肾俞、命门穴各10 ~ 15 min，然后灸一侧太溪、三阴交穴各5 ~ 10 min，再灸外关穴2 min（下次灸另一侧太溪和三阴交穴）。每日1 ~ 2次。

[适应证] 肾虚、瘀血型乙型肝炎，对老年失眠患者疗效好。

方14

[取穴] 肾俞、命门、太溪、三阴交、志室。

[操作] 患者取合适又利于施灸的体位，医者按顺序先灸肾俞、志室穴2 ~ 3壮，再灸太溪、三阴交穴1 ~ 3壮。每日1次，15次为1个疗程。

[适应证] 肾虚型乙型肝炎。

方15

[取穴] 曲池、合谷、大椎。

[操作] 艾炷隔姜灸。取鲜姜1块，切成直径3 cm左右、厚0.3 ~ 0.4 cm的薄片，中间以针刺几个小孔，然后将姜片置于应灸的穴位上，将艾炷放在姜片上点燃，每穴各灸1 ~ 3壮。每日1次。

[适应证] 乙型肝炎合并外感热病。

方16

[取穴] 气海、关元、血海、百会。

[操作] 艾条温和灸。患者取仰卧位，医者取艾条2支，将其一端点燃，双手同时灸，每穴各灸6min。每日1 ~ 2次。

[适应证] 气虚及心脾两虚证的乙型肝炎。症见难以入睡，入睡

则多梦易惊，兼见心悸健忘，体倦神疲，语声虚怯，纳食无味；或腹胀便溏，面色萎黄少华，舌质淡，苔薄白，脉象细弱。

方17

[取穴]昆仑、太溪、气海俞、太冲。

[操作]艾条温和灸。取艾条2支，将其一端点燃，双手同时灸，每穴各灸10 min。每日1次。

[适应证]肝郁气滞型乙型肝炎。

方18

[取穴]中脘、关元、气海、足三里。

[操作]温灸盒灸。患者取仰卧位，医者选用大号温灸盒，将温灸盒放在患者中脘、关元、气海穴上，将艾炷点燃置于温灸盒内，同时灸15～20 min。另取艾条2支，将其一端点燃，双手同时灸足三里穴10 min。每日1～2次。

[适应证]肾虚、脾胃虚弱的乙型肝炎。症见失眠，喜温喜按，腰膝酸软，身疲乏力，倦怠嗜睡，食入不化，腹痛，畏寒肢冷，小便频数，阳痿遗精。

方19

[取穴]腰背部夹脊穴、足三里。

[操作]温灸盒灸。患者取俯卧位，医者选用大号温灸盒2个，将温灸盒放在患者腰背部，将艾炷点燃置于温灸盒内，同时灸15～20 min。另取艾条2支，将其一端点燃，双手同时灸足三里穴10 min。每日1～2次。

[适应证]身体虚弱、多病、长期劳累的乙型肝炎。

方20

[取穴]关元。

[操作]艾炷隔盐灸。取颗粒盐平铺在关元穴上，厚0.3～0.4 cm，将艾炷放在上面点燃，每穴各灸1～3壮。每日1次。

[适应证]肾虚的乙型肝炎伴腹部发凉及阳痿。

方21

[取穴] 关元。

[操作] 艾炷直接灸。将艾炷放在关元穴上点燃，每穴各灸1～3壮。每日1次。

[适应证] 肾虚的乙型肝炎伴腹部发凉及阳痿。

三、灸法治疗的注意事项

1. 注意禁灸部位及禁灸证

颜面部、关节部、大血管表面不可施以瘢痕灸，孕妇的腹部及腰骶部慎灸。

2. 取穴要准确，体位要舒适

在施灸之前，先量点腧穴，以墨记之，然后将艾炷置于穴上，安放平正，再点火施灸，而且体位要舒适自然。

3. 要掌握好施灸量

施灸时所燃烧的锥形艾团，称为艾炷，每燃尽1个艾炷，称为1壮。艾炷的大小分3种，行直接灸时，可用小炷或中炷；间接灸时，可用中炷或大炷。临床上施灸量不仅以艾炷的大小和壮数的多少来计算，而且依患者的体质、病情及部位来考虑。一般来说，凡是初病或体质强壮者，艾炷宜大，壮数宜多；久病或体质虚弱者，艾炷宜小，壮数宜少。从部位来说，胸部不宜用大炷灸，四肢末端、皮肉浅薄处不可多灸，腹背和肌肉丰厚处则可多灸。

4. 避免发生灸疮

有部分患者认为，艾灸越热越好，故烧痛时才告诉医务人员，因此灸后易起疱，这时只要疱不擦破，可任其自然吸收；如水疱较大，可用消毒的针（火烧消毒）刺破水疱，放水液，再涂以龙胆紫。如果没有慎重处理，被细菌感染而成为灸疮。在灸疮化脓期间，不要做重体力劳动，同时保持疮面清洁，还可敷贴消炎药膏，每日换1～2次，换药时用干棉球将脓液拭去，必要时也可用生理盐水洗净，用消毒敷料覆盖。古人为了预防灸疮，在艾灸时先用蒜片擦穴，采用隔物灸

（蒜片、姜片等）也是预防灸疮的好方法。

5. 对热证患者慎用

灸法不适宜属于热证的乙型肝炎。

第十二节 脐 疗 法

脐疗法是一种古老的治疗疾病的方法，主要通过用药物贴填脐部来实现，是中医的外治法之一。这种治疗方法以中医的经络学说为理论基础，利用药物对肚脐的刺激和药理作用，以疏通经络、行气活血、调和阴阳，从而达到预防和治疗疾病的目的。

因任脉与督脉同起于胞中，任脉循行胸腹正中过脐；督脉行脊背，贯脊入脑，故脐通于脑。

长期以来的医疗实践证明，脐疗法疗效可靠，使用方便，无不良反应，费用低廉，通过脐疗可达到温通阳气、通调三焦、健脾和胃、收敛止汗、行气止痛、强壮保健的作用。脐疗法对于慢性病毒性乙型肝炎患者，是一种非常好的调治方法。

一、脐 疗 操 作

方1

［组成］生石膏100 g，白芷、薄荷各50 g。

［操作］上药共研细末，每次用5 ~ 8 g填于脐窝中，外以胶布或伤湿止痛膏封闭固定。每日换药1次，用2日休息2日。

［适应证］肝火上炎型病毒性乙型肝炎，尤其适用于病毒性乙型肝炎合并外感。症见胁肋灼痛，面红或目赤肿痛，口苦或口干，头痛，烦躁易怒，大便秘结，小便黄赤。舌质红、苔黄，脉弦数。

方2

［组成］人工麝香0.9 g，白芷、川芎、白芍各8 g。

［操作］上药共研细末，分3份，装瓶密闭。每次用药1份，填敷于脐窝中，外以胶布或伤湿止痛膏封闭固定。每周换药1次。

［适应证］病毒性乙型肝炎，尤其是伴有肝区疼痛。

方3

［组成］淡豆豉60 g，连翘30 g，薄荷20 g，葱白适量。

［操作］将淡豆豉、连翘、薄荷碾成极细末，装瓶密闭备用。使用时取药末15～20 g，加入葱白捣烂如膏，填敷于患者脐孔中，外以纱布覆盖，胶布固定。贴药后嘱患者喝热稀粥300mL，并盖厚被卧床休息。每日换药1次。

［适应证］急性病毒性乙型肝炎。

方4

［组成］板蓝根、生石膏、连翘、薄荷、淡豆豉各等量，葱白、蜂蜜、鸡蛋清各适置。

［操作］将板蓝根、生石膏、连翘、薄荷、淡豆豉碾成极细末，装瓶密闭备用。使用时取药末40 g，加入葱白、蜂蜜、鸡蛋清捣烂如膏，烘热后迅速填敷于患者脐孔中，外以纱布覆盖，胶布固定。每日换药1次。

［适应证］急性病毒性乙型肝炎。

方5

［组成］柴胡140 g，当归、川芎、桂枝各60 g，白芍、桃仁各90 g，葱白适量。

［操作］将柴胡、当归、川芎、桂枝、白芍、桃仁碾成极细末，装瓶密闭备用。使用时取药末15～20 g，加入葱白共捣烂，制成直径3 cm左右的药饼敷于患者脐孔处，外以纱布覆盖，胶布固定。每日换药1次。

［适应证］慢性病毒性乙型肝炎。

方6

［组成］雄黄、朱砂各30 g，玄明粉90 g，鲜葱白、鲜生姜、青皮鸭蛋清各适量。

［操作］雄黄、朱砂、玄明粉碾成极细末，装瓶密闭备用。使用时取药末15～20 g，继之取鲜葱白、鲜生姜捣烂绞汁与药粉拌匀，再加入青皮鸭蛋清将药物调成糊填敷于患者脐孔中，外以纱布覆盖，用绷带绕腰加以固定。每日换药1～2次。

［适应证］慢性病毒性乙型肝炎。

方7

［组成］芫花100 g（醋制），朱砂、雄黄各12 g，胆南星各20 g，生半夏、薄荷各15 g。

［操作］将上药碾成极细末，装瓶密闭备用。使用时取药末10～15 g，填敷于患者脐孔中，外以纱布覆盖，胶布固定。每3～5日换药1次，3个月为1个疗程。

［适应证］慢性病毒性乙型肝炎。

［注意］治疗期间禁食辛辣、油腻、荤膻及荞麦等发物。

方8

［组成］三棱、莪术、黄芪、川芎、赤芍、当归各30 g，马钱子3 g。

［操作］将上药碾成极细末，装瓶密闭备用。使用时取药末10～15 g，填敷于患者脐孔中，外以纱布覆盖，胶布固定。每日换药1次。

［适应证］气滞血瘀型病毒性乙型肝炎。症见胁肋疼痛或有包块，心胸刺痛，面色黧黑，皮下瘀点或舌下静脉曲张。舌尖边有瘀点或瘀斑，脉沉涩。

方9

［组成］人工麝香、龙骨、狗骨、蛇骨、附子、木香、丁香、乳香、没药、雄黄、朱砂、五灵脂、夜明砂、胡椒、小茴香、两头尖、青盐各等量，艾炷、荞麦面各适量。

［操作］将上药碾成极细末，装瓶密闭备用。使用时先用荞麦面在脐周围成一圈，再取药末30 g，填敷于患者脐孔中，然后用艾炷置于药粉上点燃灸之，连灸20壮，最后去除脐周的荞麦面，将脐部以纱

布覆盖，胶布固定。

[适应证] 各种慢性病毒性乙型肝炎。

方10

[组成] 茯苓、补骨脂、杜仲、炙甘草、肉桂、川芎各15 g，香附、细辛、草乌各9 g。

[操作] 将上药碾成极细末，装瓶密闭备用。使用时取药末8～12 g，填敷于患者脐孔中，外以纱布覆盖，胶布固定。每日换药1次，15日为1个疗程。

[适应证] 脾肾阳虚型慢性病毒性乙型肝炎。症见胁肋隐痛或胀痛（遇寒或阴雨天加重），纳差或食后胃脘胀满，大便溏或黏滞不畅，腹胀，气短，体倦乏力，恶心或呕吐，自汗，口淡不欲饮，面色萎黄，或五更泻，肾虚腰痛或腰酸腿软，阳痿早泄，耳鸣耳聋，形寒肢冷，小便清长或夜尿频数，下肢水肿。舌质淡，舌体胖，苔润，脉沉细或迟等。

方11

[组成] 柴胡、酸枣仁、知母、茯苓、川芎、远志各15 g，木香、檀香各10 g。

[操作] 将上药碾成极细末，装瓶密闭备用。使用时取药末8～12 g，填敷于患者脐孔中，外以纱布覆盖，胶布固定。每日换药1次，10日为1个疗程。

[适应证] 肝气郁结型慢性病毒性乙型肝炎。症见抑郁不舒或周身窜痛，急躁易怒，善太息，口干口苦，纳差或食后胃脘胀满，大便溏泄，腹胀，嗳气，乳房胀痛或结块。脉弦，或薄黄。

方12

[组成] 川芎30 g，生姜60 g，吴茱萸20 g。

[操作] 将上药碾成极细末，取药末8～12 g，填敷于患者脐孔中，外以纱布覆盖，胶布固定。每日换药1次，10日为1个疗程。

[适应证] 慢性病毒性乙型肝炎症见恶心者。

方13

[组成]党参、黄芪、茯苓、白术、升麻、川芎各等份。

[操作]将上药碾成极细末，取药末8～12 g，填敷于患者脐孔中，外以纱布覆盖，胶布固定。每日换药1次，10日为1个疗程。

[适应证]各种慢性病毒性乙型肝炎。

方14

[组成]茵陈、柴胡、焦栀子、生大黄、黄连、黄芩、黄柏、泽泻、延胡索、柴胡、生山楂、桂枝各等份。

[操作]将上药碾成极细末，取药末8～12 g，填敷于患者脐孔中，外以纱布覆盖，胶布固定。每日换药1次，10日为1个疗程。

[适应证]肝胆湿热型病毒性乙型肝炎。症见单侧或双侧胁肋胀痛或胀闷不适，厌油腻，头身沉重，口苦或口黏腻，面目肌肤色黄鲜明，恶心或轻呕，腹胀，食欲差，大便秘结或溏而不爽，小便黄赤。舌质红、苔黄腻，脉弦滑数。

方15

[组成]陈皮、法半夏、黄芪、人参、炒白术、藿香、扁豆、厚朴、茯苓、黄芩、黄连各等份。

[操作]将上药碾成极细末，取药末8～12 g，填敷于患者脐孔中，外以纱布覆盖，胶布固定。每日换药1次，15日为1个疗程。

[适应证]脾虚湿困型病毒性乙型肝炎。症见体胖虚浮，胁肋胀痛或不适，纳差或食后胃脘胀满，大便溏或黏滞不畅，腹胀，气短，体倦乏力，恶心或呕吐，自汗，口淡不欲饮，面色萎黄。舌质淡，舌体胖或齿痕多，苔薄白或腻，脉沉细或细弱。

方16

[组成]厚朴、陈皮、苍术、黄连、生姜各等份。

[操作]将上药碾成极细末，取药末8～12 g，填敷于患者脐孔中，外以纱布覆盖，胶布固定。每日换药1次，20日为1个疗程。

[适应证]寒湿内阻型病毒性乙型肝炎。临床症见胁肋隐痛或胀痛（遇寒或阴雨天加重），口淡纳呆，胸闷欲吐，大便溏泄，身

（体）困（重）腹满或腹痛肠鸣，面目肌肤黄色晦暗。舌淡苔白腻，脉濡缓或细缓。

方17

［组成］人参、炒白术、莲子肉、薏苡仁、肉豆蔻、桔梗、木香各6 g，炙甘草、茯苓、陈皮、砂仁、黄芩、黄连各等份。

［操作］将上药碾成极细末，取药末8～12 g，填敷于患者脐孔中，外以纱布覆盖，胶布固定。每日换药1次，30日为1个疗程。

［适应证］脾胃虚弱型病毒性乙型肝炎。症见胁肋或胃脘隐痛，神疲懒言，体倦乏力，胃纳减少或食欲差，食后腹胀，或下午腹胀加重，大便溏而不爽或时溏时干。舌质淡，舌体稍胖或有齿痕。

二、脐疗注意事项

1. 仰卧取穴，严格消毒，认真覆盖，注意保暖

本法施治时，宜嘱患者仰卧于床上，裸衣露脐，取药物填纳于脐孔内，外以纱布覆盖后用胶布固定。治疗之前，宜用75%医用酒精按常规消毒法在脐部及四周皮肤上进行灭菌消毒。填纳或敷贴药物入脐之后，宜用消毒纱布、蜡纸或宽布带盖于脐上，外以胶布或橡皮膏贴紧固定。操作时注意保暖。

2. 询问病情，防止毒性反应

本法施药治疗之前，宜详细了解患者全身情况，并询问药物过敏史、孕育及胎产史，避免药物变态反应或引起堕胎流产等医疗事故发生。

3. 间断用药

本法常用一些有刺激性或辛热物填贴于脐内，贴药之后可有局部皮肤发痒、灼辣，甚至发生疱疹等现象。所以在治疗过程中，提倡间歇使用，每个疗程之间休息5～7日。如发生皮肤水疱者，可用消毒针挑破，外擦紫药水。

第十三节 敷贴疗法

敷贴疗法是应用天然药物或其他材料在体表外敷或贴于穴位上，通过皮肤直接吸收或借助穴位、经络的作用来治疗疾病的一种外治方法。敷贴疗法历史悠久，因其方法简便、安全有效、适应证广而著称。敷贴疗法不仅可治疗所敷部位的疾病，而且可以通过经络起到内属脏腑，外络肢节，沟通表里，贯穿上下的作用，选择针对疾病的经络穴位进行敷贴以达到治疗全身性疾病的目的。敷贴疗法治疗乙型肝炎疗效独特，通过敷贴胁肋部、腹部及其相关的穴位，可获得舒筋通络、温经散寒、祛风除湿、活血化瘀、消炎止痛等功效，能很快缓解乙型肝炎患者的局部不适症状。敷贴疗法有其局限性，常需与其他治疗方法配合应用。外敷天然药物有时会引起水肿、过敏，导致皮肤损伤等。因此，读者在使用时应注意加以预防。

一、热敷法

热敷法是将发热的物体敷于机体某一部位，通过皮肤作用于机体而进行治疗的方法。热敷法能调和经脉、流畅气血，具有消肿、驱散湿邪、减轻疼痛、消除疲劳等作用。有皮肤破损、湿疹等疾病，忌用热敷法。读者可根据自己的喜好和条件，选用以下的热敷法进行治疗。

1. 盐热敷法

[方法] 选择颗粒大小均匀、没有杂质而干燥的粗盐适量，倒入铁锅中用文火慢慢加热，边加热边搅拌，待温度达55～60 ℃时，盛入大小合适的布袋内，扎紧袋口，敷于腹部，每次热敷20～30 min。每日2次。

［适应证］治疗乙型肝炎腹胀及大便不畅的患者。

2. 热水袋热敷法

［方法］选择大号不漏水的热水袋，然后将70 ℃左右的热水装至热水袋容量的2/3，排出袋内气体，旋紧袋口，装入棉布套内或用棉布包好后敷于腹部及肝区，每次热敷20～30 min。每日2次。

［适应证］治疗乙型肝炎肝区疼痛及腹胀的患者。

3. 沙热敷法

［方法］取油菜子和黄豆大小沙粒各一半混匀备用。使用时取适量沙粒放在铁锅内炒热，趁热出锅，用布包裹后敷于腹部及肝区：热敷的温度要适当，以患者感到舒适、能耐受为度，每次热敷20～30 min。

［适应证］治疗乙型肝炎肝区疼痛及腹胀的患者。

二、泥　敷　法

泥敷法也称泥疗法，是以各种治疗泥加热后敷在腹部及肝区，将热传至机体，起到治疗作用的方法。

［方法］乙型肝炎的泥敷法，可采用局部泥敷。泥疗的温度一般在37～43 ℃，通常从37 ℃开始，根据患者适应情况逐渐增加温度。也可先进行矿泉浴，适应几分钟后再进行泥疗。泥疗的时间，开始每次10～20 min，并逐渐延长，每日或隔日1次。局部泥敷是将加热的治疗泥放在调泥台上搅拌，调到合适温度后，再敷于患部治疗。一般在局部治疗结束后，用35～37 ℃的温水冲洗治疗部位，必要时可用毛刷刷净，冲洗的时间不应超过8 min，冲洗时禁用肥皂等洗涤用品。治疗结束后要卧床休息30～40 min。

［适应证］泥敷法主要是通过温热作用、机械作用、化学作用及放射性辐射与电离作用而起治疗作用的。治疗泥的热容量小，有一定的可塑性与黏滞性，导热性低，散热过程慢，保温性能好，能长时间保持恒定的温度，具有非常好的温热作用。治疗泥中的各种微小沙土

颗粒及大量的胶体物质，与皮肤密切接触时，对机体有一定的压力和摩擦刺激，能产生综合性的机械作用，具有类似按摩的功效，可减轻腹部及肝区疼痛不适等症状。另外，治疗泥还有一些化学作用和弱放射作用，通过神经反射、体液传导和直接作用，产生综合疗效。

[注意] 泥疗场所的温度和通风条件要适合病人的治疗要求，治疗时要有人护理，防止中暑和受凉。为补充治疗中机体水分的丢失，要适当饮用糖盐水或温茶水等。治疗中如出现头晕心悸、恶心呕吐、大量出汗、局部疼痛加重以及水肿等，应暂停泥疗，同时要在食谱中适当增加蛋白质及维生素类。如果乙型肝炎伴有结核病、心功能不全、恶性肿瘤、重度脑动脉硬化、肾性高血压、重症哮喘、全身衰弱、出血倾向性疾病、恶性贫血以及治疗部位有皮肤急性炎症和湿疹等，都应禁用泥敷法。

三、药物敷贴法

药物敷贴法简称药敷，是把天然中草药经一定的加工和炮制，敷于患部或穴位上，使外敷药通过局部皮肤毛孔吸收而起治疗疾病作用的一种方法。药物敷贴法可直接作用于病灶，或通过经络气血传至病灶，不经消化道吸收，有疗效显著、简便易行、不良反应少等特点。乙型肝炎患者运用药物敷贴法，能舒筋通络、祛风除湿、温经散寒、消炎止痛，并可调畅气血、调整脏腑功能，改善和缓解乙型肝炎症状，有利于机体的康复。

以下列举常用治疗乙型肝炎的行之有效的药物敷贴方和用法，供读者在临证时使用。

1. 乙型肝炎散1

[组成] 附片、肉桂、干姜、细辛、皂角刺、川芎、苍术、独活、冰片、威灵仙、地鳖虫、全蝎、羌活、垂盆草、草河车、丹参各10 g，红花、川椒各30 g，香油适量。

[制作] 诸药混合粉碎为末，过筛。

［取穴］腰眼、肾俞、脾俞。

［用法］每穴取药10 g，用香油调成糊剂，放于4 cm × 2 cm胶布中贴穴位。每日1次，6日为1个疗程。

［适应证］寒湿型乙型肝炎，肝区疼痛。

2. 乙型肝炎散2

［组成］肉桂51 g，川乌、乳香、半夏、丹参、垂盆草、蜀椒各10 g，樟脑3 g。

［制作］上药研末，装瓶备用。

［取穴］肝俞、命门。

［用法］将药炒热，贴敷肝俞（双）、命门穴处，外用玻璃纸和胶布固定。每2日换药1次，6日为1个疗程。

［适应证］寒湿型乙型肝炎，肝区疼痛。

3. 杜仲膏

［组成］杜仲、垂盆草、丹参、甘草各等份，醋适量。

［制作］将上药研末，以醋调和。

［取穴］肝俞、命门。

［用法］先用热毛巾将患部擦干净，再把药膏敷贴于肝俞、命门穴处，外用玻璃纸和胶布固定。每日换药1次。

［适应证］各种乙型肝炎。

4. 轻证乙型肝炎膏

［组成］生川芎15 g，垂盆草、丹参、甘草各9 g，食盐少许。

［制作］混合捣融成膏。

［取穴］肾俞、腰眼。

［用法］将药膏摊于肾俞、腰眼穴位上，覆以纱布，胶布固定。每日换药1次。

［适应证］各种乙型肝炎，虚寒型最宜。

5. 重证乙型肝炎膏

［组成］生姜汁150 mL，黄明胶90 g，乳香6 g，垂盆草、没药各9 g，川椒末12 g，丹参、白芍各30 g，麸皮300 g，醋适量。

[制作] 将生姜汁、黄明胶、白芍、垂盆草、丹参入锅加热，再放乳香、没药熬5 min后将锅放在沸水里炖，以柳条不停搅动。成膏后加入川椒末搅匀，离汤取下锅，待温时以牛皮纸摊贴，每张约3 cm×2 cm。

[取穴] 肝区。

[用法] 取摊成的膏药贴肝区，每日以醋炒麸皮，布包放膏药上熨之，5～7日取下。

[适应证] 乙型肝炎，肝纤维化。症见肝区冷痛重着，静卧不减，阴天则痛剧，舌苔白腻，脉沉而濡。

6. 暖肝散

[组成] 川芎、川椒、大茴香（炒）、肉桂、补骨脂、当归、川楝子、升麻各30 g，垂盆草、丹参、附片各15 g，葱汁、姜汁各适量。

[制作] 将药粉碎为末，过筛。

[取穴] 肝区。

[用法] 每次取药粉20 g，加姜汁和葱汁调膏，放于肝区上，上盖净布，以艾炷放膏上点燃灸之。

[适应证] 乙型肝炎，肝纤维化。

7. 热敷散

[组成] 刘寄奴、透骨草、伸筋草、五加皮、地骨皮、白鲜皮、桂枝、独活、秦艽各120 g，艾叶210 g，天花粉、川乌、草乌、红花、麻黄、干姜、狼毒各90 g，桑枝、木瓜各300 g，牛膝150 g，硫黄、轻粉、丹参、垂盆草、黄丹各60 g，大皂角600 g。

[制作] 混合研为粗末后，500 g装1袋。

[取穴] 肝区。

[用法] 每袋药加葱100 g，醋250 mL，分装在2个长10 cm、宽2 cm的布袋内，缝上袋口后蒸1 h，取出1个待用。敷于患部时，先用一块温水毛巾，拧干后双层放于肝区，然后将蒸过的布袋敷在上面，每隔10～30 min与蒸锅内药袋交换，共敷1～2 h。每日1次，每1药袋

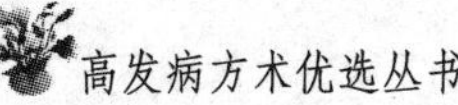

可重复用4日，4日后如前法另装新药再敷，8次为1个疗程。

［适应证］乙型肝炎，肝纤维化。

8. 寒湿乙型肝炎外敷方

［组成］食盐500 g，垂盆草、丹参、小茴香各120 g。

［制作］将3药碎为粗末后与食盐一起放锅内炒热。

［取穴］肝区。

［用法］将炒热的药物用布包敷肝区。每日2～3次，每次15 min，药用过后，下次仍可使用。

［适应证］寒湿型乙型肝炎。

9. 旱莲草汁

［组成］旱莲草（红旱莲、牛心茶）全草。

［制作］将旱莲草切碎煎汁浓缩。

［取穴］肝区。

［用法］取浓缩的旱莲草和渣热敷。每日2～3次，每次30 min。

［适应证］瘀血型乙型肝炎，肝纤维化。

10. 乙型肝炎方

［组成］吴茱萸、芸苔子、丹参、垂盆草、生姜各30 g。

［制作］上药前4味捣细为散，装瓶备用。

［取穴］肝区。

［用法］每次取10 g，用姜汁调匀，摊在极薄纸上，贴于肝区，外用胶布固定。每日换药1次。

［适应证］乙型肝炎，肝纤维化。

11. 瘀血乙型肝炎方

［组成］地鳖虫、象皮、血竭、丹参、垂盆草、乳香、三七、没药、降香各等份。

［制作］研为细末，装瓶备用。

［取穴］肝区。

［用法］外敷以适量药用生姜汁调如膏，摊放于玻璃纸上，贴于肝区，外用胶布固定。每日换药1次。

［适应证］瘀血型乙型肝炎，肝纤维化。

12. 吴茱萸止痛膏

［组成］吴茱萸5 g，垂盆草、丹参、五灵脂各20 g，米醋适量。

［制作］将4味药分别研成细末，混匀备用。

［取穴］肝区。

［用法］取适量药末加米醋调成膏糊摊在大小适宜的玻璃纸上，敷于肝区，外用胶布固定。每日1次，每次贴敷4～8 h。

［适应证］乙型肝炎，肝纤维化有肝区疼痛者。

13. 泽兰外敷法

［组成］鲜泽兰叶。

［制作］将鲜泽兰叶捣烂。

［取穴］肝区。

［用法］敷于肝区。每日1～2次，每次1 h。

［适应证］乙型肝炎。

第十四节 洗浴疗法

洗浴疗法是指利用各种不同温度、压力、成分的水、空气、阳光、泥沙等进行全身或局部的洗浴，以达到防病治病、养生保健目的的一类疗法。洗浴疗法治疗疾病安全有效，通过不同方式的沐浴，可起到消炎止痛、活血化瘀、祛风散寒、通经活络等作用，能有效缓解乙型肝炎患者的不适症状。

一、矿泉浴疗法

矿泉浴疗法是应用天然的矿泉水浸浴或淋浴，以达到防治疾病目的的一种方法。矿泉水中含有许多人类所需的而生活中又摄入不足的微量元素，其中部分元素有明显的消炎、止痛作用。

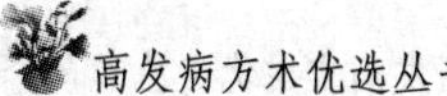

1. 矿泉浴的作用

（1）水浮应力刺激：矿泉水中的浮应力高于平常淡水，其所产生的浸浴效果与淡水大不一样。在矿化度比较高的矿泉中浸浴时，运动器官的负担显著减轻，四肢活动比较容易，温热矿泉浴可提高迷走神经的张力，使肌肉张力和能量代谢下降而缓解痉挛和疼痛，能减轻乙型肝炎患者的各种不适感。

（2）温度的刺激：不同温度对机体有着不同的作用，温度相差越大则刺激性越强，低温浴（低于34 ℃）有促进肾上腺功能的效应，可兴奋交感神经，使皮肤血管收缩；平衡温浴（36 ℃）对机体的刺激性最小，对心血管和呼吸系统影响不大，对神经系统有明显的镇静作用，并可促进运动系统功能康复；温热浴（37 ~ 39 ℃之间）能兴奋副交感神经系统，使血管扩张、血流加快、基础代谢旺盛、循环血量增加等，能减轻乙型肝炎患者的疼痛及其他不适症状。

（3）水静压刺激：水平面以下周围水对机体所施加的应压力可起到按摩的作用，能疏通经络，流畅气血，有较好的缓解乙型肝炎患者不适症状的作用。

（4）化学成分的刺激：矿泉水化学成分的刺激作用是矿泉浴所特有的作用，矿泉水中的微量元素是机体生长与发育不可缺少的物质，放射性氧进入机体或附贴在体表能调节神经功能，引起皮肤毛细血管扩张、潮红充血，加速血液循环，改善乙型肝炎患者不适症状。

2. 矿泉浴的方法

乙型肝炎患者一般选择36 ~ 38 ℃的水温为宜。沐浴的方式通常采用全身浸浴法，一般每次浸浴20 ~ 30 min，每日1次，20 ~ 30次为1个疗程。另外，有条件的可配合浴中加压喷注、水下按摩等方法治疗。浴中加压喷注法是在浸浴的同时，用水枪从水中向患部喷射加压的热矿泉水，水枪距离患者为5 ~ 20 cm为宜，并可根据耐受程度加以调节，以产生轻快感和轻度压迫感为宜。此法有刺激局部穴位、组织及按摩的作用，可改善患者血液和淋巴液循环，加强神经、肌肉对营养的获取和止痛。水下按摩可在温浴的同时，由按摩医生根据病情对患者施行一定的手法。

二、日光浴疗法

日光浴疗法是让机体直接暴露在阳光下，并按一定的顺序和时间进行系统照射，利用太阳的辐射等作用以锻炼身体、治疗疾病的一种方法。日光浴具有红外线的温热作用、紫外线的生物化学作用等，能活跃组织细胞，增强血液循环，促进代谢，解痉、消炎、镇痛，可减轻乙型肝炎患者的不适症状。这也是乙型肝炎患者的一种抗病毒选择。此外，对各种骨科疾病经常采用日光浴，有明显的促进骨质愈合的作用，祖国传统中医学对此历来很重视。

人体中的松果腺（脑上腺）体对太阳光非常敏感。冬季夜长、昼短，而在光线暗淡时，人体分泌的松果激素则较多，甲状腺素、肾上腺素的浓度就相对较低，容易造成情绪不安、焦虑等心理疲劳状态，导致免疫力下降。

日光中的紫外线光束能刺激人体皮肤中的脱氢胆固醇转化成维生素B。切莫小看这种极普通的维生素，每日只需0.009 mg就可使人的免疫力增加1倍。

1. 日光浴的作用

（1）温热作用：在日光浴时可见光、红外线等可产生温热作用，它能使血管扩张，促进血液循环和机体新陈代谢的速度，具有消炎、解痉、镇痛等作用，有利于乙型肝炎患者临床症状的减轻和缓解。

（2）生物化学作用：紫外线约占阳光的1%，但其生物学作用却最强，对机体健康最为有益。它对皮肤表面的细菌、病毒有杀灭作用；能刺激机体免疫系统，提高机体免疫功能；有利于维生素D的合成，促进钙磷代谢及骨质形成，有助于预防和治疗软骨病及各种骨质疏松症；能使血管扩张，促进血液循环，改善局部营养，并有镇痛、止痒等作用。

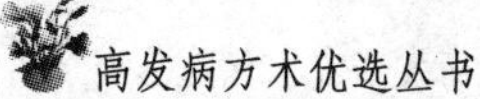

2. 日光浴的方法

日光浴四季都可进行，气温22～26 ℃为宜，不应低于18 ℃或高于30 ℃，而最适宜温度在24 ℃。宜在天气晴朗、阳光充足的条件下进行。夏季可选择上午9时至10时，下午3时至5时，其他季节可延迟到上午10时以后。简单的日光浴可在室外或阳台上进行，有条件的最好选择在空气清新、靠近江河湖海的野外草地、沙滩。在进行日光浴时，身体应尽量裸露，最初进行日光浴时不要时间太长，应循序渐进，照射时间可由5～10 min开始，逐渐增加到1～2 h。

3. 日光浴的注意事项

（1）根据病情选择日光浴，皮肤过敏、发热、出血性疾病等不宜进行日光浴。

（2）饭前及饭后1 h之内不宜进行日光浴。

（3）注意防止中暑和日射病，保护眼睛免受强阳光紫外线的刺激，同时注意保暖、预防感冒。

三、沙浴疗法

沙浴疗法是将人体掩埋在温度适宜的细沙中，通过沙子对人体的理化作用而达到治疗疾病的一种传统中医治疗的有效方法。具体方法是，选择合适的场地，在选好的场地上铺上长2 m、宽1 m、厚0.3～0.5 m、温度50～55 ℃的细沙，此时患者身穿薄内衣俯卧于细沙上；多名助手迅速取温度50～55 ℃左右的细沙，将患者从肩部到足底部完全覆盖。覆盖的厚度视患者的耐受程度而定。在北方或海边，患者可选择适宜温度的沙滩、沙丘等处，仰卧位躺好后，用双手从周围取沙覆盖胸以下部位进行治疗。每次30 min，每日1次，30日为1个疗程。该法具有通经络、行气血、散风寒、暖脾胃、强腰膝、除湿气、和营卫、调阴阳等作用，对慢性乙型肝炎患者有较好的免疫调节作用，并能通过沙浴增强抗病能力。特别注意，在治疗过程中和治疗前后要预防感冒、补充水分、防止虚脱、使呼吸道通畅和注意安全。

有严重的心、脑、肾疾病及重症高血压患者不宜使用本法。

四、森林浴疗法

森林浴疗法是指在森林公园、森林疗养地或人造森林中，较多地裸露身体，尽情地呼吸，适当地进行功能锻炼，利用森林中洁净的空气和特有的芳香物质等以增进健康、防治疾病的一种方法。森林浴具有调节机体功能、镇静、健身延年等多种作用，有助于乙型肝炎患者的康复和临床不适症状的改善。

1. 森林浴的作用

（1）调节机体功能：森林的光合作用，可产生大量氧气，吸收二氧化碳、二氧化硫、氯气等有害气体，净化空气环境，同时树木能消除噪声，使空气、环境更为清新，对机体神经系统有很好的调节作用。森林中的负离子较多，可提高肝脏及心、肺、脑功能，提高血氧含量，调节机体功能，特别是调节机体的免疫功能。

（2）消除疲劳，镇静杀菌：在森林中疗养，皮肤的温度可下降1～2 ℃，脉搏每分钟减慢4～8次，呼吸均匀而和缓，血流减缓而使心脏负担减轻，使大脑清醒、心情愉快，可消除神经紧张和疲劳。各种植物还可分泌大量的芳香气味和挥发性、植物性杀菌素，机体吸收后可收到镇静、驱虫、杀菌、抗炎、抗病毒的作用，对消化系统、神经系统、心血管系统、呼吸系统疾病有间接治疗作用。

（3）健身延寿：森林浴由于环境的改善，可使机体功能增强，新陈代谢旺盛，毛细血管扩张充血，心血管供血充足，椎–基底动脉供血增强，肝脏供血旺盛，肝细胞活跃，有利于康复。如能在森林浴的同时结合练太极拳和其他传统健身运动，则可增强机体免疫力，调节脏腑的功能，使阴阳平衡，达到健身延寿的目的。

2. 森林浴的方法

选择多种常绿植物组成的混交林，以风景秀丽、气候宜人为佳。森林浴一年四季均可进行，但以每年5～10月的夏秋季节最佳。每日行浴时间，以阳光灿烂的白天最为理想，一般在上午9时至下午5时。沐浴时气温要凉爽，室外气温18 ~ 25 ℃为最好。森林浴的方法简单易行，可在林中漫步游览，调节心情；或躺在躺椅上闭目养神；还可放声歌唱，适当进行慢跑、打太极拳等。运动中要注意适当休息，休息时要做深呼吸，尽情欣赏森林的自然景色。一般每次60 ~ 90 min，每日1 ~ 2次。同时需注意，不宜在寒冷、大风、大雾的气候下进行。不能单独1人进行森林浴，以避免发生意外事故。并注意预防感冒。

五、药浴疗法

治疗乙型肝炎的中药药浴疗法，是采用中草药药汤洗浴身体和足部，在洗浴的同时可配合进行局部或穴位按摩。在药浴疗法使用过程中，患者应尽量留短发，并先将头部洗净后再行药浴。一般每次洗15 ~ 20 min，每日1 ~ 2次。合并有高血压的患者最好采用卧位，合并有外感的患者在使用过程中需注意保暖。

方1

［组成］红花50 g，牛膝200 g，桂枝500 g，防风500 g，鸡血藤500 g，艾叶200 g，白酒250 mL。、

［用法］将上药除酒外共放入锅内，加入水一锅煎开后放入缸内，水温调节合适后，患者喝酒后进缸洗澡。

［适应证］瘀血型乙型肝炎，肝纤维化。

方2

［组成］细辛100 g，牛膝、川芎各200 g，白芍150 g，丹参300 g，白酒300 mL。

［用法］将上药共放入锅内，加入水一锅煎开后放入缸内，水温调节合适后，进缸洗澡。

［适应证］各种慢性乙型肝炎，肝纤维化。

第十五节　刮痧及药枕疗法

一、刮痧疗法

刮痧疗法是指用边缘光滑的瓷器片、硬币、玻璃短棍、牛角、刮痧板或手指等，在体表皮肤由上至下、从左至右或从中心向外侧刮动的一种治疗方法。刮痧疗法的作用是通过对皮肤、肌肉及皮下神经末梢的刺激，起到活血化瘀、舒筋通络作用。刮痧疗法能调整循环、神经系统的功能，可使血液流动加快，循环增强，促使毛细血管的渗出液自行吸收，增强人体的抗病能力，有利于慢性乙型肝炎的临床康复。但在临床使用中应注意预防感染，对局部有皮肤病的患者、重度高血压患者、心血管疾病患者及各种血液病患者慎用或禁用。

方1

[部位] 背部。

[操作] 患者俯卧位，医者用刮痧板由上到下，从左、右两侧进行刮治3~5遍，再从脊柱正中向两侧分别刮治2~4遍，轻重适量，以被刮部位皮肤轻至中度瘀血为度，3~6周1次。

[适应证] 各种慢性乙型肝炎。长期坚持轻刮腰背部有极佳的强身健体作用。

方2

[部位] 合谷穴、太阳穴。

[操作] 患者仰卧位，医者用硬币或牛角侧面刮合谷穴、太阳穴至被刮穴位皮肤轻度瘀血。

[适应证] 慢性乙型肝炎合并感冒。

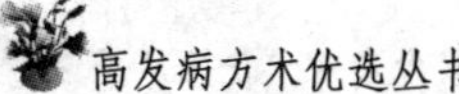

二、药枕疗法

药枕疗法是将中草药经过一定的加工后，再装入布袋内，制成大小合适的枕头，通过枕睡使药气透过头皮弥散吸收而达到养生祛病的方法。元代《御药院方》中就记载了用药枕养生延年及治疗疾病的方法。药枕疗法中头皮对药物的吸收是缓慢实现的，其中不排除药物的气味扩散在周围空气中，通过呼吸进入人体而产生一定的治疗作用。药枕具有疏风止痛、健脑安神、舒筋明目、开窍定痉、活血化瘀、行气疏肝等功能。人在睡觉时，头枕部与药枕长时间的接触，药物缓缓地透过皮肤，一方面刺激头部一定的穴位，通过经络对人体之气血、阴阳、脏腑的生理功能产生一定良性的影响；另一方面一些药物离子直接透入头枕部，调节局部循环，起到养血安神的作用。长期使用合适的药枕，还可以防治慢性乙型肝炎造成的各种临床不适反应，而且能益寿延年。药枕疗法根据病情多选用药体轻柔、药气浓重、辛香走窜的药物。对于根、皮、枝干类比较坚硬的药物，需切成薄片或碎块装枕使用。枕睡的体位不必拘泥，可针对病位或取侧卧，或取仰卧。枕芯一般需选用透气性能良好的棉布或纱布，不用尼龙、化纤类布匹。药物不可潮湿，否则会失效。每日用后，用塑料袋装好密封存放，防止有效成分散发，并放于阴凉干燥处以防霉变。枕前饮用适量温开水，防止芳香类药物耗伤阴津。常用药枕方如下：

方1

[组成] 羌活500 g，川芎、白芷各300 g，藿香、荆芥、苍术各200 g，蔓荆子、细辛各150 g。

[用法] 上药一起烘干，共研粗末，装入枕芯，制成药枕。睡觉时枕用。

[适应证] 慢性乙型肝炎伴有感冒。

方2

[组成] 杭菊花、冬桑叶、辛夷花各500 g，薄荷200 g，红花

100 g，冰片50 g。

[用法] 上药除冰片外，烘干共研细末，放入冰片和匀，纱布包裹，装入枕芯，制成药枕。睡觉时枕用。

[适应证] 慢性乙型肝炎伴有高血压。

方3

[组成] 黑大豆2 000 g。

[用法] 将黑大豆蒸熟，使豆变色，再用棉布或纱布包裹，装入枕芯，制成药枕。睡觉时枕用，可长期使用。

[适应证] 老年乙型肝炎。症见失眠，头中空痛，眩晕耳鸣，腰酸腿软，神疲乏力，少寐多梦，遗精带下；舌淡少苔，脉沉虚无力。

方4

[组成] 白芷、川芎、当归各200 g，薄荷50 g，羌活、独活、黄芪、党参、生地黄各300 g，三七、补骨脂、川楝子各100 g。

[用法] 将上药烘干后制成粗末，装入枕头袋内。睡觉时枕用。

[适应证] 乙型肝炎伴有神经衰弱失眠多梦者。

方5

[组成] 肉桂、肉苁蓉、补骨脂、生地黄、菟丝子各250 g，当归、川芎、枸杞子、女贞子、茴香各150 g。

[用法] 将上药烘干后制成粗末，装入枕头袋内。睡觉时枕用。

[适应证] 肾虚型乙型肝炎，尤适用于老年患者。

方6

[组成] 防风、白芷、当归、黄芪、肉桂、干姜、川芎各200 g，艾叶、檀香、香附、半夏各100 g，薄荷、藿香各50 g。

[用法] 将上药烘干后制成粗末，放入枕头袋内。睡觉时枕用。

[适应证] 气血虚弱型乙型肝炎。

方7

[组成] 香薷300 g，藿香300 g，佩兰200 g，薄荷200 g，绿豆衣200 g。

[用法] 将上药晒干，一起搓揉成粗末，放入枕芯，制成药枕。

夏日睡觉时枕用。

[适应证] 乙型肝炎。

方8

[组成] 荞麦皮适量，金银花、菊花、玫瑰花、夏枯草、龙胆草各25 g，连翘、合欢皮、陈皮、木香、甘草各15 g。

[用法] 选优质半球状荞麦皮作主要填充物，并把上述中药均烘干，研成粗末，用2层纱布包装成扁平小袋，置于荞麦皮枕芯中，备用。睡眠时以此作枕头用，3个月换1次。

[适应证] 湿热型乙型肝炎。

方9

[组成] 陈皮、柴胡各100 g，川芎、香附、枳壳、炙甘草各60 g，当归12 g，白芍300 g，炒白术15 g，茯苓180 g，黄芩、川楝子各90 g，藿香、佩兰各50 g，垂盆草、白花蛇舌草各150 g。

[用法] 上药一起烘干，共研细末，装入枕芯，制成药枕。睡觉时枕用。

[适应证] 乙型肝炎。症见胸胁胀闷或胀痛，抑郁不舒或周身窜痛，急躁易怒，善太息，口干口苦，脉弦，舌质淡红，苔薄白或薄黄。

方10

[组成] 柴胡12 g，当归9 g，黄芪、白芍各200 g，炒白术100 g，党参、茯苓各150 g，砂仁、炙甘草各6 g，薄荷20 g，黄芩50 g，藿香50 g，槟榔150 g，路路通、王不留行各120 g。

[用法] 将上药一起烘干，共研细末，放入枕芯，制成药枕。睡时枕用。

[适应证] 乙型肝炎。症见两胁肋部胀痛，脘痞腹胀，午后为甚；口淡乏味，大便溏或完谷不化，抑郁烦闷，体倦乏力；女子月经不调，舌淡或暗红有齿痕，苔薄白，脉沉弦。

方11

[组成] 龙胆草、当归各600 g，柴胡、生甘草各120 g，生地

黄、车前子、黄芩、黄连、焦栀子各90 g，野菊花、牡丹皮、泽泻、虎杖、板蓝根各150 g，胆南星30 g，草河车200 g，杏仁6 g，垂盆草、白花蛇舌草各150 g。

［用法］将上药分别烘干，研成粗末混匀，放入枕芯，制成药枕。睡觉时枕用，坚持枕疗3个月以上。

［适应证］乙型肝炎。症见胁肋灼痛，面红或目赤肿，口苦或口干，头痛，烦躁易怒，大便秘结，小便黄赤。舌质红，苔黄，脉弦数。

方12

［组成］水蛭、胆南星、厚朴各30 g，香附、玄参、姜半夏、柴胡、草决明、川贝粉、牡蛎粉、海浮石各90 g，槟榔、泽兰、鸡内金、瓜蒌、陈皮、法半夏、半枝莲、茯苓各150 g，莱菔子、生山楂、生麦芽、竹茹、白术、草河车、山药各200 g，郁金、泽泻、丹参、虎杖、枳实、苍术、路路通、王不留行各120 g，田基黄250 g，杏仁6 g，垂盆草、白花蛇舌草、槟榔各15 g，三棱、莪术各60 g。

［用法］将上药一起烘干，共研为粗末，混匀后放入枕芯，制成药枕。睡觉时枕用。

［适应证］乙型肝炎，肝纤维化。症见面色黧黑，胁肋隐痛、钝痛或刺痛，右胁下肿块，腹胀，面色偏暗，腹部胀满，困倦乏力。舌质紫或有瘀斑点，脉弦滑或涩或沉迟。

方13

［组成］干生地黄、槟榔、半枝莲各150 g，山药、厚朴各300 g，肉桂、山茱萸各90 g，泽泻、茯苓、牡丹皮、路路通、王不留行、巴戟天各120 g，炮附子、杏仁各60 g，藿香、佩兰各50 g。

［用法］上药一起烘干，研成粗末和匀，放入枕芯，制成药枕。睡觉时枕用。

［适应证］乙型肝炎。症见胁肋隐痛，或胀痛纳差，或食后胃脘胀满，大便溏或黏滞不畅，小便清长或夜尿频数，下肢水肿。舌质淡，舌体胖，苔润，脉沉细或迟。

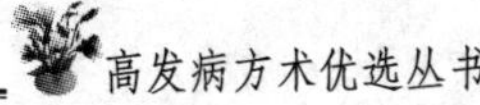

方14

［组成］当归、熟地黄、川芎、白芍各120 g，人参、杏仁各60 g，炒白术、茯苓、垂盆草、白花蛇舌草各150 g，焦三仙、炙甘草各100 g，生姜、黄芩、黄芪各30 g，田基黄250 g，藿香、佩兰各50 g，胆南星30 g，草河车200 g，山药800 g。

［用法］上药一起烘干，研成粗末和匀，放入枕芯，制成药枕。睡觉时枕用。

［适应证］乙型肝炎。症见胁肋隐痛，少气懒言，神疲乏力，自汗出，面、唇、甲淡白或少华，头晕眼花（视物模糊），心悸失眠，月经量少或色淡，舌质淡，脉细无力。药枕使用过程中，若出现：①头昏脑涨、头痛面红、恶心欲吐之症，可减少枕用时间，或减少药枕中的药物含量。②口鼻干燥或口渴，甚至鼻出血者，白天增加饮水量，也可在药枕中加用养阴类中药如麦门冬、玉竹等，必要时减少药枕中芳香药的含量。③局部皮肤潮红发痒，或水疱，或全身瘙痒，重者出现咳喘、胸闷、心悸、血压下降。症轻者即刻撤去药枕；症重者可服用抗过敏药物如息斯敏，必要时送医院治疗。

第四章 饮食疗法

“国以民为本，民以食为天”，饮食如同空气、阳光一样是不可缺少的。古人云：“夫食能排邪，而安脏腑，清神爽志，以资气血。”由此可见食物对健康的重要性，尤其是肝病患者，首先表现的临床症状是食欲减退、上腹不适，有的恶心、呕吐，出现营养失调。所以肝病患者应当十分注重饮食调节，这是肝病治疗的关键。

第一节 乙型肝炎常用药膳

1. 郁金清肝茶

[组成] 广郁金（醋制）10 g，炙甘草5 g，绿茶2 g，蜂蜜25 g。

[制作] 上4味加水1 000 mL，煮沸10 min，取汁即可。

[用法] 每日1剂，频频饮之。

[功效] 疏肝解郁，利湿祛瘀。

[适应证] 肝炎、肝硬化、脂肪肝及肝癌患者。

[方源]《保肝茶饮呵护健康》。

2. 红花蜂蜜健肝膏

[组成] 菊花30 g，红花30 g，丹参15 g，薏苡仁15 g，桃仁15 g，炒麦芽15 g，甘草20 g，蜂蜜300 g。

[制作]

（1）将丹参、薏苡仁、炒麦芽、桃仁、甘草等5味用清水洗净后，放入钢锅或砂锅内加清水大火煮滚后改用中火，煎煮30 min，然后加入洗净的红花、菊花，继续煎煮10 ~ 15 min。滤去药渣不用。

（2）将药液与蜂蜜同放入锅内，大火煮滚后改用小火慢慢煎煮至比蜂蜜更浓的膏状，收贮备用。

［用法］每次取1汤匙，约10～15 mL，加入温开水冲服，每日2～3次，连服1～2个月为1个疗程。

［功效］活血化瘀，清热解毒，健脾和胃，护肝养肝。

［适应证］慢性肝炎出现头痛心烦、头晕腹胀、食欲不振、疲倦、肝区胀闷疼痛不适、肝功能检查不正常等症状者。

［方源］《慢性肝炎食疗》。

3. 栀子粥

［组成］栀子仁3～5 g，粳米50～100 g。

［制作］将栀子仁碾成细末，同时煮粳米为稀粥，待粥将成时，调入栀子末稍煮即成。

［用法］每日2次，2～3日为1个疗程。

［功效］清热泻火。

［适应证］黄疸性肝炎、胆囊炎以及目赤肿痛、急性结膜炎等。

［方源］《养生食鉴》。

4. 柳叶大枣粥

［组成］嫩柳叶9 g，大枣10枚，大米100 g，白糖适量。

［制作］将嫩柳叶水煎取汁，之后将药汁与大枣、大米一同放入锅中，加入清水适量，煮至米熟粥成，调入白糖即可。

［用法］温热食之，每日2次。

［功效］益气养肝，清热利湿退黄。

［适应证］急性黄疸型肝炎。

［方源］《乙型肝炎自然疗法》。

5. 酸枣汤

［组成］酸枣50 g，白糖适量。

［制作］将酸枣加水500 g，文火煎1 h，加白糖适量。

［用法］每日服1次，随量饮。

［功效］养肝，宁心，安神，敛汗。

［适应证］急慢性肝炎、转氨酶高、心烦不安患者。

［方源］经验方。

6. 柴胡疏肝糖浆

［组成］柴胡、白芍、香附子、枳壳、生麦芽各30 g，甘草、川芎各10 g，白糖250 g。

［制作］将上述药物加水2 000 mL，煮汁去渣，取汁1 500 mL，加白糖制成糖浆。

［用法］每次服30 g，每日2次。服完再配，保持药液新鲜。

［功效］疏肝解郁，理气宽中，健胃消食。

［适应证］慢性肝炎、肝郁气滞之胁痛低热者。

［方源］传统方。

7. 茵陈粥

［组成］茵陈30～60 g，粳米50～100 g，白糖适量。

［制作］先将茵陈洗净，煎汁，去渣，放入粳米后加水适量，待粥欲熟时，加入白糖适量，稍煮一二沸即可。

［用法］每日服2～3次，7～10日为1个疗程。

［功效］清利湿热，退黄疸。

［适应证］急性传染性黄疸型肝炎。

［方源］《粥谱》。

8. 板茵白糖茶

［组成］板蓝根60 g，茵陈50 g，白糖适量。

［制作］先将板蓝根、茵陈洗净，一同放入砂锅中，加入清水约600 mL，煎取药汁约300 mL，之后把白糖加入药汁中，调匀即可。

［用法］代茶饮用，每日3次。

［功效］清热利湿解毒。

［适应证］急性乙型肝炎。

［方源］《乙型肝炎自然疗法》。

9. 乌杞紫菜豆腐汤

［组成］豆腐100 g，何首乌10 g，枸杞子10 g，茯苓10 g，香附子5 g，紫菜20 g，金针菜15 g，瘦肉20 g，黄酒2汤匙，生姜5片，葱1

根，食盐5 g，素油30 g（约3汤匙），鸡汤或肉汤1碗。

［制作］

（1）豆腐切块，瘦肉切成细丝，紫菜洗净撕成小片，金针菜洗净切段，葱洗净切花，姜切片，何首乌、枸杞子、茯苓、香附子洗净备用。

（2）将何首乌、茯苓、香附子放入钢锅或砂锅内加入清水一大碗，大火煮滚后改用中火慢煮30 min，弃渣留汁备用。

（3）将炒锅置于大火上烧热，加入素油烧至六成热时，投入葱、姜、肉丝、黄酒爆香，然后加入鸡汤和药汁，大火煮滚后投入豆腐块、紫菜、金针菜，烧沸后加入食盐，适当调味后即可盛出食用。

［用法］每日1次，吃豆腐和吃肉饮汤。可根据病情需要长期食用，或每周食用2～5次。

［功效］养血补血，解毒强肝。

［适应证］慢性肝炎伴头晕疲倦，脱发，皮肤变黑，粗糙者。

［方源］《慢性肝炎食疗》。

10. 苋菜炒螺片

［组成］苋菜200 g，田螺肉100 g，姜、葱、盐各适量，素油30 g。

［制作］

（1）把苋菜淘洗干净，切5 cm长的段；田螺肉洗净，切薄片；葱切段，姜切片。

（2）把炒锅置武火上烧热，加入素油，烧六成熟时，下姜、葱爆香，加入田螺肉、苋菜、盐，炒至断生即成。

［用法］每日1次，每次吃田螺肉50 g，随意吃苋菜，佐餐食用。

［功效］清热解毒。

［适应证］急性黄疸型肝炎。

［方源］《急性病毒性肝炎药膳食谱》。

11. 龙井玫瑰茶

［组成］龙井茶3 g，干玫瑰花6 g。

［制作］将龙井茶、干玫瑰花一同放入茶杯中，加入适量开水，加盖闷泡5 min即可。

［用法］代茶饮用，每日1剂。

［功效］清肝解毒，理气解郁。

［适应证］急、慢性乙型肝炎，肝硬化出现肝气不舒症状者。

［方源］《乙型肝炎自然疗法》。

12. 云芝粉

［组成］干云芝1 000 g，蜂蜜适量。

［制作］将干云芝微烘后，研成细末，装入密封防潮的瓶中，备用。

［用法］每日2次，每次15 g，用蜂蜜水送服。

［功效］清热解毒，凉血利尿。

［适应证］肝脾不调型病毒性肝炎。

［方源］《病毒性肝炎的食疗方》。

13. 茯苓粥

［组成］茯苓粉30 g，粳米100 g，大枣20枚。

［制作］先将大枣文火煮烂，连汤放入粳米粥内，加茯苓粉再煮沸即成。

［用法］每日服2次，可酌加红糖。

［功效］健脾补中，利水渗湿，安神养心。

［适应证］慢性肝炎伴脾胃虚弱、腹泻、烦躁失眠。

［方源］《乙型肝炎自然疗法》。

14. 田基黄鸡蛋

［组成］田基黄50 g，鸡蛋2枚，冰糖适量。

［制作］将田基黄、鸡蛋分别洗净，一同放入锅中，加入清水适量，煮至鸡蛋熟时取出鸡蛋去壳，文火再煮约20 min，调入冰糖，稍煮片刻即可。

［用法］饮汤，吃蛋，每日1～2次，连用5～7日。

［功效］清热利湿，解毒消肿，益阴护肝。

[适应证]急性黄疸型肝炎。

[方源]《乙型肝炎自然疗法》。

15. 鲫鱼赤豆商陆饮

[组成]鲫鱼250 g，赤小豆120 g，商陆3 g。

[制作]一同煮熟。

[用法]吃鱼肉饮汤。

[功效]温中补虚，健脾利水，通便散结。

[适应证]肝炎肝硬化腹水患者。

[方源]《百一选方》。

16. 夏枯草瘦肉汤

[组成]夏枯草30 g，猪瘦肉100 g，食盐适量。

[制作]将夏枯草洗净，猪瘦肉洗净切块，一同放入瓦煲内，加入清水适量，武火煮沸后，文火再煮1h左右，加食盐调味即成。

[用法]饮汤，吃肉。

[功效]清肝泻火，利湿退黄。

[适应证]急性黄疸型及无黄疸型肝炎。

[方源]《乙型肝炎自然疗法》。

17. 鸡骨草茶

[组成]鸡骨草30 ~ 50 g，佩兰9 g。

[制作]上方药量加大20倍，共研为末。每次用4O ~ 50 g，置保温瓶中，冲入适量沸水，盖闷15 min。

[用法]代茶频频饮服，每日1剂，连服2周。

[功效]清热解毒，活血疏肝。

[适应证]急性肝炎，慢性迁延性或活动性肝炎。

[方源]《中医良药良方》。

18. 泥鳅粉

[组成]活泥鳅2 000 g。

[制作]先把活泥鳅放清水中养1日，使其排净肠内废物，次日再把它放干燥箱内烘干或焙干研末装瓶。

[用法] 每日3次，每次10 g，温开水送服。15日为1个疗程，最多不超过4个疗程。

[功效] 温中益气，解毒。

[适应证] 急、慢性肝炎。

[方源] 民间方。

19. 姜桂炖猪肚

[组成] 肉桂10 g，生姜50 g，猪肚150 g，食盐、十三香、香油各适量。

[制作] 将猪肚洗净切成块，与肉桂、生姜、食盐、十三香一同放入碗中，加入清水适量，隔水炖至猪肚熟烂，淋入香油即成。

[用法] 佐餐食用。

[功效] 温中健脾养胃。

[适应证] 慢性乙型肝炎出现脾胃虚寒症状者。

[方源] 《乙型肝炎自然疗法》。

20. 芹菜蜜汁

[组成] 鲜芹菜100 ~ 150 g，蜂蜜适量。

[制作] 将芹菜洗净捣烂取汁，加蜂蜜炖服。

[用法] 每日1次，温服，疗程不限。

[功效] 清热解毒，养肝。

[适应证] 肝炎。

[方源] 民间方。

21. 白萝卜炒猪肝

[组成] 白萝卜200 g，新鲜猪肝250 g，植物油、香油、食盐、葱丝、味精各适量。

[制作] 将白萝卜洗净，切成细条；猪肝洗净，切成片状。将炒锅烧热放入植物油烧至八成热，加入萝卜条，炒至八成熟时，拌入食盐，装于盘子中。锅中再加入植物油，武火爆炒猪肝片3 ~ 5 min，加入萝卜条再快速炒2 min，放入葱丝、食盐、味精，翻炒片刻，淋入香油即成。

［用法］佐餐，随意食用。

［功效］理气养肝。

［适应证］慢性乙型肝炎出现肝气郁结症状者，对兼有血虚者尤为适宜。

［方源］《乙型肝炎自然疗法》。

22．茅根猪肉羹

［组成］猪瘦肉250 g，茅根250 g。

［制作］将茅根洗净放在锅中，加水煮沸，去渣，然后放入切成片的猪瘦肉煮汤，肉煮熟后加入调味品。

［用法］吃肉饮汤，每日2次，每次1小碗。

［功效］除伏热，利小便。

［适应证］急性病毒性肝炎。

［方源］《补缺肘后方》。

23．茵陈玉米须茶

［组成］茵陈、蒲公英各15 g，玉米须30 g。

［制作］将上药共为粗末，置于保温瓶中，冲入沸水适量，加盖闷20 min即可。

［用法］代茶饮用，每日1剂。

［功效］清热利湿退黄。

［适应证］乙型肝炎出现湿热蕴结症状者。

［方源］《乙型肝炎自然疗法》。

24．蒲公英粥

［组成］蒲公英40～60 g（鲜品60～90 g），粳米50～100 g。

［制作］取干蒲公英或鲜蒲公英（带根）洗净，切碎，煎取药汁去渣，入粳米同煮为稀粥，以稀薄为好。

［用法］每日2～3次，稍温服，3～5日为1个疗程。

［功效］清热解毒，消肿散结。

［适应证］肝炎、胆囊炎及急性乳腺炎、急性扁桃体炎、急性结膜炎等。

［方源］《粥谱》。

25. 赤豆冬瓜汤

［组成］赤小豆60～80 g，冬瓜带皮250～500 g。

［制作］一同煮汤。

［用法］每日1剂，分2～3次服。

［功效］消炎利水。

［适应证］肝炎肝硬化有少量腹水者。

［方源］民间方。

26. 玄参炖猪肝

［组成］玄参15 g，猪肝500 g，花生油、淀粉、糖、酱油、料酒、葱、姜、精盐、味精各适量。

［制作］取玄参洗净用纱布包好，与猪肝同煮1h，取出猪肝切片备用；将油锅烧沸，放入姜、葱煸炒，再放入猪肝片，加酱油、糖、料酒少许，加入猪肝原汤，湿淀粉勾芡，加入精盐、味精调味即可。

［用法］佐餐食用。

［功效］滋阴补血，养肝明目。

［适应证］慢性乙型肝炎伴阴虚火旺所致的目涩昏花、红赤不甚、羞明轻微之症。

［方源］民间偏方。

27. 双耳甲鱼汤

［组成］银耳、黑木耳各50 g，甲鱼1只（重约500 g），食盐、葱段、生姜片、黄酒、香油各适量。

［制作］将甲鱼宰杀后从头颈处割开，剖腹，抽去气管，去内脏，斩去脚爪，入沸水锅中氽一下，刮去背壳黑膜，剁成数块，甲鱼壳与甲鱼肉一同放入汤锅内炖。把银耳、黑木耳水发后洗净，与食盐、葱段、生姜片、黄酒一同放入甲鱼锅中，炖至甲鱼肉熟烂入味时，拣去生姜片，淋上香油即成。

［用法］佐餐食用。

［功效］滋养肝肾。

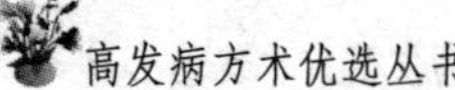

［适应证］慢性乙型肝炎出现神疲乏力、腰膝酸软等症状者。

［方源］《乙型肝炎自然疗法》。

28. 花汤

［组成］素馨花10 g，合欢花10 g，丹参10 g，郁金10 g，猪瘦肉100 g，陈皮、生姜各适量，大枣10枚。

［制作］

（1）将猪瘦肉洗净，斩成小块。其余用料洗净（生姜拍烂，陈皮浸泡去白），备用。

（2）全部用料放入锅内，加水适量，文火煮1～1.5 h，加盐调味。

［用法］随量饮用。

［功效］疏肝解郁，行气化滞。

［适应证］无黄疸型乙型肝炎属于肝郁气滞者。

［方源］《乙肝食疗》。

29. 茵陈菠菜瘦肉汤

［组成］茵陈80 g，菠菜150 g，猪瘦肉100 g，食盐、味精、葱花、生姜丝、植物油各适量。

［制作］将茵陈水煎取汁；猪瘦肉洗净，切成细丝。将锅烧热放入植物油，待油热后加入葱花、生姜丝，煸炒肉丝，肉熟后起锅备用。将药汁、肉丝及洗净的菠菜一同放入锅中，再加清水适量，煮至菠菜熟烂，调入食盐、味精即成。

［用法］吃菜、肉，饮汤。

［功效］清热利湿，益气健脾。

［适应证］急性肝炎。

［方源］《乙型肝炎自然疗法》。

30. 茵陈公英汤

［组成］茵陈100 g，蒲公英50 g，白糖30 g。

［制作］取茵陈、蒲公英加水500 mL，煎取400 mL，加白糖即成。

［用法］分2次服，每日2～4次。

［功效］清热解毒，利胆退黄。

［适应证］急性黄疸型肝炎发热患者。

［方源］经验方。

31. 枸杞蒸全鸡

［组成］母鸡1只（重约1 000 g），枸杞子30 g，调料少许。

［制作］枸杞子放入鸡腹内，加调料后隔水蒸2 h。

［用法］分2～3次食用。

［功效］补肝肾，益气血。

［适应证］慢性乙型肝炎肝肾阴亏型，患者手足心热、盗汗、头昏目涩、腰膝酸软、舌红苔少。

［方源］民间偏方。

32. 虫草炖老鸭

［组成］老鸭1只（重约1 500 g），冬虫夏草10枚，食盐等调味料各适量。

［制作］将老鸭宰杀，去毛及内脏，洗净，冬虫夏草装入鸭腹中。将老鸭放入锅中，注入清水适量，煨炖至老鸭熟烂，用食盐等调料调味即成。

［用法］佐餐食用，吃肉饮汤。

［功效］滋补肝肾，益气生血。

［适应证］慢性乙型肝炎之肝肾阴虚证及乙型肝炎表面抗原携带者。

［方源］《乙型肝炎自然疗法》。

33. 山药龙眼炖甲鱼

［组成］山药片30 g，龙眼肉20 g，甲鱼1只（约重500 g）。

［制作］先将甲鱼宰杀，洗净去内脏，连甲带肉加水适量，与山药片、龙眼肉清炖至熟。

［用法］食用时，吃肉饮汤。

［功效］滋阴潜阳，散结消症，补阴虚，清血热。

［适应证］慢性肝炎、肝脾肿大、肝硬化。

［方源］《饮食疗法》。

34. 荸荠梨肉汤

［组成］荸荠、梨、猪瘦肉各100 g，食盐适量。

［制作］将荸荠、梨分别去皮，猪瘦肉洗净、切块，一同放入锅中，加入清水适量，文火煮至猪肉熟烂，用食盐调味即可。

［用法］吃肉、梨及荸荠，饮汤。

［功效］滋阴清热，补肾养肝。

［适应证］慢性乙型肝炎出现胁痛、低热、手足心热等症状，证属肝肾阴虚者。

［方源］《乙型肝炎自然疗法》。

35. 灵芝甘草茶

［组成］灵芝6 g，甘草5 g。

［制作］上方药量加大40倍，共研为末。每次用20～30 g，置于保温瓶中，冲入沸水大半瓶，盖闷20 min。

［用法］代茶频饮，每日1剂。

［功效］补益肝气，保肝强身。

［适应证］慢性迁延性肝炎，原有肝炎病毒感染史，持续表现为肝功能损害，转氨酶反复波动，γ-球蛋白正常，肝活检很少见肝细胞坏死。全身症状以神疲、乏力、纳差、腹胀、大便溏薄、心悸、健忘、寐差为主。

［方源］《食物中药与便方》。

36. 清肝降酶茶

［组成］垂盆草30 g，大青叶10 g，虎杖15 g。

［制作］上方药量加大20倍，共研为末。每次用40～60 g，置于保温瓶中，用沸水冲泡，盖闷15 min。

［用法］代茶频饮，每日1剂。

［功效］清利湿热，解毒降酶。

［适应证］病毒性肝炎，黄疸不明显或黄疸消退后转氨酶、碱性

磷酸酶、乳酸脱氢酶等居高不下。

［方源］《中医良药良方》。

37. 薏米赤豆扁豆粥

［组成］薏苡仁、赤小豆各50 g，扁豆30 g。

［制作］将薏苡仁、赤小豆、扁豆淘洗干净，一同放入瓦煲中，加入清水适量，武火煮沸后，改用文火炖至豆熟烂即成。

［用法］温热食之，每日2次。

［功效］健脾祛湿，解毒退黄。

［适应证］脾虚湿困型慢性肝炎。

［方源］《乙型肝炎自然疗法》。

38. 四红汤

［组成］赤小豆60 g，花生仁带衣30 g，大枣10枚，红糖2匙。

［制作］先将赤小豆、花生仁洗净放入锅内，加水500 mL，用小火慢炖1 h，再放入洗净的大枣，继续炖30 min，至食物酥烂为止。

［用法］每日1剂，服时加红糖，分早晚2次吃完。

［功效］补益肝血，健脾利湿，清热消肿，行水解毒。

［适应证］慢性乙型肝炎。

［方源］民间方。

39. 白背叶根田螺汤

［组成］白背叶根30 g，鸡骨草25 g，香橼10 g，田螺50个，生姜适量。

［制作］

（1）将田螺用清水静养半天，以去泥沙，捶碎螺壳，取出螺肉。其余用料洗净（生姜拍烂），备用。

（2）全部用料放入锅内，加水适量，文火煮1.5 ~ 2 h，加盐调味。

［用法］吃螺肉并饮汤。

［功效］疏肝清热，利湿解毒。

［适应证］慢性乙型肝炎属于湿热毒邪羁留不去者。

［方源］《乙肝饮食疗法》。

40. 首乌枸杞肝片

［组成］制何首乌20 g，枸杞子30 g，猪肝150 g，黄酒、酱油、生姜末、食盐、味精、香醋、水淀粉、水发木耳、嫩青菜、葱花、蒜片各适量。

［制作］将制何首乌、枸杞子淘洗干净，放入砂锅加水浸泡片刻，浓煎2次，每次30 min。然后滤去药渣，合并2次药汁，倒回砂锅，小火浓缩成约100 mL备用。再用水发木耳、嫩青菜、葱花、蒜片、黄酒、生姜末、酱油、食盐、味精、香醋、药汁将猪肝（洗净切片）熘炒至熟即成。

［用法］佐餐食用。

［功效］滋补肝肾。

［适应证］慢性乙型肝炎肝肾阴虚型伴有血清转氨酶升高者。

［方源］《乙型肝炎自然疗法》。

41. 鲫鱼赤小豆汤

［组成］鲫鱼1条，赤小豆50 g，生姜片、葱段、食盐各适量。

［制作］将活鲫鱼去鳞鳃及内脏，洗净，填入淘洗干净的赤小豆煮汤。待煮至鱼、豆熟烂时，加入生姜片、葱段再稍煮，用食盐调味即成。

［用法］吃肉、豆，饮汤。

［功效］补气消肿。

［适应证］慢性肝炎、肝硬化白蛋白降低，球蛋白升高，白蛋白与球蛋白比值轻度倒置，出现腹胀纳差、神疲乏力、水肿等症状者。

［方源］《乙型肝炎自然疗法》。

42. 保肝茶

［组成］茵陈15 g，郁金、丹参各9 g，板蓝根12 g。

［制作］按原方组成比例，加大20倍量，共为粗末。每次用50 ~ 70 g，置于保温瓶中，冲入沸水大半瓶，盖闷15 ~ 20 min。

［用法］频频代茶饮服，每日1 ~ 2剂。

［功效］疏肝理气，活血化瘀，益气养血。

［适应证］急、慢性肝炎。

［方源］《中医良药良方》。

43. 枸杞当归煲鹌鹑蛋

［组成］枸杞子30 g，当归30 g，鹌鹑蛋10枚。

［制作］将当归洗净，切片，与枸杞子、鹌鹑蛋同入砂锅，加水适量，煨煮30 min，取出鹌鹑蛋，去壳后再放回锅中，小火同煨煮10 min即成。

［用法］早晚2次分服，当日吃完。

［功效］滋肝阴，益肝血。

［适应证］肝阴不足型病毒性肝炎。

［方源］《病毒性肝炎的食疗方》。

44. 玉米须蚌肉汤

［组成］玉米须50 g，蚌肉120 g。

［制作］先将蚌肉放入瓦罐中，加入清水适量，用文火煮熟，再放入玉米须一起煮烂即可。

［用法］每次吃蚌肉30 g，饮汤100 mL。急性黄疸型肝炎黄疸期每日2次，恢复期每日1次。

［功效］益气强身，清热利湿退黄。

［适应证］急性黄疸型肝炎。

［方源］《乙型肝炎自然疗法》。

45. 虎杖蜜

［组成］虎杖根500 g，北五味子250 g，蜂蜜1 000 mL。

［制作］将虎杖、北五味子洗净，用砂锅加水浸泡半小时，水量以浸没药物为度。中火煎沸后，改用小火煎半小时，取汁150 mL，再加水煎取汁150 mL，弃渣，将头煎、二煎汁及蜂蜜一起倒入大砂锅内，小火煎沸5 min，冷却装瓶备用。

［用法］每日3次，每次5～10 mL；饭后开水冲服，2个月为1个疗程。

［功效］扶正扶邪，柔肝解毒，扶瘀止痛，利湿。

［适应证］慢性迁延性肝炎。

［方源］民间方。

46. 香附陈皮茯苓茶

［组成］炒香附10 g，陈皮10 g，茯苓30 g，山楂20 g，红糖20 g。

［制作］将陈皮、茯苓洗净后，晒干或烘干，切碎，研成细末，备用。炒香附、山楂洗净切成片，放入纱布袋中，扎口，放入砂锅，加水浸泡片刻，先用大火煮沸。调入陈皮、茯苓粉末，搅匀，改用小火煨煮30 min，取出药袋，调入红糖，小火煨煮至沸即成。

［用法］早晚2次分服，代茶频频饮用。

［功效］疏肝解郁，调和肝脾。

［适应证］肝脾不调型病毒性肝炎。

［方源］《病毒性肝炎的食疗方》。

47. 山药茯苓煎饼

［组成］山药粉、茯苓粉各200 g，小麦面粉300 g。

［制作］将山药粉、茯苓粉与小麦面粉混匀，用水调成糊状，上锅摊成煎饼，煎熟即成。

［用法］早、晚餐食用。

［功效］健脾利湿。

［适应证］慢性肝炎纳差脘痞，肢软乏力，大便溏薄者。

［方源］《乙型肝炎自然疗法》。

48. 消炎利胆茶

［组成］玉米须、蒲公英、茵陈各30 g，白糖适量。

［制作］将玉米须、蒲公英、茵陈加水1 000 mL，煎后去渣，加白糖适量。

［用法］温服，每日3次，每次250 mL。

［功效］利尿利胆，清热消炎，健胃利胆。

［适应证］急性黄疸型肝炎。

［方源］经验方。

49. 鸡骨草蜜枣猪肉煲

［组成］鸡骨草30 g，蜜枣7～8枚，猪瘦肉100 g。

［制作］加水适量煎煮，食盐小量调味，去渣。

［用法］饮汤吃肉，每日1剂。

［功效］清湿热，解毒，退黄，扶正护肝。

［适应证］急、慢性肝炎湿热明显者。

［方源］《自助食疗DIY》。

50. 佛手茯苓汤

［组成］佛手10 g，茯苓25 g，白芍15 g，陈皮5 g，牛肉150 g，生姜10 g，大枣10枚。

［制作］

（1）将牛肉洗净，斩成小块。其余用料洗净（生姜拍烂），备用。

（2）全部用料放入锅内，加水适量，文火煮2.5～3 h，加盐调味。

［用法］随量饮用。

［功效］补脾柔肝，祛湿止泻。

［适应证］无黄疸型乙型肝炎属于肝脾不和者。

［方源］《病毒性肝炎药膳治疗》。

第二节　肝硬化治疗药膳

1. 草果赤豆母鸡汤

［组成］童子母鸡1只（重约500 g），草果6 g，赤小豆30 g。

［制作］将鸡去毛及肠杂，与草果、赤小豆均洗净入瓦罐同煮，鸡熟烂后可放少许食盐。

［用法］空腹时饮汤吃肉。

［功效］鸡肉补虚益气，赤小豆利水消肿，草果湿振脾运，全方

共奏温阳利水之功。

［适应证］肝硬化、慢性肝炎症见胃脘冷痛，泛吐清水，喜温按，食少腹满，肢软乏力，手足厥冷，面色苍白，脉沉细无力的脾肾阳虚而水气泛滥。

2. 山药薏米龟汤

［组成］山药30 g，薏米15 g，陈皮6 g，龟500 g，猪瘦肉100 g。

［制作］共煮成粥样米汤。

［用法］食时放少许食盐，每周1次，2～3日吃完。

［功效］龟益阴养血；薏米、山药健脾益肾，渗湿利水。

［适应证］肝硬化症见腹水，下肢或四肢水肿，尿短少而不畅，饥而不敢饮食，白蛋白与球蛋白比值倒置或低白蛋白血症。

3. 鲫鱼赤豆商陆饮

［组成］鲫鱼250 g，赤小豆120 g，商陆3 g。

［制作］一同煮熟。

［用法］吃鱼肉饮汤。

［功效］商陆通二便，泄水，散结。全方温中补虚，健脾利水。

［适应证］肝硬化腹水。

4. 桃仁粥

［组成］桃仁100 g，粳米250 g。

［制作］将桃仁去皮尖煮熟，取汁和粳米共煮成粥。

［用法］食用。

［功效］桃仁破瘀行血润燥；粳米甘平补中。全方健脾补中，活血行瘀。

［适应证］肝硬化、慢性活动性肝炎症见胁下痞块、舌质暗有瘀斑之瘀血患者。

5. 山楂鲜藕汤

［组成］山楂30 g，鲜藕60 g，金银花15 g，桃仁25 g，大米250 g。

［制作］桃仁去皮尖与金银花同煎，去渣滤出汤液与山楂、鲜

藕、大米共煮成粥。

[用法] 食用。

[功效] 有凉血活血、清热解毒之功效。

[适应证] 肝硬化、慢性肝炎属血瘀血热证者。

6. 猪肉枸杞子汤

[组成] 枸杞子15 g，猪瘦肉（切丝）100 g。

[制作] 洗净共煮成汤。

[用法] 放少许食盐、香油后食用。

[功效] 猪瘦肉滋阴润燥；枸杞子滋补肝肾之阴。

[适应证] 慢性活动性肝炎、肝硬化和重症肝炎恢复期属肝肾阴虚者。

7. 何首乌粥

[组成] 何首乌粉30 g，糯米50 g，大枣6枚，白糖适量。

[制作] 糯米、大枣加水500 mL在砂锅内煮成稀粥，然后放入何首乌粉轻轻搅匀，文火烧至粥汤黏稠，加糖。

[用法] 每日早、晚温服2次。

[功效] 何首乌补肝益肾，养血。

[适应证] 慢性肝炎活动期、肝硬化和重症肝炎。

8. 萸肉粥

[组成] 山萸肉15 g，糯米50 g，红糖适量。

[制作] 同入砂锅加水500 mL，用文火煮至米开粥稠。

[用法] 每日晨起空腹顿服，10日为1个疗程。

[功效] 山萸肉补肝肾，涩精气，固虚脱；糯米补中益气治自汗。此粥具有补益肝肾、收敛固涩的作用。

[适应证] 慢性活动性肝炎、肝硬化和重症肝炎恢复期症见右胁隐痛、腰膝酸软、头晕目眩、耳鸣耳聋、月经不调者。

9. 桂心粥

[组成] 桂心米5 g，大米50 g。

[制作] 如常法煮粥，粥半熟时入桂心米，加热至全熟。

［用法］食用。

［功效］桂心辛热，温阳散寒。适用于各型重症肝炎肝功能衰竭之亡阳虚脱、肢冷脉微者。另外用水煮桂心米5 g，茯苓15 g，桑白皮12 g取汁去渣，用汁煮米成粥后食用。茯苓淡渗利湿；桑白皮止咳、下气行水；桂心温化水饮。此粥温阳化水。

［适应证］肝硬化、慢性肝炎症见食少便溏、畏寒喜暖、四肢不温、舌质淡苔白腻、脉沉细的寒湿中阻、水饮停蓄者。

10. 猪肝粥

［组成］猪肝100～150 g，大米50 g。

［制作］以鲜猪肝煮汤，用汤加大米煮成粥。

［用法］食用，猪肝加调料食之。

［功效］本方补中益气，养血生津，协助肝细胞再生。

［适应证］重症肝炎恢复期和各种慢性肝炎。凡属气阴两虚的肝炎患者均可经常服用。

11. 黄精炖猪瘦肉

［组成］黄精30～40 g，猪瘦肉120～150 g。

［制作］二者中放葱、姜、食盐和少许黄酒，在饭锅上蒸或隔水炖熟。

［用法］正餐时当菜食用。

［功效］全方滋补强壮，生津养血，润燥益气。

［适应证］气阴两虚及产后气血衰弱夹杂早期风寒的肝炎者。

12. 参麦五仁粥

［组成］北五味子、党参各30 g，麦冬15 g，大米50 g。

［制作］煮党参、麦冬去渣取汁，放入大米、北五味子煮成粥。

［用法］食用。

［功效］全方益气养阴，滋肝健脾，清心润肺，补中降酶。

［适应证］慢性肝炎、肝硬化气阴两虚、转氨酶不正常者。

13. 荔枝扁豆煎

［组成］带核荔枝（干品）、扁豆各30 g。

［制作］水煎。

［用法］饮用。

［功效］方中荔枝甘温养血，理气生津止痛；扁豆健脾补气。全方益气养阴。

［适应证］慢性肝炎、肝硬化气阴两虚者。

14. 西洋参龙眼饮

［组成］西洋参6 g，龙眼肉30 g，白糖适量。

［制作］西洋参、龙眼肉、白糖共置带盖碗中，在饭锅内或隔水反复蒸成膏状。

［用法］每晚服一勺。

［功效］龙眼肉甘平补心，养血安神；西洋参甘凉益气，养阴生津。

［适应证］肝硬化、慢性活动性肝炎、重症肝炎恢复期证属气阴两虚，症见心悸气短、失眠健忘、动则多汗、喘息、腰痛耳鸣、四肢酸软者。也可用于身体衰弱、心律失常、脉结代者。

15. 灵芪瘦肉粥

［组成］猪瘦肉100 g，灵芝9 g，黄芪20～30 g。

［制作］三者洗净加水煎煮使猪瘦肉烂熟后，加少许食盐调味。

［用法］饮汤吃肉。

［功效］黄芪补中益气，固表止汗，托疮利尿；灵芝益心肺，补肝肾；猪瘦肉滋养脏腑，补肝益血。

［适应证］慢性迁延型和活动型、大三阳阳性的乙型肝炎气血两虚者。

16. 鸡汁牛奶粥

［组成］活鸡1只（重约1 000 g），牛奶250 mL，大米50 g。

［制作］将鸡去毛和肠杂洗净煮熟，取汁250 mL，大米加水煮粥，至半熟时加入牛奶及鸡汁搅匀，再煮至大米黏稠即可。

［用法］食用。

［功效］鸡汁养血补虚；牛奶补血填精，化气生津，安神益智，

壮胃健脾；米粥益气补中。全方养肝血、滋肝阴、强肝体、健脾胃，使气血充足，助肝细胞再生。

［适应证］急慢性重症肝炎恢复期、肝硬化气血虚弱者。

17. 杞枣煲蛋羹

［组成］枸杞子20 g，大枣10枚，鸡蛋2枚，西米15 g。

［制作］加适量清水同煮，待鸡蛋熟后去壳取蛋再煮片刻。

［用法］吃鸡蛋饮汤。

［功效］枸杞子补肝明目，补肾益精，补血强筋；鸡蛋滋阴润燥，补脾养血，生肌安胎；大枣补脾养血；西米健脾养胃，补气益血。

［适应证］慢性肝炎、早期肝硬化症见头晕心悸、腰膝酸软、少气懒言、气血两虚者。

18. 大枣番茄煮牛肉

［组成］大枣15枚，鲜番茄250 g，牛肉100 g。

［制作］前二者洗净切块，牛肉切成薄片，用少许植物油、食盐、糖调味后煮熟。

［用法］佐膳食用。

［功效］方中大枣补脾益胃，和解百药；番茄性味甘酸微寒，凉血平肝；牛肉性味甘平，能补脾胃、益气血、强筋骨。全方补气益血、健脾消食、养肝补脾。

［适应证］慢性肝炎气虚血弱者。

19. 蘑菇炖豆腐

［组成］嫩豆腐250 g，鲜蘑菇60 g。

［制作］豆腐切小块放冷水锅内，加烧酒少许，待旺火煮出孔时，取出豆腐与蘑菇、适量酱油、精盐和没过豆腐的清汤放入瓦罐，以文火炖20 min撒入味精、淋入香油即可。

［用法］食用。

［功效］蘑菇补肺健脾、益精气、强筋骨、安神志、理虚劳，能调节免疫机制，提高机体耐受缺氧能力，促进损伤的肝细胞修复；豆

腐滋补肝肾，益气和中。

［适应证］慢性活动性肝炎、肝硬化、重症肝炎恢复期症见头昏耳鸣、心烦失眠、食欲不振、少气无力和肝肾阴虚者。

20. 银耳羹

［组成］白木耳6 g，大枣6枚，冰糖20 g。

［制作］白木耳用温水泡开洗净，在砂锅中加清水250 mL把冰糖化开去浮沫后放入白木耳、大枣，用文火煮沸半小时即可。

［用法］食用。

［功效］白木耳滋阴养胃，润肺生津；大枣补中益气，养血安神；冰糖和胃润肺，补中益气。

［适应证］慢性活动型肝炎阴虚体弱者。如喜咸食者可用白木耳与猪瘦肉或鸡肉同炖，放食盐和调料少许，适用于肝硬化急症、重症肝炎恢复期患者间断使用。

21. 鲫鱼黄芪汤

［组成］活鲫鱼1条（重约400 g），黄芪30 g。

［制作］将鱼去鳞及内脏，抠去鳃，洗净；黄芪切片，洗净，用纱布袋装好，扎紧口。先将盛黄芪的药袋入锅，加水适量，煮约半小时，再下鲫鱼同煮，待鱼熟后捞去药袋，加入姜、葱、盐、味精调味即可。

［用法］食用。

［功效］鲫鱼健脾利湿，和中开胃，活血通脉，温中下气；黄芪补气固表，利尿排毒。

［适应证］肝硬化腹水。

22. 赤小豆冬瓜鲤鱼汤

［组成］鲜鲤鱼1条（重约500 g），赤小豆100 g，冬瓜200 g。

［制作］将鲜鲤鱼去鳞、去内脏后同赤小豆一起煮到半熟时加入冬瓜，再煮至肉烂汤白，熟后用纱布过滤去渣，不放盐及其他调味品。

［用法］每日2次，每次服250 mL左右，连服10～14日。

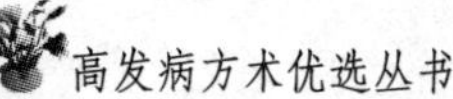

［功效］赤小豆利水除湿，和血排脓，消肿解毒；冬瓜味甘而性寒，有利尿消肿、清热解毒、清胃降火及消炎之功效；鲤鱼利水，消肿，下气，通乳，能提高血浆蛋白，有较强的利水消肿作用。

［适应证］肝硬化腹水较重者。

23. 大蒜蒸西瓜

［组成］大蒜60～90 g，西瓜1个（重约2 000 g）。

［制作］先用尖刀在西瓜皮上挖一个三角形的孔洞，大蒜去皮放入西瓜内，再用挖去的瓜皮塞堵洞口，将其洞口向上隔水蒸熟。

［用法］吃蒜和西瓜瓤，趁热服下。

［功效］大蒜有抗菌和消炎作用；西瓜有清热解暑和利水消肿功能。

［适应证］肝硬化腹水体质不太虚者。

24. 清蒸田鸡

［组成］田鸡250 g，葱白、姜块各适量，米酒、精盐、味精少许。

［制作］将田鸡剥皮去内脏，放入碗内，加适量水，放入米酒、葱、姜、精盐，用大火煮至烂熟。

［用法］饮汤吃肉。

［功效］田鸡含有丰富的蛋白质、钙和磷，有助于青少年的生长发育和缓解更年期骨质疏松。所含维生素E和锌、硒等微量元素，能延缓机体衰老，润泽肌肤，防癌抗癌。此方是大补元气治脾虚的营养食品，可以治阴虚牙痛、腰痛及久痢，适宜于低蛋白血症、精力不足和缺乳者。

［适应证］肝硬化腹水和神经衰弱。

25. 桂花青蛙粥

［组成］桂花10 g，青蛙3只，白米50 g。

［制作］将青蛙去皮、去内脏后洗净，蛙肉、白米同煮粥，粥将成时加入桂花，再煮沸片刻即可。

［用法］调味食粥和蛙肉，每日1次。

［功效］桂花温中散寒，暖胃止痛；青蛙大补元气。

［适应证］脾肾阳虚型肝硬化。症见腹胀如鼓，按之坚满，面色晦暗，畏寒肢冷，神疲乏力，便溏，小便短少，舌质淡白，苔白，脉细弱。

26. 大枣鳖甲汤

［组成］鳖甲15 g，大枣10枚，食醋、白糖适量。

［制作］将鳖甲拍碎，大枣洗净，二者共放入锅中，加水适量，置于小火上慢炖1 h，加入白糖、食醋稍炖即成。

［用法］食用。

［功效］鳖甲滋肾潜阳，软坚散结；大枣补中益气，养血安神。

［适应证］肝硬化初期。但忌食动物油，绝对禁烟、酒。

27. 地耳鸡蛋羹

［组成］鲜地耳草200 g（干品100 g），鸡蛋2枚。

［制作］将地耳草、鸡蛋同煮，蛋熟后去壳复煮片刻即可饮汤吃蛋。

［用法］每日1次，连服5～10日。

［功效］鲜地耳草清热利湿，消肿解毒；鸡蛋被认为是营养丰富的食品，含有蛋白质、脂肪、卵黄素、卵磷脂、维生素和铁、钙、钾等人体所需要的矿物质，其中的微量元素具有防癌的作用，蛋白质对肝脏组织损伤有修复作用。全方利湿退黄，清热解毒，活血消肿，补阴护肝。

［适应证］早期肝硬化、急慢性肝炎等。

28. 山药龙眼肉炖甲鱼

［组成］山药片30 g，龙眼肉20 g，甲鱼1只（重约500 g）。

［制作］先将甲鱼在45 ℃温水中使其排尽尿液，后烫死去肠杂及头爪，然后连甲带肉加水适量，与山药、龙眼肉清炖至烂熟。

［用法］饮汤吃肉。

［功效］山药补脾养胃，生津益肺，补肾涩精；龙眼肉补心安神，养血益脾；甲鱼滋阴清热，补虚养肾，补血补肝。全方滋阴潜

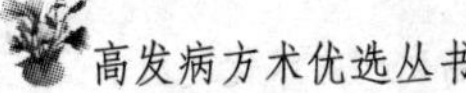

阳，散结消肿，补阴虚，清血热。

［适应证］肝硬化、慢性肝炎、肝脾肿大者。

29. 李子茶

［组成］鲜李子100～150 g，绿茶2 g，蜂蜜25 g。

［制作］将鲜李子剖开，加水300 mL，煮沸3 min，再加绿茶与蜂蜜煮沸后即可。

［用法］每日1剂，分早、中、晚3次服用。

［功效］李子性平、味甘、酸，入肝、肾经，能清肝涤热，活血生津，养肝，泻肝，破瘀清湿热，解邪毒，利小便，止消渴。《泉州本草》曰："治肝病腹水，骨蒸劳热，消渴引饮等症。"

［适应证］肝胆湿热型肝硬化。症见目黄身黄，发热恶寒，胁痛口苦，胸闷，食欲不振，或伴有恶心呕吐，小便黄或赤，舌苔黄腻，脉弦数或浮数。

30. 猪肝豆腐汤

［组成］猪肝80 g，豆腐250 g。

［制作］猪肝洗净切薄片，豆腐切厚片。锅中水沸，放入豆腐，加盐少许，再煮沸后入猪肝，煮3～5 min，调味即成。

［用法］每日1次，佐餐食用。

［功效］猪肝补肝明目，养血；豆腐益气宽中，生津润燥，清热解毒，和脾胃，抗癌。全方养阴清热，和胃。

［适应证］肝肾阴虚型肝硬化。症见胁痛隐隐，口干咽燥，或右侧胁肋部疼痛，右腹有积块，由软渐硬，纳差，消瘦，乏力，舌红少苔，脉弦细。

第五章 单味中草药疗法

随着肝病治疗学的发展，人们对中草药在肝病方面的治疗作用和良好的疗效予以高度的评价和广泛的重视，尤其是近年来通过深入的发掘研究和大量的临床实践，肝病的中草药治疗又取得了长足进展。它不仅疗效确切，而且副作用少、经济、方便，因而为广大肝病患者所乐意接受。现将肝病常用单味中草药简介如下：

一、利胆退黄类

1. 茵陈蒿

茵陈蒿为菊科植物茵陈蒿或滨蒿的幼苗。本品味苦辛，性微寒，功能清热祛湿、利胆退黄，为黄疸治疗要药。

在临床中以茵陈为主的方剂，在肝病利胆退黄的治疗方面疗效显著，颇为医家所推崇。有报道，单味茵陈蒿30～45 g水煎服，治疗黄疸型肝炎32例，平均7日清热退黄，肝脾缩小，临床症状基本消失，短期治愈。北京中医研究院单用茵陈蒿提取物治疗急性肝炎15例、慢性肝炎4例、肝硬化1例，均有较好的退黄疗效。有人用单味茵陈蒿30～60 g水煎服治疗胆管蛔虫症50例，服药20 min后腹痛止，1剂治愈。184例急性病毒性肝炎治疗报道，近期治愈率在95%以上。有报道以茵陈蒿汤为主的方剂治疗胆管感染和胆石症578例，显效率占86.5%，排石率为64.4%。

2. 黄芩

黄芩为唇形科植物，药用其根，性苦寒，能清热利湿、泻火解毒，主治湿热火毒之症。临床治疗肝病常用的制剂有黄芩苷片，黄芩苷注射液和黄芩素胶囊。

《中医肝胆病学》介绍用黄芩苷片0.5 g，每日3次，口服治疗传染性肝炎71例，临床痊愈率占97.2%。对转氨酶（ALT）半月内复常率可达72.5%。常州机车车辆厂职工医院，用黄芩苷治疗急性肝炎125例，半月内临床治愈率占60.9%。上海华山医院等11家医院用黄芩苷针剂、片剂治疗迁延型肝炎95例，有效率56.8%。治疗136例慢性肝炎有效率占72.2%。还有报道，黄芩苷针剂和片剂并用，治疗慢性迁延型肝炎268例，总显效率51.5%，有效率69%。另外，黄芩苷对急性胆管感染、胆管蛔虫症合并胆囊炎、胆管炎、急性胰腺炎、胆囊炎合并胆石症、肝硬化合并胆管炎、胆管炎并发肝脓肿的治疗，均有一定的疗效。

3. 龙胆草

龙胆草为龙胆科植物龙胆、三花龙胆或东北龙胆的根，其性苦寒，有解热、清火、解毒、清湿热的功效。主治肝胆湿热、火毒诸症，小量有健胃、促进消化作用。临床常用于肝病血清谷丙转氨酶长期不降者的治疗。

用龙胆草治疗26例长期血清谷丙转氨酶不正常患者，18例完全恢复正常。有报道69例迁延型、慢性肝炎经多种中西药治疗3个月，血清谷丙转氨酶一直高达120 U以上，后经以龙胆草为主的方剂治疗，41例血清谷丙转氨酶明显下降，其他各种症状也大为好转，连续观察4个月病情稳定。

4. 苦参

苦参为豆科植物苦参之根。本品苦寒，能清热燥湿、祛风利尿，主治湿热黄疸、小便淋涩、皮肤痒疮等症。

用苦参粉8 g口服，治疗肝硬化腹水30例，显效率占90%。解放军302医院用苦参提取的生物碱治疗乙型肝炎表面抗原（HBsAg）、乙型肝炎e抗原（HBeAg）长期阳性的患者，并设双盲对照，结果乙型肝炎表面抗原、乙型肝炎e抗原的阴转率，苦参碱治疗组均明显优于对照组。

5. 青叶胆

青叶胆为龙胆科植物獐牙菜的全草。本品苦寒，用于清利湿热，主治湿热黄疸。

青叶胆治肝炎的有效成分为齐墩果酸，有抗肝细胞变性坏死的作用，能促进肝细胞再生、抑制纤维组织增生、防止肝硬化的发生。解放军59医院用青叶胆30 g水煎服治疗急性肝炎92例，临床痊愈88例（95.65%）。有报道用青叶胆片（含原生药1.57 g，每日4次，每次服4～5片）治疗慢性肝炎35例，临床痊愈45.71%，总有效率60.9%。北京、上海、重庆等地的9家医院，用青叶胆提取物（齐墩果酸）治疗慢性肝炎222例，结果有效率为69.8%，显效率43.7%。又据153例急性黄疸型肝炎应用齐墩果酸治疗统计，总有效率为93.5%。综上可见青叶胆及其提取物对各型肝炎均有较好疗效，其副作用少，服用方便，使用经济。

6. 田基黄

田基黄为金丝桃科植物地耳草的全草，又名地耳草，其性凉，味苦甘，有清热利湿，消肿解毒之功效，是民间防治肝炎的常用药。

上海长征药厂生产的田基黄针剂，广泛用于各型肝炎的治疗。上海传染病总医院经370例各型肝炎临床治疗观察，急性肝炎显效率为89.7%，总有效率为96.8%；对慢性迁延型肝炎显效率为41.7%，总有效率为74.1%。另外还有一组报道，以田基黄针剂治疗小儿肝炎100例，14日为1个疗程，1～2个疗程后显效率为95%。值得一提的是，本品毒性很小，无论是动物实验或临床应用均无不良反应发生，故对儿童和老年肝病患者更为实用。

7. 栀子

栀子为茜草科植物栀子的成熟果实，又名山栀子。本品苦寒，能清利湿热，凉血解毒，主治湿热黄疸、血热出血等症。

实验研究证明，栀子提取物（栀子素和栀子苷）能引起胆囊收缩，促进胆汁分泌，其利胆作用不亚于去氧胆酸钠。口服栀子煎剂和其提取物，对黄疸型肝炎有很好的退黄降酶作用。临床用其煎剂治疗黄疸型肝炎19例，显效率90%，它的复方制剂“茵栀黄注射液”，多年来一直用于黄疸重症肝炎病人的治疗，效果明显。

8. 大黄

大黄为蓼科植物掌叶大黄或药用大黄的根茎。本品苦寒沉降，性禀直遂，并能凉血祛瘀、清泄湿热，适用于热结便秘、湿热黄疸以及血热火毒等症。

大量临床资料证实，大黄对多种肝病均有良好疗效。有报道，单味大黄50 g煎服，每日1次顿服，连用6日，治疗急性肝炎80例，其退黄显效率为96.43%。北京第一传染病医院用50%大黄静脉注射液40～80 mL加入10%葡萄糖液250～500 mL中静脉点滴，每日1次，治疗急性黄疸型肝炎80例，8日后血清胆红素即有明显下降，其下降速度不亚于糖皮质激素。用精制大黄片治疗100例黄疸型肝炎，其疗效优于复方西药组。用单味大黄治疗亚急性重症肝炎16例，治愈率为81.25%。对重症肝病昏迷患者，生大黄煎剂1 000 mL灌肠，可明显提高疗效，使昏迷患者提早苏醒。

有报道用生大黄0.6 g口服，每日3次，治疗胆囊炎、胆石症42例，结果31例排出胆石，排石率达73.8%。大黄毒性较低，利胆退黄、清热解毒效果明显，是临床常用之药。

二、清热解毒类

1. 山豆根

山豆根为豆科植物桑枝槐的根，有清热解毒、治疗咽喉肿痛之效，常用于湿热黄疸、抗肝炎病毒。

天津市肝病研究所用山豆根制剂（肝炎灵）治疗慢性肝炎38例，结果大部分脱氧核糖核酸多聚酶（DNA-P）、乙型肝炎病毒脱氧核糖核酸（HBV-DNA）、乙型肝炎e抗原均阴转。有报道用肝炎灵注射液治疗慢性活动型肝炎24例，其中显效率83%；有人用肝炎灵治疗110例患者，总有效率为86.4%；广西10家医院综合40例慢性活动型肝炎临床治疗报道，结果总有效率91.79%，特别是在降酶、乙型肝炎e抗原阴转方面效果更佳。肝炎灵的用法：2 mL肌内注射，每日2

次，2个月为1个疗程。

2. 虎杖

虎杖，又名花斑竹，为蓼科植物虎杖的根茎或根，其味苦，性寒，功能清热、利湿、解毒、活血、化痰、止咳。主治湿热黄疸、小便淋浊、跌打损伤、肺热咳嗽等症。

有报道单味虎杖90 g，加水浓煎口服，治疗急性黄疸型肝炎（阳黄）325例，基本痊愈率为86%。解放军47医院用虎杖煎剂和虎杖浸膏片（2.4～3 g/片）治疗急性黄疸型肝炎251例，结果治愈率达到84.86%，平均治愈日数为34.7日。另据报道，虎杖及其制剂体外实验对乙型肝炎病毒（HBV）有明显抑制作用。武汉市第九医院报道，虎杖煎剂在肝炎流行区投药7日为1个疗程，服药人群的发病率显著低于未服药的人群。

3. 板蓝根

板蓝根为十字花科植物菘蓝和草大青的根。本品味苦，性寒，有清热、解毒、凉血功效，常用于痄腮、丹毒、热毒咽痛之治疗。

较多的临床报道，板蓝根对各种肝病均有较好疗效。有人报道用单味板蓝根治疗乙型肝炎表面抗原（HBsAg）阳性患者52例，疗程3个月，结果乙型肝炎表面抗原阴转率高达62%；板蓝根注射液治疗急性黄疸型肝炎420例，其显效率为93.7%。吉林医科大学用本品的复方制剂（板蓝根、茵陈、龙胆草）治疗传染性肝炎50例，肝功能复常率达到92%。

板蓝根内服和外用都安全无毒，但其注射剂长期应用有累积毒副反应，常有消化道出血、面部紫绀、呼吸困难、出现荨麻疹等变态反应，因此使用中应高度注意。

4. 败酱草

败酱草为败酱科植物黄花败酱和白花败酱的根茎或带根全草。其味苦，性平，能清热解毒、消肿排脓、祛瘀止痛，用于痈疽、疮疡、疖肿、热毒内盛诸症。

根据近年来研究，败酱草及其提取物有促进肝细胞再生、改善肝功能、防止肝细胞变性作用，因而本品成为各种肝病的治疗用药。

有报道以败酱草、佛手为主方治疗64例传染性肝炎，其临床症状均在4～5周内消失，且本品安全性较高。

5. 蒲公英

蒲公英，又名婆婆丁、黄花地丁，为菊科植物蒲公英的带根全草。本品味甘、苦，性寒，具有清热解毒、利尿散结、消炎利湿等功效，临床上广泛用于多种肝病的治疗。

上海市某医院试用蒲公英注射液治疗传染性肝炎97例，结果47例痊愈，有效19例。又有人用蒲公英煎剂治疗黄疸型肝炎86例，无黄疸型肝炎24例，对肝功能改善、黄疸消退均有显著效果。还有报道用蒲公英、板蓝根制成糖浆剂治疗50例传染性肝炎，结果肝功能复常率达到92%。

6. 垂盆草

垂盆草为景天科植物垂盆草的全草。本品味甘、淡，性凉，具有清热解毒、消肿止痛之效，主治咽肿喉热、胁痛、热淋等症。

根据上海市中医研究所报道，本品对急性和慢性肝病均有良效，他们用鲜垂盆草250 g或干品30 g为每日量煎服治疗急性肝炎，血清谷丙转氨酶（ALT）的复常率为73.6%；下降14.8%。有人用垂盆草提取物制成片剂（每片含生药垂盆草苷8 mg），每日服9片，治疗慢性肝炎200例，2个月内转氨酶恢复正常167例。

垂盆草在肝病治疗中，退黄降酶效果确切，但对麝香草酚浊度试验、白蛋白与球蛋白比值倒置（A/G）、乙型肝炎表面抗原阴转无明显作用。

7. 水飞蓟

水飞蓟为菊科植物水飞蓟的全草，原产于南欧、北非。我国于1960年引种，国外早年将此药作为一种跌打损伤药，18世纪后作为民间肝病治疗剂，适用于胸胁胀痛、湿热黄疸。

水飞蓟目前多制成糖衣片剂使用（商品名为利肝隆、益肝灵，每片含生药水飞蓟素35 mg），每次2～4片，每日3次，对慢性迁延型肝炎、慢性活动型肝炎、肝硬化、胆管炎以及中毒性肝炎均有较好的疗效。北京第二传染病医院曾用水飞蓟片治疗慢性肝炎60例，对改善症状、恢复肝功能均有显效。有人通过双盲对比治疗观察39例乙型肝炎，结果有效率达到92.3%。有报道用本品治疗慢性迁延型肝炎201例，显效106例，总有效149例。苏州传染病院治疗256例慢性迁延型肝炎，结果总有效率为74.6%。近年来，常州、南通、陕西等地都有使用本品治疗肝病的报道，结果均令人满意。

8. 螃蜞菊

螃蜞菊又名空心苋、空心莲子草，为苋科植物空心莲子草的根或茎叶，其根味苦，性寒，具有清热、解毒、凉血、利尿功效。适用于淋症、疔疮、热毒诸症。

口服螃蜞菊糖浆50 mL（每毫升相当其生药5 g），每日2次，治疗急性黄疸型肝炎53例，慢性迁延型肝炎137例，结果总有效率为80%，尤其对肝病乏力、纳呆、恶心、头昏等症状疗效更为明显。本品有糖浆剂、注射剂供临床应用，也可全草煎服。

9. 马鞭草

马鞭草为马鞭草科植物马鞭草的全草或带根全草，其性凉，味苦，具有清热解毒、活血化瘀、利水消肿等作用，主治外感发热、湿热黄疸、水肿、痢疾等。

本品也常用于肝病的治疗。有报道用马鞭草15 g，甘草3 g，水煎服，每日3次，连服4日，对预防肝炎流行期发病有很好的作用。杨某报告以马鞭草煎剂内服或100%马鞭草注射液静脉点滴治疗80例传染性肝炎，结果痊愈77例，黄疸消退时间平均15日，各种症状3～12日消失，其复方制剂（马鞭草、溪黄草、人字草各15 g，水煎服）治疗传染性肝炎200例，结果治愈190例。马鞭草30 g，半枝莲15 g，水煎服治疗肝硬化腹水，也收到较好效果。本品特别在治疗肝及脾肿大、降酶退黄、消炎止痛等方面具有良好作用。

10. 甜瓜蒂

甜瓜蒂又名苦丁香，为葫芦科植物甜瓜的蒂，其味苦，性寒，有毒，主要用于痰热郁积、毒物停聚、胸脘痞硬等症。民间以甜瓜蒂研末吹鼻，可祛湿退黄。

近年来，上海、北京、重庆等地13家医院用葫芦素片（每片含生药葫芦素0.1 mg），每日3次，每次1～3片，饭后口服，3个月为1个疗程，治疗慢性肝炎，总有效率为75.2%。6家医院用本品治疗原发性肝癌169例，结果显效率39%，有效率69%。有人在保肝治疗的同时，以瓜蒂散0.1 g吹入两侧鼻内，每日1次，3～5日为1个疗程，结果黄疸消退率占81.4 %；在症状改善、肝脾回缩、降低转氨酶方面，均有良好效果。在一组33例原发性肝癌的治疗观察中，经服用葫芦素B 3周后，肿瘤缩小一般可达2～6 cm，质地变软，肝痛明显减轻，食欲增加，可延长晚期肝癌患者的寿命，治疗后半年生存率为40%左右。

甜瓜蒂及其制剂均有一定毒性。因此，必须在医生指导下用药，切莫乱用，以免引起中毒。

三、疏肝理气类

1. 柴胡

柴胡为伞形科植物柴胡的干燥根或全草，其味苦，性微寒，能解表和里，疏肝解郁，并具升阳功效。

柴胡为中医治疗肝病常用药，其有效成分为柴胡皂苷和皂苷原。实验证明，柴胡煎剂及其提取物（皂苷、皂苷原）有抗炎、抑制纤维增生、促进肝脏蛋白合成、增加肝糖原、降解高血脂、抗脂肪肝以及诱生干扰素等作用。有报道应用柴胡注射液治疗病毒性肝炎120例，近期治愈率为77.2%；慢性肝炎22例临床治愈率为45.4%。有人用小柴胡汤治疗慢性肝炎36例，总有效率为75%。柴胡毒性较小，但也有毒副反应的报道，柴胡与茯苓伍用可明显减少副作用的发生。

2. 郁金

郁金为姜科多年生草本植物姜黄及绿姜、黄姜、白姜等的干燥块根，其味辛、苦，有活血行气、祛瘀止痛、舒肝利胆之功效，主治气滞血瘀、湿热黄疸。

郁金主要含挥发油，有保护肝细胞、抑制免疫复合物产生、促进肝脏血流、增强胆汁排泄的作用，是广泛用于各种肝病治疗的药物。有报道用郁金粉内服治疗传染性肝炎33例，有效率在90%以上。有人用郁金复方剂（郁金、板蓝根、龙胆草、丹参、白术、薏苡仁、砂仁）治疗130例慢性肝炎，其肝功能复常率高达93%，乙型肝炎表面抗原阴转率为44.23%。南京传染病医院用郁金合剂（郁金、虎杖、大黄、黄芩、牡丹皮、苦参）配合部分西药治疗重症肝炎43例，结果存活19例（44.19%）。

3. 陈皮

陈皮为芸香科植物橘及其变种的成熟果皮。药用分陈皮、广陈皮，其味苦、辛，性温，归肺、脾二经，主要功能为疏肝利气、消积化滞，常用于肝病胸胁胀满、食积腹痛、反胃呕吐、消化不良、食欲减退，也可用于腹泻、咳嗽等症。一般用陈皮、青皮3～9 g，水煎服，可见效。

4. 枳实

枳实为芸香科植物酸橙的干燥幼果。本品味苦、辛、酸，性微寒，归脾、胃经。主要功能为破气、消积、化痰、散痞，常用于肝病积滞内停、痞满腹胀、大便不通、气阻胸痹等症。常用量为3～9 g，水煎服。孕妇慎用。

5. 木香

木香为菊科植物木香的干燥根，其味辛、苦，性温。主要功能为行气止痛、健脾消食，用于胸脘胀满、呕吐腹泻、食积不消、肠鸣腹痛等症，是治疗慢性肝炎消化不良、腹胀胁痛之良药。用法：1.5～6 g，水煎服。

6. 延胡索

延胡索为罂粟科多年生草本植物。本品味辛、苦，性温，功效活血散瘀、理气止痛，是历来常用止痛剂，对肝病胸胁脘腹疼痛、癌性肝病镇痛效果明显。用法：3～9 g，水煎服，或研粉1.5～3 g，吞服，均能见效。

四、补气健脾类

1. 人参

人参为五加科多年生草本植物人参的干燥根，其性味甘平、微苦，为补虚扶正、复脉固脱、补脾生津、大升元气之要药。常用于肝病久病体虚、免疫功能低下的患者。有报道用人参多糖提取物治疗102例慢性肝炎，其谷丙转氨酶（ALT）下降率为87.1%，复常率为66.7%，对乏力、纳差、腹胀、肝区疼痛等自觉症状有明显的改善作用。另外，对慢性肝炎病人的T淋巴细胞功能有明显的增强作用，对免疫复合物有较强的抑制作用。韩国汉阳大学用高丽参粉末5 g冲服治疗乙型肝炎54例，观察到谷丙转氨酶（ALT）复常较对照组早2～3周，碱性磷酶（AKP）复常先于对照组6～8周。吉林有报道，用人参注射液或人参片，治疗观察229例恶性肿瘤病人白细胞减少症，在用药30日以后，提升白细胞总有效率为64.6%，血小板也同时回升。常用量为3～9 g。人参虽为无毒佳品，但使用不当，仍可发生毒副反应；不宜与藜芦同用。

2. 党参

党参为一种桔梗科多年生宿根草本植物的根。本品甘平，不燥不腻，能补中益气，健脾生津，用于肺脾虚弱、气短心悸、食少便溏、虚喘咳嗽、内热消渴等症。在方剂中可作为人参的代用品。

党参用于肝病的治疗，主要配合黄芪、白术，可治气虚血亏、脾虚湿盛。北京协和医院报道，用党参、黄芪复方剂，治疗慢性乙型肝炎48例，总有效率为81.3%。有人用党参、山药、白茅根组方治疗肝硬化腹水84例（配合西药利尿剂），其中显效45例，好转31例，总有效率90.48%。党参治疗肝病不仅在降酶退黄方面有较好疗效，在促进蛋白合成，增强免疫方面也有显著效果。有报道党参在抗乙型肝炎病毒方面经较长时间的服用，乙型肝炎病毒表面抗原阴转率可达

54.7%，抗乙型肝炎病毒表面抗原阴转率为50%。

党参毒性虽小，但对湿热偏盛、转氨酶过高的患者，过早使用本药则可导致谷丙转氨酶（ALT）长期不降。剂量可用至9 ~ 30 g。

3. 黄芪

黄芪为豆科植物蒙古黄芪或膜荚黄芪的根，其味甘，性温，功能补气固表、利尿排毒，用于气虚乏力、食少便溏、中气下陷、水肿胀满、血虚萎黄、内热消渴等症。

近年来，黄芪及其制剂常用于肝病的治疗，尤其在乙型肝炎方面，使用更为广泛。有报道用单味黄芪注射液4 mL肌内注射，每日1次，30日为1个疗程，治疗乙型肝炎（乙型肝炎e抗原阳性）病人317例，结果乙型肝炎e抗原阴转93例；江苏医学院用黄芪注射液4 mL肌内注射治疗慢性乙型肝炎84例，疗程2个月，总有效率为85.7%。有人在慢性肝炎治疗中使用黄芪，可观察到淋巴母细胞转化率升高，并具有诱生干扰素的作用。另有40例慢性肝炎经黄芪治疗后报道，肝功能改善率80.7%，降酶率91.6%，肝、脾回缩率分别为69.5%、46.1%，乙型肝炎表面抗原阴转率81.9%。另外，黄芪在改善肝内微循环、促进白蛋白合成方面均有较好的作用，是我国治疗肝病特有的手段。目前，各地区对黄芪的研究和实践尚在深入进行中，相信黄芪对肝病的治疗将会发挥更为广泛的效能。常用量为9 ~ 30 g。

4. 甘草

甘草为豆科植物甘草的干燥根及根茎，有胀果甘草或光果甘草，其性味甘平，功能补脾益气、清热解毒、祛痰止咳、调和诸药，在中医中草药中使用最为广泛，也是肝病治疗的常用药。

据杭州传染病医院统计，用100%的甘草煎剂治疗传染性肝炎，尿三胆试验转阴9.7日，黄疸消退12.9日，肝痛消失7.8日，各项效果均优于其他中药组。有报道用甘草甜素制剂（甘利欣）治疗139例慢性肝炎，血清谷丙转氨酶（ALT）、血清谷草转氨酶（AST）均在4周内明显下降，血清7-谷氨酰转酞酶也显著下降。日本学者用甘草制剂治疗慢性肝炎117例，用药2个月后经肝活检有明显的组织学改善。

还有人报道，经甘草制剂治疗的乙型病毒性肝炎病人，其乙型肝炎e抗原的阴转率可达44.8%~50%，对输血后丙型肝炎的发生有预防作用，且在利胆降酶方面也有较好的作用。

甘草毒性虽然很小，但大量长期应用，20%的病人可出现水肿、低血钾，也有少数病人血压升高，故使用中应密切注意。常用量为1.5~9 g。

5. 山药

山药为薯蓣科植物薯蓣的干燥根茎，性味甘平，功能补脾养胃、生津益肺、固肾涩精，适用于脾虚食少、久泻喘咳、肾虚遗精等症。

临床资料表明，山药与扶正祛邪药物伍用，有较好的协同作用，如“清肝饮”（山药、黄芪、党参、虎杖组方）治疗慢性活动型肝炎，有提高免疫、促进肝细胞再生的作用，对抑制乙型肝炎病毒（HBV）复制也有作用。有报道，山药、当归、白芍、党参组方治疗慢性乙型肝炎102例，结果临床治愈85例（83.33%）；乙型肝炎表面抗原阴转37例（31.22%）；乙型肝炎e抗原阴转61例（59.8%），与对照组相比，疗效明显较优。

山药虽为甘平无毒之品，但邪实热盛者应慎用。常用量为15~30 g。

6. 灵芝

灵芝为多孔菌科植物赤芝或紫芝的子实体，性味甘平，功能益气补血、扶正培本，适用于久病体虚、食少纳呆之症，是一味用于滋补健身的珍贵名药。

综合国内715例各型肝炎经灵芝及其制剂治疗的结果，有效率为81.3%~98%，其肝功能改善、症状消失均明显优于对照组。有报道，用灵芝多糖治疗甲胎蛋白（AFP）持续阳性的肝癌病人236例，结果甲胎蛋白（AFP）阴转率高达86.96%，对提高癌症病人生存期颇有帮助。

灵芝口服无毒，但注射品应注意变态反应。

7. 白术

白术为菊科植物白术的干燥根茎，其味苦、甘，性温，功效有益气健脾、利水祛湿、止汗、安胎，常用于脾虚纳呆、气衰水肿、多汗、泄泻等症。

国内资料报道，白术及其提取物对急性和慢性肝炎、肝硬化以及恶性肿瘤均有较好的疗效。以白术、柴胡为主的复方剂，治疗乙型病毒性肝炎100例，总有效率为92.86%；有报道以白术、党参、白茅根、车前子组方，治疗34例肝硬化腹水患者，临床治愈20例（腹水消失、血浆蛋白比值倒置纠正、肝功能改善、自觉症状消失），好转11例，总有效率为90%。有报道以白术、党参配合清热解毒、软坚散结药品治疗晚期肝癌123例，存活1年以上者40例，与对照组相比有显著的差异性。单用大剂量白术利水、纠正白蛋白与球蛋白比值倒置、调节水及电解质平衡均有明显效果，为肝硬化腹水治疗之上品。常用量为6~12 g。

五、补肝益肾类

1. 冬虫夏草

冬虫夏草为麦角菌科真菌冬虫夏草菌寄生在蝙蝠蛾科昆虫幼虫上的子座及幼虫尸体的复合体，性味甘平，功能补肺益肾、止血化痰、补虚益精，用于久咳气喘、阳痿遗精、腰酸膝痛、体虚盗汗等症，系我国传统名贵滋补药材。

国内研究证实，虫草菌丝治疗慢性活动型肝炎、肝硬化，确有提高血浆白蛋白、抑制球蛋白的作用，对异常免疫紊乱有双向调节作用，同时可改善肝功能。一组22例肝硬化治疗结果，12例腹水消失，5例腹水明显减少，7例血浆白蛋白上升，7例球蛋白下降。245例慢性乙型肝炎治疗后观察，有效率为82.9%，乙型肝炎表面抗原阴转率达到55.6%，明显优于对照组。

冬虫夏草制剂有冬五花片、虫草菌丝胶丸（每丸0.25 g），每日3

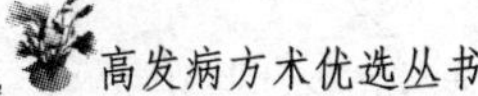

次，每次5片，较长时间服用未见毒副反应。

2. 五味子

五味子为木兰科植物北五味子和南五味子（华中五味子）的干燥成熟果实，其味酸、甘，性温，主要功能为收敛固涩、益气生津、补肾宁心、滋阴补虚，常用于久咳虚喘、遗尿滑精、津亏口渴、久泻久痢、心悸失眠等症。

近年研究资料证实，五味子降酶性能良好，优于任何药物，其分离单体“联苯双酯”是目前最好的降酶药。综合国内报道的4 558例五味子治疗病例，总有效率为84%～97.9%，平均90%以上；其降酶率高达95%，平均降酶日数为20日左右。临床应用有五味子粉、五味子糖浆、五仁醇胶囊、复方五味子制剂等。

五味子虽有较好的降酶作用，但有统计其反跳率在46%～69%，对乙型肝炎抗原阴转无明显作用。有人服药后常有胃灼热感、胃痛、反酸、食欲减退、恶心等副作用，对胃溃疡、精神兴奋、癫痫发作、血压升高者禁用。常用量为1.5～6 g。

3. 云芝

云芝又名杂色云芝、瓦菌、千层蘑等，为多孔菌科植物云芝的菌核，其性味甘、淡、平，入心、脾、肾经，功效利水渗湿、健脾和胃、宁心安神，用于慢性支气管炎、哮喘、各型肝病以及多种癌症等病症。

近年来，云芝用于肝病的治疗日渐增多。白求恩医科大学肝病研究所报道，用云芝多糖制剂（水剂、糖浆剂、胶囊剂）口服治疗慢性肝炎200例，结果降酶率达80.5%。中山医科大学用云芝片治疗迁延型慢性肝炎62例，结果显效率为66.1%。另外，北京第一传染病医院、北京儿童医院以及杭州第六医院均有云芝及其制剂临床应用资料报道，其疗效颇佳。江苏启东肝癌研究所报道，100例甲胎蛋白（AFP）阳性病例经云芝多糖治疗后观察，半年甲胎蛋白（AFP）阴转率为64%，一年转阴率为69.6%，故云芝对肝癌也有很好的治疗作用。

云芝无毒，长期服用安全。

4. 白芍

白芍为毛茛科植物芍药的干燥根。本品苦、酸、微寒，功能平肝止痛、养血调经、敛阴止汗，临床常用于肝气不和、胁肋胀痛、月经不调、气虚头眩等症。白芍是临床治疗肝病的常用药，有报道以白芍甘草汤治疗病毒性肝炎148例，其有效率占88.9%；乙型肝炎表面抗原阴转率为30.1%。白芍含有少量安息香酸，有一定毒性，肝功能严重不良者慎用。常用量为6～15 g。

5. 地黄

地黄为玄参科植物地黄和怀庆地黄的干燥块根。本品味甘微苦，性寒，功能清热生津、凉血止血、养血调经、滋阴补肾，常用于热风伤阴、舌绛烦渴、目昏耳鸣、腰酸膝软、遗精崩漏。

研究资料表明，地黄及其提取物有保护肝细胞、防止肝糖原减少、加强肝脏解毒、提高细胞免疫以及抗乙型肝炎病毒等作用。临床有报道用地黄注射液（每支含生药地黄12 g，甘草6 g）治疗病毒性肝炎50例，10日后显效41例，有效7例，只有2例无效。另有用地黄抗乙型肝炎病毒治疗的报道，乙型肝炎e抗原阴转率为64%。有人用生地黄、枸杞子配合化疗治疗晚期肝癌，有明显提高免疫功能、延长患者生存期的作用。

地黄无毒，常用量：鲜地黄12～30 g，生地黄9～15 g，熟地黄9～15 g。

6. 枸杞子

枸杞子为茄科植物枸杞的成熟果实，味甘，性平，有滋补肝肾、明目润肺之效，常用于肝肾阴虚、头昏目眩、消渴、遗精等症。

枸杞子是良好的滋补肝血药，有改善肝细胞功能、促进蛋白质合成、纠正血浆白蛋白与球蛋白比值倒置的作用。有报道用枸杞子复方剂治疗慢性肝炎25例，对降酶、抗肝细胞变性坏死有良好疗效。用枸杞子多糖治疗原发性晚期肝癌，可减轻化疗毒副作用，提高生活质量，延长生存期限。

临床应用枸杞子未见毒副反应报道，常用量为6～12 g。

7. 淫羊藿

淫羊藿为小檗科淫羊藿属植物的全草，又名仙灵脾。本品味辛，性温，有补肾壮阳、强筋健骨、祛风除湿之效。常用于肝肾亏虚、阳痿不育、风湿痹痛等症。

近年本品也常用于肝病的治疗，多以复方剂用于提高机体免疫功能及加强降酶作用。

有报道以淫羊藿为主药的健脾益肾解毒汤治疗慢性乙型肝炎52例，临床基本治愈44例，乙型肝炎表面抗原阴转16例。另有88例治疗报道，降酶和乙型肝炎e抗原（HBeAg）、脱氧核糖核酸多聚酶（DAN-P）阴转与对照组相比均具统计学意义。

六、活血化瘀类

1. 丹参

丹参为唇形科草本植物丹参的干燥根及根茎。其味苦，性微寒，功能活血通经、祛瘀止痛、清心除烦、安神止痉，常用于各种血行不畅、瘀血成积之症，如肝脾肿大、心痛胸痹、经闭痛经、跌打损伤、恶疮肿毒等病症。

近年来，丹参用于肝病的治疗已有大量报道。如急性肝炎104例经丹参注射液治疗2周后，痊愈率为81.7%，有效率为97%。用丹参注射液加10%葡萄糖液静脉点滴治疗慢性肝炎83例，近期痊愈28例，显效39例，总有效率达80%。上海传染病总院用复方丹参注射液肌内注射加静脉注射治疗慢性肝炎112例，总有效率为88.3%。上海华山医院用丹参及复方丹参注射液治疗慢性肝炎84例，其降酶率在70%以上；γ-球蛋白有效降低率为76.9%；缩肝有效率达到45.7%。另外，还有不少丹参治疗肝病、提高机体免疫功能、回缩肝脾肿大，以及发挥抗肝纤维化作用的临床报道。目前用于临床的制剂有丹参片、复方丹参片、丹参注射液、复方丹参注射液、丹参酮片等。

丹参及其制剂毒性很小，但也有用后出现口干、头晕、气短、心慌、恶心等不良反应以及个别变态反应的报道，故使用中应注意观察。

2. 当归

当归为伞形科植物当归的干燥根。本品味甘、辛，性温，主要功能为补血活血、滋补肝血、调经止痛、润肠通便，常用于血虚头痛、经闭腹痛、眩晕、痿痹、痈疽疮疡、跌打损伤、肠燥便秘等症。

临床用当归片单味剂、复方剂治疗肝病有较多的报道，如有人用当归片治疗迁延型肝炎和慢性肝炎、肝硬化88例，各型有效率分别为84.4%、79.1%、73.6%；另有33例慢性活动型肝炎经当归片治疗后，总有效率达93.9%。对脂肪肝、长期絮浊不正常者，以及提升血浆蛋白、血小板等均有一定疗效。另外，有人用单味当归注射液作穴位注射（足三里、章门、期门、长强等），配合治疗重症肝炎或降酶、降絮，均取得了较好的疗效。

当归无毒，但当归注射液局部注射、穴位注射可引起较剧烈疼痛，甚至出现发热、头痛、恶心等反应，故使用中应予注意。常用量为4.5～9 g。

3. 桃仁

桃仁为蔷薇科植物桃的干燥成熟种仁，其味苦、甘，性平，有活血祛瘀、润肠通便之效。临床多用于经闭腹痛、跌打损伤、肠燥便秘、瘀阻痞块等症。

现代研究，桃仁主要含有苦杏仁苷、挥发油、乳糖酶以及维生素B等成分。它能有效抗血细胞聚集、改善微循环、清除免疫复合物，常用于肝脏血流不畅之证，可营养肝细胞，对气滞血瘀型的各种肝病、肝硬化、肝癌等均有较好疗效。上海中山医学院用口服桃仁、静脉滴注丹参液治疗肝硬化30例，其中14例合并腹水者有9例腹水消退，肝功能明显改善。由桃仁提取物制成注射剂静脉注射治疗20例晚期肝硬化，疗效明显优于对照组，总有效率达到76%。应用桃仁复方制剂治疗肝癌60例，结果症状改善、存活率提高，特别对气滞血瘀型病例疗效更佳。

桃仁因含有苦杏仁苷，故有一定毒性，应严格掌握用量和适应证。常用量为4.5～9 g。

4. 红花

红花为菊科植物红花的筒状花冠，藏红花又名番红花。本品味辛，性温，主要功能为活血化瘀、通经消症，临床主要用于妇科经闭、痛经、血滞瘀阻以及跌打损伤等。

临床有报道，用红花注射液治疗传染性肝炎100例，其降酶效果明显；红花注射液穴位注射治疗急性重症黄疸型肝炎并昏迷的患者有一定效果。有人用红花复方制剂（牛麝散）代替安宫牛黄丸，抢救肝性脑病高热神昏患者20例，用药2～5日，神志苏醒、体温下降者10例，效果优于安宫牛黄丸组。

红花毒性虽小，但对孕妇、出血性疾病、溃疡病患者应慎用。常用量为3～9 g。

5. 赤芍

赤芍为毛茛科植物芍药的干燥根，味苦，性微寒，有清热凉血、散瘀止痛之效。临床用于目赤肿痛、出血吐血、肝郁胁胀、经闭血滞等症。

解放军302医院报道，重用赤芍治疗黄疸33例，有效率高达90%以上；对瘀胆型肝炎、黄疸型慢性活动型肝炎，其退黄作用优于激素。用赤芍复方剂治疗黄疸型肝炎100例，结果临床治愈78例，总有效率98%。有报道用赤芍复方剂口服或灌肠，中西医结合治疗重症肝炎39例，结果存活19例，存活率为48.7%，与对照组相比有显著的差异性。常用量为6～12 g。

6. 三七

三七又名参三七、田七，为五加科植物三七的干燥根，其味甘、微苦，性温，功能散瘀止痛、消肿止血，常用于咯血、吐血、出血、便血、崩漏血晕、恶露难下、跌打损伤诸症。

多年来，应用三七治疗肝病，收效显著，常用的有片剂、粉剂、针剂等多种剂型。有报道，用三七粉3 g，每日3次口服治疗肝胆疾病高酶性病例45例，结果显效34例，有效10例，表明三七有良好的降酶作用。上海传染病总医院用三七注射液治疗难治性慢性肝炎65例，结果总有效率达到80%。还有报道用三七粉及其制剂治疗瘀胆型肝炎、瘀血型慢性肝炎、自身免疫性肝炎及重症肝炎，均收到较好疗效，是一味值得进一步推广应用的肝病治疗剂。常用量为3～9 g，研粉吞服1～3 g。如一次用量超过5 g（粉剂），有可能影响心脏传导功能。

七、利水渗湿类

1. 猪苓

猪苓为多孔菌科真菌猪苓的干燥菌核，其味甘、淡，性平，功效利水渗湿，主要用于小便不利、水肿泄浊。

猪苓多糖针剂用于肝病的治疗已有不少报道。一组359例用猪苓多糖注射液4 mg肌内注射，3个月为1个疗程，结果各项肝功能改善总有效率为77.4%，而对照组为58.6%，两组有显著性差异。上海市传染病医院用猪苓多糖加乙型肝炎疫苗治疗慢性乙型肝炎97例，有效率达95.9%；乙型肝炎e抗原阴转率为59.8%，明显优于对照组。广西多家医院综合报道，对肝癌放疗、化疗的病人，配合猪苓多糖注射治疗，结果患者抗体免疫力明显增强，白细胞、血小板一直保持在4.0×10^9/L、100×10^9/L以上，表明无骨髓抑制现象，平均生存期也明显延长。常用量为6～12 g，无毒副反应。

2. 车前子（草）

车前子（草）为车前科植物车前或车前的干燥成熟种子或全草，味甘，性微寒，功能清热利尿、渗湿通淋、清肝明目，常用于尿少水肿、湿浊泻泄、痰热蕴肺、肿痛胀满等病症。

广州市传染病医院用单味车前草治疗急性黄疸型肝炎80例，总有效率为98.8%；一组急性黄疸型肝炎219例，用车前草冲剂治疗，临床治愈率达95.4%；以茵陈、车前草、虎杖等复方剂治疗黄疸型肝炎

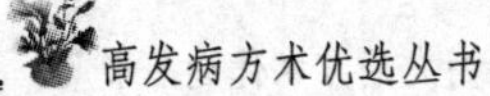

306例，总有效率为96%，表明车前子（草）对黄疸性肝炎具有很好的疗效。常用量：车前子为9～15 g，车前草为9～30 g。

3. 泽泻

泽泻为泽泻科植物泽泻的干燥鳞茎，其味甘，性寒，能清热利湿，主治小便不利、水肿胀满、痰饮泻泄、高脂眩晕等症。

有报道本品用于高脂血症、脂肪肝的治疗效果较好。湖南中医学院用泽泻浸膏片治疗高脂蛋白血症、高三酰甘油的慢性肝病，均取得一定疗效。有人用泽泻复方剂（泽泻、茵陈、茯苓）治疗急性黄疸型肝炎，治愈率高达100%。以泽泻、何首乌、丹参、黄精组方治疗脂肪肝38例，结果有效率达84.9%。本品无毒，常用量为6～9 g。

4. 茯苓

茯苓为多孔菌科真菌茯苓的干燥菌核，其味甘，性平，功能利水渗湿、健脾安神，常用于水肿尿少、胁胀食少、便溏泄泻、心悸失眠等症的治疗。

茯苓多糖可用于肝癌的治疗。有人观察30例肝病用茯苓多糖注射液60 mg肌内注射，每日1次，总有效率为90%。有人用茯苓多糖制剂60～120 mg每日肌内注射；90～120 mg加入葡萄糖液中静脉滴注，治疗慢性肝炎50例，结果16例痊愈，其他病例肝功能显著改善。用茯苓、党参、白术组方，治疗肝硬化30例，结果23例显效。常用量为9～15 g，长期应用安全无毒。

八、消导排石类

1. 山楂

山楂为蔷薇科植物山里红的干燥成熟果实，其味酸、甘，性微温，功能消食健胃、行气散瘀，常用于饮食积滞、脘胁胀满、泻痢腹痛、经闭血瘀、高脂血症等。

有报道用单味北山楂治疗黄疸型肝炎，效果良好。德州中医院以山楂组方治疗脂肪肝35例，总有效率为94.3%；有报道用山楂配以虎杖浸膏片内服治疗慢性乙型肝炎32例，结果乙型肝炎表面抗原阴转17例。张家口市立第一医院用山楂蜜丸治疗高脂血症75例，治疗1个月后80%患者有明显效果。山楂一般无毒，常用量为9～12 g。

麦芽、谷芽、鸡内金、神曲都是肝病患者常用助消化、健脾胃的药物，可单用或伍用。

2. 金钱草

金钱草为报春花科植物过路黄的干燥全草，其味甘、咸，性微寒，常用于清热利湿、通淋消肿、肝胆结石、利胆退黄等多种病症。

金钱草在肝病的应用中，主要用以利胆排石，在一些排石汤方剂中，多以金钱草为主药。有报道，复方金钱草膏治疗120例胆管结石，结果治愈29例（24.2%），显效42例（35%），好转有40例（33.3%），总有效率为92.5%。以金钱草、茵陈治疗黄疸型肝炎效果上乘，对胆囊结石、肾结石均有较好疗效。

说明：单味中草药介绍主要摘自《中医肝胆病学》（中国医药出版社1993年5月出版）和《肝病治疗学》（天津科技出版社1990年3月出版）等专著。

第六章　治疗肝病常用的中成药

1. 消症益肝片

[药物组成] 蟑螂活成虫提取物。

[功效主治] 破瘀化积，消肿解毒，止痛。药理研究表明，本品能增强人体网状内皮细胞的防御能力，以达到增加机体免疫力，并能对癌细胞有明显抑制作用，又不会影响体液正常细胞的发育生长。临床实验表明，本品具有缓解症状，减轻或消除肝区疼痛，增加食欲，缩小肝肿块，能使甲胎蛋白下降或转阴等功效。

[用法用量] 口服，每次2～4片，每日3次，1个月为1个疗程。

2. 双虎清肝颗粒

[药物组成] 金银花、虎杖、黄连、丹参、野菊花、半夏、瓜蒌。

[功效主治] 清热利湿，化痰宽中，理气活血。用于湿热内蕴所致的胃烷痞闷，口干不欲饮，恶心，厌油腻，食少纳差，胁肋隐痛，腹部胀满，大便黏滞不爽或臭秽或身目发黄，舌质暗，边红，舌苔厚腻或黄腻，脉弦滑或弦数者的慢性乙型肝炎活动期患者。

[用法用量] 每次1～2袋，每日2次，3个月为1个疗程。

[注意事项] 脾虚便溏者不宜使用。

3. 甘露消毒丸

[药物组成] 滑石、茵陈、黄芩、藿香、石菖蒲、白豆蔻、木通、连翘、川贝母、射干、薄荷。

[功效主治] 芳香化浊，清热解毒。用于急性黄疸型传染性肝炎证属湿热并重者。

[用法用量] 口服，每次6～9 g，每日2次。

[注意事项] ①忌生冷、辛辣、油腻等食物；②阴虚津亏者慎用。

4. **朝阳丸**

［药物组成］黄芪、鹿茸、干姜、大枣、鹿角霜、硫黄、玄参、核桃仁、木香、川楝子、青皮、生石膏、黄芩、大黄、铜绿、黑矾、薄荷、冰片、甘草。

［功效主治］清肝利胆，温补肾阳，安神开胃。用于慢性迁延型肝炎证属脾肾不足，肝郁血滞，痰湿内阻者。

［用法用量］口服，每次1丸，每日2～3次，3个月为1个疗程。

5. **金马肝泰**

［药物组成］丹参、败酱草、马蹄金、铁包金、汉防己等。

［功效主治］适用于急性和慢性乙型肝炎、肝硬化、肝硬化腹水及肝炎后综合征、肝纤维化等。有滋补肝肾、清热解毒、疏肝理气、健脾利湿、活血化瘀之效。

［用法用量］每袋10 g，每次1袋，每日3次，1个月为1个疗程。

［注意事项］孕妇忌服。

6. **乙肝清热解毒冲剂**

［药物组成］虎杖、茵陈、北豆根、土茯苓、白花蛇舌草、野菊花、茜草、白茅根、蚕砂。

［功效主治］清胆利湿，解毒保肝。用于急性和慢性乙型肝炎、乙型肝炎病毒携带证属湿热火毒内壅者。

［用法用量］冲剂，开水冲服，每次2袋，每日3次。

［注意事项］①忌烟酒、油腻食物；②脾虚便溏者慎用或减量服用。

7. **健肝灵胶囊**

［药物组成］五味子种子、灵芝、丹参。

［功效主治］有降低谷丙转氨酶、护肝抗炎的作用。用于急性和慢性肝炎及迁延性肝炎。以辨证属于气虚血瘀者为宜。

［用法用量］口服，每次2～3粒，每日3次。

8. **茵栀黄注射液**

［药物组成］茵陈提取物、栀子提取物、黄芩苷、金银花提取

物。

［功效主治］清热解毒，利湿退黄。用于湿热毒邪内蕴所致急性、迁延性、慢性肝炎和重症肝炎（Ⅰ型），也可用于其他型重症肝炎的综合治疗。

［用法用量］注射剂：每次10～20 mL，用葡萄糖注射液250～500 mL稀释后滴注；症状缓解后改用肌内注射，每次2～4 mL。口服液：每次10 mL，每日3次。

9. 克癀胶囊

［药物组成］麝香、牛黄、蛇胆汁、三七、郁金等。

［功效主治］适用于湿热毒邪内蕴、瘀血阻络表现为胁肋胀痛刺痛、胁下痞块、口苦口黏、纳呆腹胀、两目黄染、小便短赤、舌质暗红或瘀斑瘀点、舌苔黄腻、脉弦滑或涩的急性和慢性肝炎及活动性早期肝硬化的患者。

［用法用量］胶囊每粒0.4 g，每次4～6粒，每日3次，小儿减半，1个月为1个疗程。

［注意事项］服药期间忌油腻、辛辣食物。

10. 乙肝养阴活血冲剂

［药物组成］地黄、北沙参、麦冬、女贞子、北五味子、当归、白芍、黄芪。

［功效主治］滋补肝肾，活血化瘀。用于肝肾阴虚型的慢性肝炎。

［用法用量］每次20 g，每日3次，开水冲服。

［注意事项］①忌烟、酒、油腻食物；②肝胆湿热，脾虚气滞者忌用；③本品含糖，肝炎合并糖尿病患者不宜长期使用。

11. 齐墩果酸片

［药物组成］齐墩果酸、滑石粉、硬脂酸镁。

［功效主治］能降酶（谷丙转氨酶）、减轻肝细胞损伤、促进肝细胞再生、纠正异常蛋白代谢等。用于急性黄疸型肝炎、慢性迁延型肝炎、活动型肝炎。

［用法用量］每次1～2片，每日3次，1个月为1个疗程。

12. 鸡骨草肝炎冲剂

［药物组成］鸡骨草、茵陈、鹰不泊、地耳草、桃金娘根、鸭脚艾。

［功效主治］疏肝清热，利湿退黄。用于黄疸型和无黄疸型急性传染性肝炎。

［用法用量］口服，成人每次1袋，每日2次。小儿酌减。

13. 槐耳颗粒

［药物组成］槐耳菌。

［功效主治］起扶正活血、改善肝区疼痛、腹胀乏力等作用。适用于不宜手术和化疗的原发性肝癌的辅助治疗。

［用法用量］每袋20 g，每次服1袋，每日3次，1个月为1个疗程。

14. 茵陈五苓丸

［药物组成］茵陈、白术（炒）、茯苓、猪苓、泽泻、肉桂。

［功效主治］清湿热，利小便。用于湿热黄疸，脘腹胀满，小便不利，传染性肝炎证属湿重于热者。

［用法用量］口服，每次6 g，每日2次。

15. 理中丸

［药物组成］干姜、人参、白术、甘草。

［功效主治］温中散寒，健胃。用于慢性肝炎属脾胃虚寒者。

［用法用量］蜜丸：每次1～2丸；水丸：每次6～9 g。均口服，每日2次。小儿酌减。

［注意事项］①热证忌用；②忌生冷、油腻食物。

16. 扶正化瘀胶囊

［药物组成］丹参、发酵虫草菌粉、桃仁、松花粉、绞股蓝、五味子（制）。

［功效主治］活血祛瘀，益精养肝。用于乙型肝炎肝纤维化属“瘀血阻络，肝肾有足”证者。

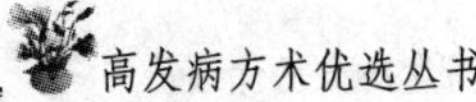

［用法用量］口服，每次5粒，每日3次，24周为1个疗程。

［注意事项］偶见服后胃中有不适感。

17. 牛黄清心丸

［药物组成］牛黄、水牛角、羚羊角、麝香、冰片、朱砂、黄芩、白蔹、雄黄、桔梗、苦杏仁、肉桂、人参、白术、茯苓、甘草、山药、当归、白芍、麦冬、阿胶、川芎、蒲黄、神曲、大豆卷、干姜、柴胡、防风、大枣。

［功效主治］清心化痰，镇惊祛风。用于乙型脑炎、流行性脑炎、中毒性痢疾、中毒性肝炎、肝性脑病见神志昏乱、言语不清等症。

［用法用量］蜜丸：口服，每次1丸，每日1次；片剂：用温开水化服，每次2片，每日3次。

［注意事项］孕妇慎用。

18. 华蟾素

［药物组成］野生中华大蟾蜍。

［功效主治］对慢性肝炎原发性肝癌和多种癌症有清热解毒，消肿止痛，活血化瘀，软坚散结作用。还能减少放疗、化疗的毒副作用，提高机体免疫力。

［用法用量］口服液每次10～20 mL，每日3次；肌内注射每次2～4 mL，每日2次；静脉点滴10 mL加10%葡萄糖500 mL缓慢滴注，每日1次，2～3个月为1个疗程。

［注意事项］蟾蜍有毒性，如何权衡利弊，患者应按医嘱执行。

19. 人参归脾丸

［药物组成］人参、炙黄芪、白术（炒）、龙眼肉、当归、酸枣仁（炒）、茯苓、远志（制）、木香、炙甘草、大枣（去核）。

［功效主治］益气健脾，养血安神。用于脾气虚不能统血而引起的肝炎伴血小板减少。

［用法用量］口服，每次1丸，每日2次。

［注意事项］①热邪内伏，阴虚火旺者慎用；②忌生冷食物。

20. **滋补肝肾丸**

［药物组成］女贞子（酒制）、墨旱莲、当归、熟地黄、续断、何首乌（黑豆酒制）、五味子（醋制）、北沙参、麦冬、浮小麦、陈皮。

［功效主治］滋补肝肾，养血柔肝。用于慢性肝炎、慢性肾炎症见阴虚证者。

［用法用量］口服，每次2丸，每日2次。

［注意事项］①忌食生冷；②慢性肝炎、慢性肾炎症见舌苔黄腻和辨证属湿热蕴结或湿热未尽者禁用。

21. **安珐特**

［药物组成］牛胎肝提取物、维生素B_{12}、肌醇。

［功效主治］用于急性和慢性肝炎、肝纤维化、脂肪肝、肝硬化等症的辅助治疗。

［用法用量］口服，每次1～2片，每日3次，15～30日为1个疗程。

［注意事项］①急性肝萎缩、肝昏迷患者禁用；②对本品过敏者禁用。

22. **乙肝扶正胶囊**

［药物组成］何首乌、当归、虎杖、人参、丹参、贯众等。

［功效主治］生精养血，补益肝肾。本品有保肝及增强免疫作用，能减少甘油三酯在肝内蓄积，促进肝脏排泄溴磺肽钠的能力，减轻四氯化碳与乙硫氨酸等毒物对肝脏的损害，加强肝脏代谢药物的能力。

［用法用量］口服，＞6岁每次2粒，＜6岁每次1粒，每日2～3次。

23. **平肝舒络丸**

［药物组成］柴胡、羚羊角粉、僵蚕（麸炒）、钩藤、木香、香附、厚朴（姜炙）、枳壳（去瓜瓤炒）、青皮（醋炙）、陈皮、沉香、乌药、佛手、檀香、砂仁、白豆蔻、藿香、川芎、乳香（醋

炙）、没药（醋炙）、延胡索（醋炙）、牛膝、木瓜、桑寄生、威灵仙（酒炙）、人参、白术、茯苓、龟甲（沙烫醋淬）、何首乌（黑豆酒炙）、熟地黄、肉桂、丁香、白芷、羌活、防风、细辛、白及、胆南星（酒炙）、天竺黄、黄连、朱砂、冰片。

[功效主治] 平肝疏络，活血祛风。用于急性肝炎、慢性肝炎、肝硬化属肝气郁结型。

[用法用量] 温黄酒或温开水送服，每次1丸，每日2次。

24. 木香顺气丸

[药物组成] 木香、砂仁、香附、槟榔、青陈皮、乌药、枳实、黄芩、桔梗等。

[功效主治] 行气导滞，燥湿健脾。用于治疗胸膈痞满、腹胀时痛、大便秘结等为主要症状的消化不良，胃肠紊乱的慢性肝炎早期肝硬化患者。

[用法用量] 每50粒约重3 g，每次服6 ~ 9 g，每日2 ~ 3次。

[注意事项] ①服药时忌食生冷，有中气不足、胃阴不足者忌用；②孕妇慎用。

25. 枳实导滞丸

[药物组成] 大黄、枳实（炒）、黄芩、黄连（姜汁炒）、茯苓、泽泻、白术（炒）、神曲（炒）。

[功效主治] 消积导滞，清利湿热。用于肝硬化腹水属湿热积滞者。

[用法用量] 口服，每次6 ~ 9 g，每日2次。

[注意事项] ①年老体弱以及孕产妇应慎用；②体虚泄利而无积滞者忌用。

26. 五仁醇胶囊

[药物组成] 五仁醇浸膏、柴胡、叶下珠、三七。

[功效主治] 能滋补肝肾，有降低谷丙转氨酶的作用。用于急性和慢性肝炎、迁延性肝炎。以辨证属肝肾虚损者为宜。

[用法用量] 口服，每次3 ~ 4粒，每日3次。

［注意事项］①高钙血症、高尿血症、含钙肾结石或有肾结石病史者禁用；②服用洋地黄类药物期间禁用。

27. 健脾益肾冲剂

［药物组成］党参、枸杞子、白术、女贞子、菟丝子、补骨脂。

［功效主治］健脾益肾。用于慢性肝炎。

［用法用量］开水冲服，每次30 g，每日2次。

［注意事项］①忌生冷、油腻食物；②阴虚内热者禁用本品。

28. 九气拈痛丸

［药物组成］香附、延胡索、五灵脂、槟榔、莪术、郁金、陈皮、木香、高良姜、甘草。

［功效主治］理气，活血，止痛。用于慢性肝炎属气滞血瘀型。

［用法用量］口服，每次6～9 g，每日2次。

［注意事项］①本品多由辛温香燥之药组成，因热引起的痛证不宜使用；②孕妇忌服。

29. 小柴胡丸

［药物组成］柴胡、黄芩、党参、制半夏、甘草、生姜、大枣。

［功效主治］和解少阳，补中扶正，和胃降逆。用于急性肝炎、胆囊炎有往来寒热，口苦咽干，胸胁苦满征象的患者。

［用法用量］口服，每次9 g（24丸），每日2～3次。

［注意事项］服药期间忌生冷、辛辣刺激性食物。

30. 乌鸡白凤丸

［药物组成］乌骨鸡、鹿角胶、人参、黄芪、当归、川芎、白芍、熟地黄、山药、天冬、生地黄、制鳖甲、银柴胡、丹参、鹿角霜、桑螵蛸、牡蛎、芡实、香附、甘草。

［功效主治］补气养血，调经止带。用于慢性肝炎属气阴两虚型。

［用法用量］口服，每次1丸，每日2次。

［注意事项］①湿热内盛者慎用；②孕妇忌服。

31. 降酶灵胶囊

［药物组成］五味子抽提物。

［功效主治］抗肝炎药，具有降低谷丙转氨酶的作用，用于急性、迁延性、慢性肝炎。

［用法用量］口服，每日3次，每次2～3粒。肝功能恢复正常后，仍继续服用1～2个月，但用量酌减。

32. 和络疏肝胶囊

［药物组成］香附、鳖甲、白术、白芍、何首乌、虎杖等。

［功效主治］疏肝理气，清化湿热，活血化瘀，滋养肝肾。用于慢性肝炎、肝硬化。

［用法用量］每次服5粒，每日3次。

［注意事项］孕妇忌用。

33. 复方大青叶合剂

［药物组成］大青叶、金银花、党参、大黄、羌活。

［功效主治］疏风清热，解毒消肿，凉血利胆。用于病毒性感染和细菌性感染，如流行性腮腺炎、乙型脑炎、病毒性肝炎。

［用法用量］口服，每次10 mL，每日2～3次。儿童酌减。

［注意事项］非实热证者忌用。

34. 复方益肝灵片

［药物组成］水飞蓟素、五仁醇浸膏。

［功效主治］益肝滋肾，解毒祛湿。用于急性及慢性黄疸型与无黄疸型肝炎、迁延性肝炎、慢性肝炎、早期肝硬化、中毒性肝炎、高脂血症等。

［用法用量］口服，每次4片，每日3次，饭后服用。

35. 至灵胶囊

［药物组成］人工培养的冬虫草菌丝。

［功效主治］补虚保肝。从冬虫夏草中分离培养的虫草头孢霉新种与天然虫草对比进行补虚强壮的实验研究，结果二者的化学成分与毒性以及镇静、提高耐缺氧能力、抗炎等药理作用相近似，且在同等剂量下作用强度相近，提示可考虑用菌丝体代替虫草应用于临床。本品对小儿肝硬化有较好的辅助治疗作用。

［用法用量］胶囊剂，每粒含菌丝0.25 g。口服，每次1～2粒，每日3次，3个月为1个疗程。

36. 护肝宁片

［药物组成］垂盆草、虎杖、灵芝、丹参。

［功效主治］清热利湿退黄，益肝化瘀解毒，降低谷丙转氨酶。用于急性肝炎及慢性肝炎。

［用法用量］口服，每次4～5片，每日3次。

37. 晶珠肝泰舒胶囊

［药物组成］獐牙菜（藏茵陈）、唐古特乌头、黄芪、苦荬菜等。

［功效主治］对急性和慢性肝炎、胆囊炎肝硬化起清热解毒、助行健胃、固元益气作用。

［用法用量］胶囊剂：成人每次2～3粒，每日3次，饭后温开水送服，3个月为1个疗程。

38. 片仔癀

［药物组成］麝香、牛黄、田七、蛇胆等。

［功效主治］消炎，清凉解毒，消肿止痛。用于急性和慢性肝炎，有牙龈化脓，咽喉肿痛，目赤眼炎的患者。

［用法用量］每粒0.3 g，成人每次0.6 g，每日服2～3次。

［注意事项］①孕妇慎服；②忌辛辣食物。

39. 东宝肝泰片

［药物组成］蛋氨酸、酒石酸胆碱、维生素B等。

［功效主治］用于脂肪肝、肝硬化、急性和慢性肝炎等肝脏疾病的预防和辅助治疗。

［用法用量］口服，每次3片，每日3次，2个月为1个疗程，或遵医嘱。

40. 楼莲胶囊

［药物组成］重楼、半边莲、鳖甲、白花蛇舌草。

［功效主治］对肝炎、肝硬化腹水、原发性肝癌有清热解毒，行

气化郁，破症散结，理气止痛之效。

[用法用量] 每次6粒，每日3次，6周为1个疗程。

41. 鸡骨草胶囊

[药物组成] 鸡骨草、茵陈、栀子、牛黄、猪胆汁、三七、白芍、枸杞子、大枣。

[功效主治] 疏肝利胆，清热解毒。用于急、慢性肝炎和胆囊炎属肝胆湿热偏盛者。

[用法用量] 口服，每次4粒，每日3次，1个月为1个疗程。

[注意事项] 忌辛辣肥腻食物。

42. 复方木鸡颗粒

[药物组成] 云芝提取物、山豆根、菟丝子、核桃、楸皮等。

[功效主治] 滋养肝肾，清热解毒，散结消肿，扶正祛邪。用于肝炎、肝硬化、肝癌。

[用法用量] 口服，每次10 g，每日3次，饭后服。

43. 茵莲清肝合剂

[药物组成] 茵陈、柴胡、郁金、板蓝根、贯众、白花蛇舌草、重楼、虎杖、半枝莲、琥珀、茯苓、佩兰、泽兰、广藿香、砂仁、当归、白芍（炒）、丹参、红花。

[功效主治] 清热解毒，化湿和中，疏肝利胆，活血调肝。用于病毒性肝炎、肝炎病毒携带者及肝功能异常患者。

[用法用量] 口服，每次50 mL，每日2次，服时摇匀。

[注意事项] 忌辛辣油腻食物。

44. 舟车丸

[药物组成] 牵牛子、大黄、甘遂、芫花、大戟、陈皮、青皮、木香、槟榔、轻粉。

[功效主治] 行气破泄，逐水消肿，通利二便。用于水肿臌胀、形气俱实之证。基本指征：胸腹肿胀、气粗息促、面赤口渴、二便秘结、脉沉数有力。现代多用于急性和慢性肾炎、腹膜炎、肝硬化或血吸虫病晚期腹水见有上述表现者。

［用法用量］水丸剂：每100粒重6 g，每次1.5～4.5 g，每日2次。以快利为度，空腹温开水送服。

［注意事项］体弱及孕妇忌用。非形气俱实者亦不可轻投，且不可久服。勿与甘草同服。

45. 补中益气丸

［药物组成］黄芪（蜜炙）、人参、白术、当归、陈皮、甘草（蜜炙）、生姜、大枣、升麻、柴胡。

［功效主治］补中益气，升阳举陷。用于慢性肝炎、胃下垂、子宫脱垂、久泻、脱肛、崩漏。

［用法用量］口服。蜜丸：每次1丸，每日2～3次；水丸：每次6 g，每日2～3次；合剂：每次10～15 mL，每日3次；口服液：每次10 mL，每日2～3次。

46. 基因排毒颗粒

［药物组成］垂盆草、郁金、板蓝根、柴胡、云芝提取物、五味子、冬虫夏草。

［功效主治］清热利湿，疏肝解郁，扶正固本。用于湿热蕴蒸，身目俱黄，或两胁痹满疼痛，体倦懒食，溲赤便溏，舌苔黄腻等，以及西医诊断为急性黄疸型和非黄疸型肝炎、慢性肝炎、迁延性肝炎、早期肝硬化等症。

［用法用量］口服，每次10 g，每日3次。

47. 八珍丸

［药物组成］党参、白术、茯苓、甘草、当归、白芍、川芎、熟地黄。

［功效主治］补气益血。用于慢性肝炎属气血两虚者。

［用法用量］口服。大蜜丸：每次1丸，每日2次；水蜜丸：每次6 g，每日2次；浓缩丸：每次8丸，每日3次；颗粒剂：开水冲服，每次1袋，每日2次。

［注意事项］①体实有热者忌用；②不宜和感冒类药同时服用；③服本药时不宜同时服用藜芦或其制剂；④本品容易嗳气，故咳嗽痰

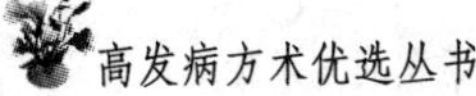

多，脘腹胀痛，纳食不消，腹胀便溏者忌用；⑤本品宜饭前或与进食同时服；⑥高血压患者、小儿及年老体虚者应在医师指导下服用；⑦与其他正在使用药品同用时，应咨询医师或药师。

48. 复方鳖甲软肝片

［药物组成］鳖甲、三七、赤芍、冬虫夏草、紫河车等。

［功效主治］软坚散结，化瘀解毒，益气养血。用于慢性肝炎、肝纤维化，以及早期肝硬化属瘀血阻络，气血亏虚，兼热毒未尽证。症见胁肋隐痛或肋下痞块，面色晦暗，脘腹胀满，纳差便溏，神疲乏力，口干口苦，赤缕红丝等。

［用法用量］口服，每次4片，每日3次，6个月为1个疗程，或遵医嘱。

［注意事项］①服用本品期间禁止饮酒，并禁止与其他中枢神经抑制药同服；②驾驶车、船、操作机器设备以及高空作业者工作时禁用。

49. 逍遥丸

［药物组成］柴胡、白芍、当归、茯苓、白术（炒）、甘草、薄荷。

［功效主治］舒肝健脾，养血调经。用于慢性肝炎属肝郁血虚型。

［用法用量］口服。水丸：每次6～9 g，每日1～2次；大蜜丸：每次1丸，每日2次；颗粒剂：每次15 g，每日2次。

［注意事项］①凡肝肾阴虚，气滞不通所致的胁肋疼痛，胸腹胀满，咽喉干燥，舌红无苔，脉象沉细者慎用；②孕妇忌服；③水丸用生姜煎水泛制，大蜜丸不含生姜。

50. 柴胡疏肝丸

［药物组成］柴胡、当归、白芍（酒炒）、木香、香附（醋炙）、枳壳（炒）、青皮（炒）、陈皮、厚朴（姜制）、紫苏梗、乌药、豆蔻、防风、三棱（醋制）、莪术（制）、山楂（炒）、神曲（炒）、槟榔（炒）、大黄（酒炒）、桔梗、半夏、黄芩、茯苓、薄

荷、甘草。

［功效主治］疏肝理气，消胀止痛。用于慢性肝炎属肝气郁结型。

［用法用量］口服，每次1丸，每日2次。

［注意事项］①体虚气滞者不宜服用；②久郁气血不足之人不宜使用；③孕妇及脾胃虚寒者忌服。

51. 肝泰宝胶囊

［药物组成］三七、蜈蚣、郁金等。

［功效主治］活血化瘀，通络止痛，清热解毒。用于慢性乙型肝炎之瘀血阻络所表现的两胁肋痛、食欲不振、腹胀、大便不调、面色萎黄或晦暗、肝脾肿大、白蛋白低等征象。

［用法用量］每粒0.35 g，成人每次3～4粒，每日2～3次，90日为1个疗程。

［注意事项］孕妇忌服。

52. 疏肝止痛丸

［药物组成］柴胡、香附（醋制）、川楝子、木香、陈皮、郁金、延胡索（醋制）、赤芍、川芎、当归、白芍、白术（炒）、生姜、莱菔子（炒）、半夏（制）、黄芩、薄荷、甘草。

［功效主治］疏肝理气，和胃止痛。用于无黄疸型肝炎。

［用法用量］口服，成人每次4～4.5 g，每日2次。

［注意事项］孕妇慎用。

53. 激活细胞转阴肽

［药物组成］人参茎叶皂苷、树舌多糖、乌鸡浸膏、五味子浸膏。

［功效主治］滋补肝肾，益气养阴。用于慢性乙型肝炎、肝硬化以及各种化学毒物引起的肝损伤。

［用法用量］口服，每次2片，每日3次。

54. 肝喜乐胶囊

［药物组成］齐墩果酸、五味子浸膏、刺五加膏。

［功效主治］能降低谷丙转氨酶，保护与促进肝细胞再生。主要用于急性肝炎、迁延性慢性肝炎、肝硬化。以辨证属肝肾虚损者为宜。

［用法用量］口服，每次4粒，每日3次。

55. 沉香舒气丸

［药物组成］沉香、香附（醋炙）、柴胡、青皮（醋炙）、乌药、木香、厚朴（姜炙）、枳壳（去瓤麸炒）、郁金、延胡索（醋炙）、郁金、五灵脂（醋炙）、草果、砂仁、白豆蔻、山楂（炒）、槟榔、甘草。

［功效主治］舒气化郁，和胃止痛。用于慢性肝炎见肝郁气滞、肝胃不和引起的胃脘胀痛，两胁胀满疼痛或刺痛，烦躁易怒，呕吐吞酸，呃逆嗳气，倒饱嘈杂，不思饮食等症。

［用法用量］口服，每次2丸，每日2～3次。

［注意事项］①孕妇慎服；②忌油腻、辛辣刺激性食物。

56. 枳术丸

［药物组成］枳实（炒）、白术（炒）。

［功效主治］健脾消食，行气除痞。用于肝炎等。

［用法用量］口服，每次6 g，每日1次。

［注意事项］①阴虚者慎用；②孕妇禁用。

57. 肝脾康胶囊

［药物组成］柴胡、黄芪、青皮、白芍、白术、板蓝根、姜黄、熊胆粉。

［功效主治］疏肝健脾，活血清热。用于慢性肝炎、早期肝硬化胁肋胀痛，胸脘痞闷，食少纳呆，神疲乏力，面色晦暗，胁下积块的余热未清，肝郁脾虚的患者。

［用法用量］每粒0.35 g，每次8粒，每日3次，3个月为1个疗程。

58. 四消丸

［药物组成］牵牛子、槟榔、熟大黄、猪牙皂、香附、五灵脂。

［功效主治］行水消痰，导滞通便。用于肝硬化、肝硬化腹水。

［用法用量］口服，每次9 g，每日3次，空腹温开水送下。

［注意事项］①孕妇禁服；②身体虚弱者慎用。

59．杞菊地黄丸

［药物组成］枸杞子、菊花、熟地黄、山药、山茱萸、茯苓、牡丹皮、泽泻。

［功效主治］用于慢性肝炎，早期肝硬化有肝肾阴亏、眩晕耳鸣、羞明畏光、迎风流泪、视物昏花的患者，有滋肾养肝的效果。

［用法用量］每丸重9 g，每次1丸，每日2次。

60．雷公藤片

［药物组成］雷公藤提取物。

［功效主治］用于免疫性肝炎。

［用法用量］口服，每次1～2片，每日2～3次。

［注意事项］①本品有较强的肝、肾毒性；②服用本品可引起荨麻疹等过敏性反应，以及有月经紊乱和精子活力下降、精子减少、白细胞减少、血小板减少等副作用；③孕妇忌用；④心、肝、肾、胃等器质性疾病患者应禁用。

61．垂盆草冲剂（片）

［药物组成］鲜垂盆草。

［功效主治］能清热利湿，有降低谷丙转氨酶作用。用于急性肝炎、迁延性肝炎及慢性肝炎活动期。以中医辨证属于肝胆湿热者为宜。

［用法用量］冲剂：每次10 g，开水冲服，每日2～3次；片剂：每次服6片，每日3次。

62．强肝胶囊

［药物组成］白芍、板蓝根、丹参、当归、党参、地黄、甘草、黄精、黄芪、秦艽、山药、山楂、神曲、茵陈、郁金、泽泻。

［功效主治］清热利湿，补脾养血，益气解郁。用于纤维化、早

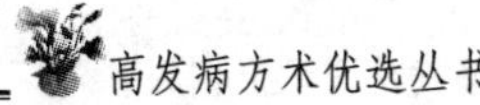

期肝硬化、病毒性肝炎、中毒性肝病、脂肪肝等。

［用法用量］口服，每次5粒，每日2次。每次服6日停1日，8周为1个疗程，停1周，再进行第2个疗程。

［注意事项］①有胃、十二指肠溃疡或高酸性慢性胃炎者应减量服用，妇女经期可暂停服用；②服药期间忌油腻、辛辣刺激性食物，忌酒。

63. 白凤丸

［药物组成］乌鸡（去毛、爪、肠）、鹿角胶、人参、黄芪、当归、白芍、川芎、熟地黄、香附（醋制）、山药、天冬、生地黄、鳖甲（制）、柴胡、丹参、鹿角霜、桑螵蛸、牡蛎（煅）、芡实（炒）、甘草。

［功效主治］补气养血，调经止带。用于慢性肝炎属气阴两虚型。

［用法用量］口服。水蜜丸：每次6 g，每日2次；小蜜丸：每次1丸，每日2次；大蜜丸：每次1丸，每日2次。

［注意事项］①瘀热所致的月经不调者不宜服用；②感冒发热者不宜服用；③服药期间忌食生冷。

64. 当归龙荟丸

［药物组成］龙胆草（酒炒）、芦荟、青黛、黄连、黄芩、栀子、黄柏、大黄、当归（酒炒）、木香、麝香。

［功效主治］清泻肝胆实火。用于高血压、黄疸型肝炎。

［用法用量］口服。水丸：每次6 g，每日2次；蜜丸：每次1丸，每日2次。

［注意事项］①本方多由苦寒之品组成，尤以芦荟、大黄泻下力猛，非实火不可轻易用；②中病即止，不可久服，避免伤胃；③脾虚便溏者忌用；④孕妇忌用。

65. 太和圣肝胶囊

［药物组成］胆汁粉、五仁醇、茵陈、柴胡等。

［功效主治］疏肝解郁，理气运化，降酶。用于肝炎、肝硬化有

腹水的患者。

［用法用量］每粒0.35 g，每次4粒，每日3次。

［注意事项］①脾虚便溏者忌用；②孕妇忌用。

附录　肝病常用西药

第一类　保肝降酶退黄类药物

1．甘草酸二铵

［别名］甘利欣、天晴甘平。

［药理作用］本品是中药甘草有效成分的第三代提取物，具有较强的抗炎、保护肝细胞膜及改善肝功能的作用。该药在化学结构上与醛固酮环相似，可阻碍可的松与醛固酮的灭活，从而发挥类固醇样作用，但无皮质激素的不良反应。

［适应证］本品适用于伴有丙氨酸转氨酶（ALT）升高的急、慢性肝炎的治疗。

［剂型规格］胶囊：50 mg。注射剂：10 mL（50 mg）。

［用法］①口服：每次150 mg，每日3次。②静脉输注：每次150 mg，以10%葡萄糖注射液250 mL稀释后缓慢滴注，每日1次。

［不良反应］主要有纳差、恶心、呕吐、腹胀以及皮肤瘙痒、荨麻疹、口干和水肿，心脑血管系统有头痛、头晕、胸闷、心悸及血压升高，以上症状一般较轻，不必停药。

［禁忌证］严重低钾血症、高钠血症、高血压、心力衰竭、肾衰竭病人禁用。妊娠妇女、新生儿、婴幼儿暂不用。

［注意事项］本品未经稀释不得注射，治疗中应注意检测血压、血钾、血钠浓度，如出现高血压、血钠滞留、低血钾等情况应停药或减量。

2．复方甘草酸苷

［别名］美能。

［药理作用］本品是最先由日本于1948年开发的以甘草酸苷为主要成分的静脉和口服制剂。它具有保护肝细胞膜、抗炎、调节免疫、抑制病毒增殖、灭活病毒及类固醇样作用。

［适应证］治疗慢性肝病，改善肝功能异常。

［剂型规格］片剂：复方制剂，每片含甘草酸苷25 mg、甘氨酸25 mg、蛋氨酸25 mg。注射剂：20 mL，含甘草酸苷40 mg、甘氨酸400 mg、盐酸半胱氨酸20 mg。

［用法］①口服：成人通常每次2～3片，小儿每次1片，每日3次，饭后口服。②静脉输注：慢性肝病每次40～60 mL，每日1次，静脉注射或者静脉点滴。可依年龄、症状适当增减，增量时用药剂量限度为每日100 mL。

［不良反应］①可以出现低血钾症、血压上升、钠及液体潴留、水肿、尿量减少、体重增加等假性醛固酮增多症状。②可出现肌力低下、肌肉痛、四肢痉挛、麻痹等横纹肌溶解症的症状。

［禁忌证］醛固酮症病人、肌病病人、低血钾症病人、有血氨升高倾向的末期肝硬化病人均不宜给药。

［注意事项］①对高龄病人应慎重给药。②与其他含甘草制剂并用时，可增加体内甘草酸苷的含量，容易出现假性醛固酮增多症。

3. 促肝细胞生长素

［别名］肝复肽。

［药理作用］本品系从新鲜乳猪肝脏中提取纯化制备而成的小分子多肽类活性物质，具备以下生物效应：①能明显刺激新生肝细胞的DNA合成，促进损伤的肝细胞线粒体、粗面内质网恢复，促进肝细胞再生，加速肝脏组织的修复，恢复肝功能。②改善肝脏枯否细胞的吞噬功能，防止来自肠道的毒素对肝细胞的进一步损害，抑制肿瘤坏死因子（TNF）活性和Na^+-K^+-ATP酶活性抑制因子活性，从而促进肝坏死后的修复。同时具有降低转氨酶、血清胆红素和缩短凝血酶原时间的作用。③对四氯化碳诱导的肝细胞损伤有较好的保护作用。④对D-氨基半乳糖诱致的肝衰竭有明显的提高存活力的作用。

[适应证] 用于各种重型病毒性肝炎（急性、亚急性、慢性重型肝炎的早期或中期）的辅助治疗。

[剂型规格] 注射剂：每支40 mg。

[用法] 静脉注射：每次80～120 mg，加入10%葡萄糖液250 mL缓慢静脉点滴，每日1次。疗程视病情而定，一般为4～6周，慢性重型肝炎的疗程为8～12周。

[不良反应] 个别病例可出现低热和皮疹，停药后即可消失。

[注意事项] ①本品使用时应以针对重型肝炎的综合治疗为基础。②谨防过敏反应，过敏体质者慎用。③本品现用现溶，溶后为淡黄色透明液体，如有沉淀、浑浊时禁用。④冻干制品已变棕黄色时忌用。

4. 葡醛内酯

[别名] 肝泰乐、葡萄糖醛酸内酯。

[药理作用] 本品进入机体，在酶的作用下变为葡萄糖醛酸而起作用，可降低肝淀粉酶的活性，阻止糖原分解，使肝糖原含量增加，脂肪贮量减少。本品能与肝内及肠内毒物结合变为无毒的葡萄糖醛酸结合物而排出，具有保肝及解毒作用。

[适应证] 用于急性和慢性肝炎、肝硬化；还可用于食物或药物中毒解毒。

[剂型规格] 片剂：每片0.05 g，0.1 g。注射剂：每支2 mL，0.1 g。

[用法] ①口服：成人每次0.1～0.2 g，每日3次。②肌内或静脉注射：每次0.1～0.2 g，每日1～2次。

[不良反应] 反应轻微，偶有面红、轻度胃肠不适，减量或停用后消失。

5. 还原型谷胱甘肽

[别名] 古拉定、阿拓莫兰、绿汀诺。

[药理作用] 还原型谷胱甘肽是人类细胞质中自然合成的一种肽，由谷氨酸、半胱氨酸和甘氨酸组成，含有巯基，有重要的生理功

能。通过巯基与体内的自由基结合，可以转化成容易代谢的酸类物质，从而加速自由基的排泄，保护肝脏的合成、解毒、灭活激素等功能，并促进胆酸的代谢有利于消化道吸收脂肪及脂溶性维生素。

[适应证] 病毒性、药物毒性、酒精毒性及其他化学物质毒性引起的肝脏损害。

[剂型规格] 注射剂：每支0.6 g，0.3 g，1.2 g，1.5 g。

[用法] 静脉注射：每次0.6 ~ 1.8 g，每日1次，一般30日为1个疗程。

[不良反应] 少见恶心、呕吐和头痛，罕见皮疹发生，停药后皮疹会消失。

[注意事项] ①在医生的监护下，在医院内使用本品。②本品注射前必须完全溶解，外观澄清、无色；溶解后在室温下可保存2 h，0 ~ 5 ℃保存8 h。③本品不得与维生素B_{12}、维生素K_3、泛酸钙、乳清酸、抗组胺制剂、磺胺药及四环素等混合使用。

6. 硫普罗宁

[别名] 凯西莱、同达瑞。

[药理作用] 对四氯化碳、乙醇及D-氨基半乳糖所致小鼠急性肝损伤，具有防治作用。可保护肝线粒体结构，改善其功能。

[适应证] ①用于改善各类急性和慢性肝炎的肝功能。②用于脂肪肝、酒精肝、药物性肝损伤及重金属的解毒。

[剂型规格] 片剂：每片0.1 g。注射剂：2 mL（0.1 g）。

[用法] ①口服：每次0.1 ~ 0.2 g，每日3次，疗程2 ~ 3个月。②静脉注射：每次0.2 g，每日1次，连续4周。

[不良反应] ①消化系统：食欲不振、恶心、呕吐、腹痛、腹泻等症状偶有发生，味觉异常罕见时可减量或暂时停服。②过敏反应：偶有瘙痒、皮疹、皮肤发红等情况，应停服本品。③长期、大量服用罕见蛋白尿或肾病综合征，应减量或停用。④其他：罕见胰岛素性自体免疫综合征，疲劳感和肢体麻木时应停服。

[注意事项] 使用本品期间应注意全面观察病人状况，定期检查

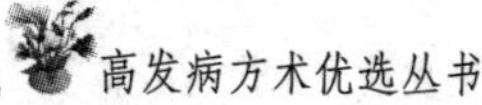

肝功能，如发现异常应停用本品或作相应处理。

7. 门冬氨酸钾镁

[别名] 脉安定、潘南金。

[药理作用] 门冬氨酸是草酰乙酸前体，在三羧循环、鸟氨酸循环及核苷酸合成中都起重要作用。它对细胞亲和力很强，可作为载体使钾离子、镁离子易于进入胞浆和线粒体内，提高细胞内钾和镁的浓度。门冬氨酸参与鸟氨酸循环，促进尿素生成，降低血液中氨和二氧化碳的含量，加速肝细胞三羧循环，对改善肝功能和降低血清胆红素浓度有一定作用。

[适应证] 主要用于急性黄疸型肝炎、肝细胞功能不全，也可用于其他急性和慢性肝病。

[剂型规格] 注射剂：每支10 mL。

[用法] 静脉滴注：每次10～20 mL，加入5%或10%葡萄糖注射液500 mL中缓慢滴注，每日1次，一般14日为1个疗程。

[不良反应] ①静脉滴注太快时可能出现恶心、呕吐、血管疼痛、面色潮红、血压下降等症状。②极少数可出现心率减慢，减慢滴速或停药后即可恢复。

[禁忌证] 高血钾、高血镁、肾功能不全及房室传导阻滞、严重房室传导阻滞病人、活动性消化道溃疡病人慎用。

[注意事项] 本品未经稀释不得进行注射，滴注速度应缓慢。

8. 腺苷蛋氨酸

[别名] 思美泰。

[药理作用] 腺苷蛋氨酸是存在于人体所有组织和体液中的一种生理活性分子。它作为甲基供体（转甲基作用）和生理性巯基化合物（如半胱氨酸、牛磺酸、谷光苷肽和辅酶A等）的前提参与体内的重要生化反应。能促进腺苷蛋氨酸依赖质膜磷脂的合成而恢复细胞质膜的流动性，克服转巯基反应障碍，促进内源性解毒过程中巯基的合成，因而发挥抗胆汁瘀积的作用。

[适应证] 肝硬化前和肝硬化所致肝内胆汁瘀积、妊娠期肝内胆

汁瘀积。

[剂型规格] 注射剂：每瓶500 mg。肠溶片：每片500 mg。

[用法] 初始治疗：采用注射剂，最初2周每日肌内或静脉注射500～1 000 mg。维持治疗：采用肠溶片，每日口服1 000～2 000 mg。

[不良反应] 可见上腹不适，对本药敏感的病人偶可出现昼夜节律紊乱，但均轻微，不需中断治疗。

[禁忌证] 有血氨增高的肝硬化前及肝硬化病人慎用。

[注意事项] ①注射粉剂须在临用前用所附溶剂溶解，静脉注射必须非常缓慢。注射剂不可与碱性液体或含钙离子的液体混合。②口服片剂为肠溶性（在十二指肠内崩解），必须整片吞服，不得嚼碎。为使本药更好地吸收和发挥疗效，建议在两餐之间服用。

9. 前列腺素E_1

[别名] 凯时、前列地尔、凯威捷。

[药理作用] 能与肝细胞膜上特异受体结合，激活腺苷酸环化酶，导致肝细胞内环磷酸腺苷含量增高。后者能促进胰高血糖素的释放使胆汁分泌增加，加速肝内毒性物质排泄，从而保护肝细胞膜及酶体膜，防止肝细胞破坏。还可通过舒张血管和抑制血小板凝聚，调节前列环素/血栓素A比例平衡紊乱，起到改善肝内微循环的作用。

[适应证] 重型肝炎、急性和慢性黄疸型肝炎。

[剂型规格] 注射剂：每支2 mL（10 μg）。

[用法] 成人每日1次，1～2 mL（5～10 μg）+10 mL生理盐水（或5%葡萄糖）静脉注射。

[不良反应] 偶见注射部位血管痛、发红、瘙痒感等。

[禁忌证] 妊娠及哺乳期禁用。

[注意事项] 药液必须新鲜配制。

10. 熊去氧胆酸

[别名] 优思弗。

[药理作用] 能抑制肝脏胆固醇合成，增加胆固醇在胆汁中的溶解度，并使Oddi括约肌松弛，有溶石、利胆作用，另有保肝、降低三

酰甘油浓度、抑制消化酶分泌的作用。

[适应证]急性和慢性肝炎、胆汁瘀积性肝病、胆固醇性胆结石。

[剂型规格]片剂：50 mg。胶囊剂：250 mg。

[用法]每日15 mg/kg体重。

[不良反应]主要为腹泻，发生率约2%。尚可见恶心、呕吐、皮肤瘙痒、头痛、胰腺炎、心动过速等。

[禁忌证]孕妇、胆管完全阻塞、严重肝功能减退者忌用。

[注意事项]本品不能溶解胆色素等其他类型结石，用本品溶石治疗6个月，如胆固醇结石无缩小，应换用他法治疗。

11. 水飞蓟宾

[别名]利加隆、水林佳、益肝灵。

[药理作用]经证实在各种毒性肝损害病理模型中，水飞蓟宾能中和由毒蕈素、a–鹅膏菌素、四氯化碳、半乳糖胺、硫代乙酰胺引起的中毒。可通过其稳定肝细胞膜的作用保护肝细胞及改善肝功能。

[适应证]急性肝炎、慢性肝炎、初期肝硬化、脂肪肝、中毒性肝损伤，如大量饮酒或服食某种特效药物对肝细胞有损伤，可兼服本品保护肝脏。

[剂型规格]胶囊：每粒140 mg。片剂：每片70 mg。

[用法]①严重病人：每日420 mg，分3次于饭前服用。②维持剂量与中等程度肝病病人，每日280 mg，分2次于饭前服用。

[不良反应]个别病人使用时发生轻度腹泻。

12. 双环醇

[别名]百赛诺。

[药理作用]本品为联苯双酯结构类似物，具有抗肝炎病毒和抗肝细胞损伤两方面的作用。对多种动物模型造成的肝损伤有显著的保护作用。本品对人肝癌细胞株HepG2有诱导凋亡作用，对用刀豆蛋白A造成的小鼠肝细胞核DNA裂解及细胞凋亡有抑制作用。可保护肝细胞核DNA免受损伤，这很可能是本品发挥肝细胞保护作用。

［适应证］本品可用于治疗慢性肝炎所致的转氨酶升高。

［剂型规格］片剂：每片25 mg。

［用法］口服：成人每次25 mg，必要时可增至50 mg，每日3次，6个月为1个疗程。

［不良反应］病人对本品有较好的耐受性，个别病人出现头晕、皮疹。

［禁忌证］有肝功能失代偿者如胆红素明显升高、低蛋白血症、肝硬化腹水、食管静脉曲张出血、肝性脑病及肝肾综合征慎用。

［注意事项］对孕妇及哺乳妇女影响尚无资料，不推荐使用。

13. 联苯双酯

［药理作用］本品为治疗肝炎的降酶药物，是合成五味子丙素时的中间体。它能减轻因四氯化碳及硫代乙酰胺引起的血清谷丙转氨酶（ALT）升高，能增强肝脏解毒功能，减轻肝脏的病理损伤，促进肝细胞再生并保护肝细胞，从而改善肝功能。

［适应证］慢性肝炎和长期单项ALT升高者。

［剂型规格］滴丸：每丸1.5 mg。

［用法］口服：每次5粒，每日3次；必要时每次6～10粒，每日3次，ALT正常后改为每次5粒，每日3次，连服3个月。

［不良反应］副作用轻微，个别病例服用后可出现轻度恶心。

［禁忌证］失代偿性肝硬化者、孕妇及哺乳期妇女禁用。

［注意事项］①本品远期疗效差，停药后可能有反跳症状，反跳病例可再重新服药，服药后谷丙转氨酶仍可下降，甚至恢复正常。凡病程长、肝功能异常时间较长者易于反跳，反之则少。②个别病人于服药过程中可出现黄疸及病情恶化，应停药。

14. 肝水解肽

［药理作用］本品系健康的牛肝脏经酶水解提取制得的含有多肽类、核酸类、氨基酸类物质的无菌水溶液。能促进蛋白质合成，减少蛋白质分解，促进正常肝细胞的增殖和再生，对四氯化碳诱导的肝细胞损伤有较好的保护作用。

［适应证］用于慢性肝炎、肝硬化等疾病的辅助治疗。

［剂型规格］注射剂：每支2 mL（20 mg）、5 mL（50 mg）、10 mL（100 mg）。

［用法］①肌内注射：每次20～40 mg，每日1次。②静脉滴注：每次100 mg，每日1次。用5%或10%葡萄糖注射液。

［不良反应］尚未见有关不良反应报道。

［禁忌证］肝昏迷、严重氮质血症及氨基酸代谢障碍者禁用。

［注意事项］本品为生物制剂，长时间高温能使本品变浊或沉淀，应立即停止使用。

15. 齐墩果酸

［药理作用］本品能明显降低试验性肝损伤动物的血清丙氨酸氨基转移酶，减轻肝细胞的变性、坏死以及肝组织的炎性反应和纤维化过程，促进肝细胞再生，加速坏死组织的修复。

［适应证］用于治疗慢性肝炎，对症状、体征和肝功能均有明显的改善作用。此外尚有纠正蛋白代谢障碍的作用。

［剂型规格］片剂：每片10 mg。

［用法］急性黄胆型肝炎：每次30 mg，每日3次。慢性肝炎：每次50 mg，每日4次。

［不良反应］少数人腹部或胃部不适，个别病例血小板减少，停药后恢复正常。

16. 茵栀黄注射液

［主要成分］茵陈提取物、栀子提取物、黄芩苷、金银花提取物。

［功效主治］由传统中医古方“茵陈蒿汤”衍生而来。清热解毒，利湿退黄。用于肝胆湿热之面目萎黄、胸胁胀痛、恶心、呕吐、小便黄赤。急性、慢性肝炎，属上述证候者。

［剂型规格］注射剂：每支2 mL、10 mL。

［用法］静脉滴注：每次10～20 mL，用10%葡萄糖注射液250 mL或500 mL稀释后滴注。症状缓解后可改用肌内注射，每日

2～4 mL，2～4周为1个疗程。

［不良反应］极个别病例对该药有过敏反应。

17. 多烯磷脂酰胆碱

［别名］肝得健、易善复、易善力。

［药理作用］多烯磷脂酰胆碱具有下列生理功能：通过直接影响膜结构使受损的肝功能和酶活力恢复正常，调节肝脏的能量平衡，促进肝组织再生，将中性脂肪和胆固醇转化成容易代谢的形式，稳定胆汁。

［适应证］各种类型的急性和慢性肝病，预防胆结石复发和怀孕导致的肝脏损害（妊娠中毒）。

［剂型规格］胶囊：每粒228 mg。

［用法］开始时每次2粒（456 mg），每日3次。每日服用量最大不能超过6粒（1 368 mg）。一段时间后，剂量可减至每次1粒（228 mg），每日3次维持剂量。

［不良反应］在大剂量时偶尔会出现胃肠道紊乱（腹泻）。

第二类　抗纤维化药物

1. 注射用γ干扰素

［别名］克隆伽马、因得福、上生雷泰。

［药理作用］①能诱导抗病毒蛋白合成，治疗性病等病毒性疾病。②能降低肝内I型、Ⅲ型胶原mRNA水平，阻止和减慢肝纤维化的发生，表明对慢性肝炎及肝硬化有效。

［适应证］肝纤维化（早期肝硬化）。

［剂型规格］注射剂：每瓶含50万U或100万U。

［用法］肝纤维化和早期肝硬化：肌内注射，每日100万U，4周后改用隔日注射，再用2周，6周为1个疗程。停药2周后做肝功能及肝纤维化血液指标检查，指标有改善者，应再重复3～4个疗程。

［不良反应］最常见的是感冒或流感样症状，绝大多数是一过性发热，体温一般不超过38.5 ℃，一般3～4 h后自然恢复。国外临床多为睡前给药，可缓解副反应，易于耐受。其他副作用有头痛、头晕、乏力和多汗等，但发生率较低。

［禁忌证］①已知对干扰素制品过敏者。②有心绞痛、心肌梗死以及其他严重心血管病史者。③癫痫和其他中枢神经系统功能紊乱者。④有其他严重疾病而不能耐受本品之副反应者。

［注意事项］①凡有明显过敏体质者，特别是对抗生素有过敏者，应慎用。②本品应溶解良好，如有不可溶解的块状或絮状物不可使用。③儿童，特别是幼儿应慎用本品，必须使用者应在医生严密观察下谨慎使用。

2. 复方鳖甲软肝片

［主要成分］鳖甲、三七、赤芍、冬虫夏草、紫河车等。

［功效主治］软坚散结，化瘀解毒，益气养血。用于慢性肝炎、肝纤维化，以及早期肝硬化属瘀血阻络、气血亏虚兼热毒未尽证。症见胁肋隐痛或胁下痞块、面色晦暗、脘腹胀满、纳差便溏、神疲乏力、口干口苦、赤缕红丝等。

［剂型规格］片剂：每片0.5 g。

［用法］口服：每次4片，每日3次，6个月为1个疗程。

［不良反应］偶见轻度消化道反应，一般可自行缓解。

［禁忌证］孕妇禁服。

3. 安络化纤丸

［主要成分］生地黄、三七、水蛭、天然牛黄、地龙、水牛角浓缩粉、僵蚕等。

［功效主治］健脾养肝，凉血活血，软坚散结。用于慢性乙型肝炎、乙型肝炎后早期和中期肝硬化。

［剂型规格］每袋6 g。

［用法］口服：每次6 g，每日2～3次，3个月为1个疗程。

［注意事项］忌食生冷、辛辣及酒类，月经期停用，孕妇忌用。

第三类　抗病毒药物

1. 干扰素（α-2a、α-2b）

［别名］因特芬、英特龙。

［药理作用］干扰素是一类具有多种生物的糖蛋白，它本身并无直接抗病毒作用，而是在细胞表面与特殊的受体结合，诱导细胞产生一种抗病毒蛋白（AVP），它可选择性地阻断宿主细胞mRNA的传递和蛋白合成，使病毒不能复制。

［适应证］适用于慢性乙型肝炎、慢性丙型肝炎。

［剂型规格］注射剂：每支500万U、300万U、100万U。

［用法］慢性乙型肝炎：推荐剂量为每次300万～500万U，每日或隔日注射1次，3～6个月为1个疗程，医生可根据病人的具体情况而调整剂量。

［不良反应］①最常见的不良反应是发热、寒战、乏力、头痛、肌肉酸痛、厌食等类似流感样症状，加服解热镇痛药物（扑热息痛等）可以减轻或消除这些症状。这些症状也可随着继续用药或调整用药剂量而缓解。②常见的血液学指标异常有白细胞、血小板减少和转氨酶增高。③精神异常。④诱导产生自身抗体和自身免疫性疾病。⑤肾脏损害。⑥心血管疾病。⑦视网膜病变。

［禁忌证］有严重心脏疾病的病人，有惊厥或中枢神经系统功能损伤的病人，有严重肾、肝或骨髓功能不全者。

［注意事项］①一旦发生过敏反应，应立即停止用药，并给予适当的治疗。②病人发生不良反应常出现在用药的初期，多为一过性和可逆性反应；如发生中等程度至严重的不良反应，可考虑调整病人的用药剂量直至停止使用本品。

2. 聚乙二醇化干扰素-2a

［别名］派罗欣。

［药理作用］本品是聚乙二醇（PEG）与普通干扰素结合形成的长效干扰素。干扰素可与细胞表面的特异性α受体结合，触发细胞内复杂的信号传递途径并激活基因转录，调节多种生物效应，包括抑制感染细胞内的病毒复制和抑制细胞增殖，并具有免疫调节作用。

［适应证］①慢性乙型肝炎：本品适用于治疗成人慢性乙型肝炎。病人不能处于肝病失代偿期。②慢性丙型肝炎：本品适用于治疗之前未接受过治疗的慢性丙型肝炎成年病人。病人必须无肝脏失代偿表现。治疗本病时本品最好与利巴韦林联合使用。在对利巴韦林不耐受或禁忌时可以采用本品单药治疗。

［剂型规格］西林瓶：135 μg/mL、180 μg/mL。预充式注射器：13 μg/0.5 mL、180 μg/0.5 mL。

［用法］常规推荐剂量为每次180 μg，每周1次皮下注射使用，共48周。

［不良反应］本品最常见的不良反应的频率和严重性与干扰素α-2a相似。使用本品180 μg治疗最常出现的不良反应大多数属轻度至中度，一般无需调整用药剂量或停止治疗。

［禁忌证］对活性成分、α-干扰素或制剂中其他任何成分过敏者；自身免疫性慢性肝炎；严重肝功能障碍或失代偿性肝硬化；新生儿和3岁以下儿童；有严重心脏疾病史，包括6个月内有不稳定或未控制的心脏病；有严重的精神疾病或严重的精神疾病史，主要是抑郁病人；妊娠和哺乳期妇女禁用。

［注意事项］禁用于已知对α-干扰素、大肠杆菌产物、聚乙烯二醇或本品任何成分过敏的病人；禁用于自身免疫性肝炎的病人。

3. 拉米夫定

［别名］贺普丁。

［药理作用］拉米夫定对体外及实验性感染动物体内的乙型肝炎病毒（HBV）有较强的抑制作用。拉米夫定可在HBV感染细胞和正常细胞内代谢生成拉米夫定三磷酸盐，它是拉米夫定的活性形式，既是

HBV聚合酶的抑制剂，亦是此聚合酶的底物。拉米夫定三磷酸盐渗入到病毒DNA链中，阻断病毒DNA的合成。

［适应证］适用于乙型肝炎病毒复制的慢性乙型肝炎。

［剂型规格］片剂：每片0.1 g。

［用法］口服：成人每次0.1 g，每日1次。

［不良反应］常见的不良反应有上呼吸道感染样症状、头痛、恶心、身体不适、腹痛和腹泻，症状一般较轻并可自行缓解。

［注意事项］①对于肌酐清除率＜30 mL/min的病人，不建议使用本品。②妊娠期间一般不应使用。③本品停药后，容易反跳。

4. 阿德福韦酯

［别名］贺维力、代丁、丁贺、名正。

［药理作用］阿德福韦酯是一种单磷酸腺苷的无环核苷类似物，在细胞激酶的作用下被磷酸化为有活性的代谢产物即阿德福韦二磷酸盐。阿德福韦二磷酸盐通过下列两种方式来抑制HBV DNA多聚酶（反转录酶）：一是与自然底物脱氧腺苷三磷酸竞争，二是整合到病毒DNA后引起DNA链延长终止。

［适应证］本品适用于治疗有乙型肝炎病毒活动复制证据，并伴有血清氨基酸转移酶（ALT或AST）持续升高或肝脏组织学活动性病变的肝功能代偿的成年慢性乙型肝炎病人。

［剂型规格］片剂：每片10 mg。

［用法］成人（18～65岁）每次10 mg，每日1次。

［不良反应］国外临床研究中常见不良反应为虚弱、头痛、腹痛、恶心、胃肠气胀、腹泻和消化不良。国内临床研究中不良反应为白细胞减少（轻度）、腹泻（轻度）和脱发（中度）。

［注意事项］①停止乙型肝炎治疗的病人应密切监测肝功能，若必要，应重新进行抗乙型肝炎治疗。②对于肾功能障碍或潜在肾功能障碍风险的病人，使用阿德福韦酯治疗会导致肾毒性。这些病人应密切监测肾功能并适当调整剂量。③病人应当定期监测乙型肝炎生化指标、病毒学指标和血清标志物，至少每6个月1次。

5. 恩替卡韦

［别名］博路定。

［药理作用］本品为鸟嘌呤核苷类似物，对乙型肝炎病毒（HBV）多聚酶具有抑制作用。它能够通过磷酸化成为具有活性的三磷酸盐。通过与HBV多聚酶的天然底物三磷酸脱氧鸟嘌呤核苷竞争，恩替卡韦三磷酸盐能抑制病毒多聚酶（反转录酶）的所有3种活性：①HBV多聚酶的启动；②前基因组mRNA反转录负链的形成；③HBV DNA正链的合成。

［适应证］本品适用于病毒复制活跃，血清转氨酶（ALT）持续升高或肝脏组织学显示有活动性病变的慢性成人乙型肝炎的治疗。

［剂型规格］片剂：每片0.5 mg。

［用法］①口服：每日1次，每次0.5 mg；拉米夫定治疗时病毒血症或出现拉米夫定耐药突变的病人为每日1次，每次1.0 mg。②本品应空腹服用（餐前或餐后至少2 h）。

［不良反应］本品最常见的不良反应有头痛、疲劳、眩晕、恶心。

［注意事项］①病人应在医生的指导下服用恩替卡韦，并告知医生任何新出现的症状及合并用药情况。应告知病人如果停药有时会出现肝脏病情加重，所以应在医生的指导下改变治疗方法。②使用恩替卡韦治疗并不能降低神经性接触或污染血源传播HBV的危险性。因此，需要采取适当的防护措施。

6. 替比夫定

［别名］素比伏。

［药理作用］替比夫定为天然胸腺嘧啶脱氧核苷的自然L-对映体，是人工合成的胸腺嘧啶脱氧核苷类抗乙型肝炎病毒（HBV）DNA多聚酶药物。替比夫定在细胞激酶的作用下被磷酸化为有活性的代谢产物-腺苷。替比夫定5′-腺苷通过与HBV中自然底物胸腺嘧啶5′-腺苷竞争，从而抑制HBV DNA多聚酶的活性；通过整合到HBV DNA中造成乙型肝炎病毒（HBV）DNA链延长终止，从而抑制乙型肝炎病毒

的复制。

［适应证］本品适用于治疗有乙型肝炎病毒活动复制证据，并伴有血清氨基酸转移酶（ATL或AST）持续升高或肝脏组织学活动性病变的肝功能代偿的成年慢性乙型肝炎病人。

［剂型规格］片剂：每片600 mg。

［用法］口服：每次600 mg，每日1次。

［不良反应］国外临床研究中常见不良反应为虚弱、头痛、腹痛、恶心、胃肠气胀、腹泻和消化不良。

［注意事项］①停止乙型肝炎治疗的病人应密切监测肝功能，若必要，应重新进行抗乙型肝炎治疗。②对于肾功能障碍或潜在肾功能障碍风险的病人，使用替比夫定慢性治疗会导致肾毒性。这些病人应密切监测肾功能并适当调整剂量。③单用核苷类似物或合用其他抗反转录病毒药物会导致乳酸性酸中毒和严重的伴有脂肪变性的肝大，包括致命事件。④因为对发育中的人类胚胎的危险性尚不明确，所以建议用替比夫定治疗的育龄妇女要采取有效的避孕措施。

7．苦参素（氧化苦参碱）

［别名］天晴复欣。

［药理作用］在四氯化碳所致大量鼠慢性肝损伤的模型上，本品有降低血清转氨酶和肝脏中羟脯氨酸含量，并有使肝脏病变程度减轻的作用。

［适应证］用于慢性乙型肝炎的治疗及肿瘤放疗、化疗引起的白细胞低下和其他原因引起的白细胞减少症。

［剂型规格］胶囊：每粒0.1 g。注射剂：100 mL（0.6 g）。

［用法］①口服：每次0.3 g，每日3次，疗程12周。②静脉滴注：每次100 mL，每日1次，2个月为1个疗程。

［不良反应］病人对本品有较好的耐受性，不良反应发生率较低。常见的不良反应有头晕、呕吐、口苦、腹泻、上腹不适或疼痛，偶见皮疹、胸闷、发热，症状一般可自行缓解。个别病人可出现注射部位发红。

［注意事项］①长期使用应密切注意肝功能变化，严重肝功能不全病人慎用。②孕妇及哺乳期妇女慎用。

8．胸腺素a

［别名］日达仙、迈普新。

［药理作用］本药治疗慢性乙型肝炎或在增进免疫系统反应性方面的作用机制尚未完全查明。在多个不同的活体外试验中，本药促使致有丝分裂原激活后的外周血淋巴细胞的T细胞成熟作用，增加T细胞在各种抗原或致有丝分裂原激活后产生各种淋巴因子。胸腺素a，可能影响NK前体细胞的募集，该前体细胞在暴露于干扰素后变得更有细胞毒性。

［适应证］18岁以上的慢性乙型肝炎病人，且病人的肝病有代偿性和有乙型肝炎病毒复制（血清HBV DNA阳性）。

［剂型规格］注射剂：每瓶1.6 mg。

［用法］每次1.6 mg，皮下注射，每周2次，两剂量相隔3～4日。治疗应连续6个月（52针）期间不得中断。

［不良反应］一般来说，本药的耐受性良好。